의사가 말해주지 않는

건강하게
장수하면서
행복하기

이승원 지음

ß (주)백산출판사

필자는 부산의대를 졸업하고 침례병원에서 정형외과를 전공한 후 1990년 경남 통영에서 병원을 개원하였다. 진료실에서 "선생님, 허리가 아픕니다. 목이 아픕니다. 다리가 당깁니다"라고 호소하는 환자들 증상의 정확한 원인이 궁금했다. 환자들은 의사가 자신들의 아픈 원인을 잘 알고 치료한다고 믿지만, 아픈 증상만 있고 일반적인 진찰이나 X-ray 혹은 MRI에서 이상 소견이 없는 경우도 많기 때문이다. MRI에서 디스크 탈출로 신경을 압박해서 다리가 아프고 팔이 저린다면 왜 디스크가 튀어나와서 신경을 압박하게 되는지도 알고 싶었다. 단순히 디스크라 진단하고 물리치료, 주사치료, 시술, 수술하는 것을 넘어서 근본적인 원인을 찾아 치료하는 치료학문이 있다면 배우고 싶었다.

1991년 지금은 고인이 된 Dr. Leander Eckard의 세미나가 서울에서 열린다는 소식을 듣고 카이로프랙틱 세미나에 처음 참석하게 되었다. 이분은 Leander table이라는 허리 디스크 치료용 침대를 개발한 카이로프랙틱 의사로 한국에 여러 번 와서 의사와 한의사를 대상으로 강의를 하였다. 처음 접하는 치료학문이었고 환자 치료에 도움이 될 것 같아서 그때 데모용 침대(Leander table)를 구입하여 클리닉에서 사용하기 시작했다. 몇 달 뒤 미국 댈러스에 있는 Parker College of Chiropractic 재단이사장인 Dr. Zapoth와 Dr.

Eckard를 통영에 초청하여 카이로프랙틱 세미나도 하고 환자 치료하는 것을 배우기도 하였다. 그 다음 해에는 한 달 동안 미국 애틀랜타에 가서 Dr. Roy Sweat에게 경추1번 교정치료법을 배워와서 치료하기도 했다. 이것이 정통의학 이외의 치료학문에 발을 디딘 시작이었다.

1994년 Parker College of Chiropractic에 입학해서 정식으로 카이로프랙틱을 배웠다. 그 학교에서는 유명한 강사를 초청해서 강연을 들을 수 있는 기회가 자주 있었다. Dr. Fredrick Carrick이라는 분이 카이로프랙틱 신경학(Chiropractic Neurology) 강의를 위해 참석했다. 뇌경색으로 마비가 와서 잘 못 걷던 사람이 도수치료(Chiropractic Adjustment)로 잘 걷게 되고 평형을 유지할 수 있는 신기한 치료를 보게 되었다. 그 치료에 대해 신경학, 신경생리학, 신경해부학으로 설명을 하는데, 정확하게 알아듣기가 힘들었다. 도수치료가 뇌에 영향을 준다는 것을 보여준 최초의 접근이었다.

카이로프랙틱 신경학은 나중에 기능신경학(Functional Neurology)으로 이름이 바뀌어 의사들도 많이 참여하게 되었다. 이 치료법은 도수치료가 척추와 근골격계에만 영향을 주는 것이 아니라 뇌의 기능적인 면에 크게 관여한다는 것을 보여주었다. Dr. Carrick은 수년 동안 식물인간으로 살았던 마리아라고 하는 패션디자이너를 치료해서 깨어나게 하기도 하였다. 미국의 PBS와 ABC 방송에서는 잘 치료되지 않았던 뇌의 이상을 기능신경학으로 치료하는 이분의 치료법을 방영하였다. 이제는 Dr. Carrick을 기능신경학의 아버지라고 한다.

기능신경학(카이로프랙틱 신경학)은 기존의 방식으로 잘 치료되지 않던 신경학적 이상을 수술이나 약물에 의하지 않고 도수치료를 비롯한 다양한 감각수용체를 자극하여 고치는 자연적인 치료다. 필자는 이런 치료를 통해 좋은 결과를 얻는 경우가 많아서 치료 전후를 비디오로 촬영하여 여러 의학 세미나에 발표했다. 그러면서 미국의 Logan College of Chiropractic이 주최한 세미나를 1997년부터 4년 동안 일본과 한국의 의사를 상대로 격월로 강의를 했다.

응용근신경학(Applied Kinesiology)이라는 치료학문이 있다. 이 치료법의 기본은 근육검사를 통해 인체의 전체를 평가하는 것이다. 증상이 있는 부위뿐만 아니라 그 증상과 연관된 인체의 여러 곳을 검사해서 어떤 치료를 할 것인지 결정한다. 예를 들어 무릎이 아프다면 발의 이상을 봐야 하고, 발의 아치가 떨어지는 것은 부신스트레스증후군과 관련이 있다는 식이다. 또 인체의 구조적인 면을 검사하고 치료하는 것 외에도, 정신적인 스트레스, 우리가 먹고 마시는 화학적인 면까지 모두 평가해서 근본적인 원인을 찾는다. 그래서 증상이 있는 곳에서 멀리 떨어진 곳을 치료하기도 하고 디스크가 있을 때 음식을 조절하라고도 하며, 두통이 있을 때 정신적인 스트레스를 해결해서 치료하기도 한다. 간단히 말하면 전인적 · 통섭적인 치료라고 할 수 있다.

이 치료법은 1964년 Dr. Goodheart가 창시하였다. 최초의 환자는 잘 낫지 않는 어깨 통증으로 견갑골을 잡고 있는 전거근이 약해서 생긴 견갑골의 익상증후군(winging scapula)이 있는 환자였다. Dr. Goodheart는 근육검사로 전거근이 약해진 것을 확인하고, 그 근육의 시작과 종지점을 만져보았다. 근육에 작은 결절이 있는 것을 발견하고 이 부위를 문질렀더니 전거근이 강해지고 익상증후군도 좋아졌으며 증상이 좋아졌다. 아직도 응용근신경학에서는 이 치료법을 시작과 종지점 테크닉이라 하며 사용하고 있다.

그 뒤로 응용근신경학은 다양한 치료학문을 근육검사를 매개로 해서 받아들였다. 정통의학은 물론이고 카이로프랙틱, 정골요법(Osteopathy), 두개천골치료법(Sacro-Occipital Technique, SOT), 기능의학(Functional Medicine), 기능신경학, 족부의학(Podiatry), 임상영양학, 스포츠의학, 임상심리학 등 거의 모든 영역의 치료학문을 받아들여서 전인적인 치료의 길을 열었다.

근육은 뇌와 연결되어 있기 때문에 근육의 반응은 시시각각 뇌의 변화를 대변하는 것이다. 예를 들면 정신적 스트레스를 받은 경험을 떠올리면 일시적으로 근육의 힘이 빠진다. 안 좋은 음식을 혀 위에 올려놓거나 담배를 피운 후에도 힘이 빠지고, 발바닥 밑에 볼펜을 받쳐도 일시적으로 힘이 빠진다. 뇌에 가해진 나쁜 자극이 감각수용체를 통해 신경계로 전달돼서 뇌의 활동이 떨어지기 때문이다. 이런 원리를 이용하면 새로운 치료법이나 진단법이 효과가 있는지를 빠른 시간 내에 쉽게 알 수 있다. 새로운 치료법이 여러 실험이나 논문의 검증을 거치면, 실제 환자 치료를 하는 데까지 시간이 많이 걸린다. 응용근신경학에서는 근육검사를 통해 새로운 치료학문의 최신지견을 선택적으로 빠른 시간 내에 받아들여왔다. 이렇게 함으로써 다양한 치료학문의 좋은 점을 받아들여서 통합적인 치료를 완성할 수 있었으며 계속 발전해 나가고 있다.

국제응용근신경학회(International College of Applied Kinesiology, ICAK)가 1975년도에 조직되어 약 20여 개국의 의사단체들이 참여하고 있다. 한국에서는 필자와 윤승일 원장이 응용근신경학 전문의(Diplomate of International Board of Applied Kinesiology, DIBAK)를 취득하고 2002년에 대한응용근신경학회(ICAK-Korea, www.ak.or.kr)를 창립하였다. 그 후 매년 의사, 한의사, 치과의사를 대상으로 100시간 강의를 16년째 이어오고 있다. 2015년 6월 5~6일에는 COEX Convention Center에서 국제응용근신경학세미나가 개최되어 전 세계 20여 개국에서 250여 명의 의사들이 참여하였다.

필자의 클리닉에서 진단과 치료에 응용되는 기본적인 것은 응용근신경학(Applied Kinesiology, AK)이다. 클리닉 이름이 AK정형외과의원이다. 근육의 반응을 이용하면 짧은 시간 내에 내원한 환자의 근본적인 문제를 찾을 수 있고, 그것을 해결할 수 있는 다양한 치료를 할 수 있기 때문이다. 응용근신경학은 환자의 근골격계나 척추와 같은 구조적인 문제, 음식이나 해독과 같은 화학적인 문제 그리고 정신적인 면을 모두 검사하고 상호 영향을 미칠 수 있는 인자들을 찾아서 치료에 응용한다. 예를 들면 어떤 환자가 허리가 아파서 내원하였다. 도수치료의 방식으로 검사를 해보니 골반의 엉덩-엉치관절이 미세하게 삐뚤어져 있었다. 이 골반의 문제는 같은 쪽 발의 아치가 떨어진 것이 원인이었다. 발의 아치가 떨어진 이유는 아치를 붙들고 있는 뒤정강근이 약하기 때문이다. 뒤정강근이 약한 원인은 부신스트레스증후군 때문이고 부신스트레스증후군은 정신적인 스트레스, 맞지 않는 혹은 나쁜 음식, 술, 담배 등의 화학적 스트레스, 육체적 스트레스 등이 원인이다. 이렇게 허리가 아파서 내원하여도 스트레스, 음식, 육체적 과로 등의 다양한 원인이 있을 수 있다. 이 환자의 경우에는 골반을 교정하고, 발의 아치를 받쳐줄 치료용 깔창을 대주는 구조적인 치료를 한다. 그렇지만 근본적인 문제는 부신의 기능을 떨어뜨리는 인자를 찾는 것이다. AK근육검사를 통해서 그것을 찾을 수 있다.

응용근신경학이 구조, 정신, 화학(음식, 해독, 대사, 내장)의 전인적인 치료를 지향하지만, 정신적·정서적인 스트레스에 대한 적극적인 치료에 부족한 점이 있었다. 그래서 10여 년 전 설기문마음연구소의 설기문 선생님께 NLP, 최면, 시간선치료(Time Line Therapy)를 4년 동안 주말 세미나에 참석하여 배웠다. 이것을 응용근신경학의 근육검사와 접목하여 정신적인 스트레스와 관련된 치료의 영역을 넓혔다. 정신적인 문제가 뇌 자체뿐만 아니라 자율신경을 통한 내장의 이상, 통증의 조절이상으로 인한 만성통증, 턱관절이상으로 인한 척추의 변형 등 다양한 영역에 영향을 미치므로 이런 치료를 배운 것에 대해 항상 감사하고 다행으로 생각하고 있다. 2013년 호주, 2014년 미국에서 개최된 세계응용근신경학 학술대회에서는 정신적 원인의 어지럼증, 폐쇄공포증을 근육검사로 진단하고, 시간선치료 및 최면으로 치료한 증례를 발표하였다. 이 책의 내용 중에도 정신적인 면이 인체에 다양한 영향을 미친다는 것을 설명하고 있다.

1997년 서울 강남구 삼성동에 AK정형외과의원을 개원하여 카이로프랙틱 도수치료, 응용근신경학, 기능신경학을 이용해서 환자를 치료했고, 그 치료 경험을 2006년에 『우리 몸은 거짓말하지 않는다』(김영사)라는 제목으로 출간하였다. 그 뒤에 기능신경학, 기능의학, 최면, NLP, 시간선치료, 응용근신경학의 최신지견 등을 일반인들이 알기 쉬운 내용으로 간추려, 매주 환자분들과 지인들에게 건강편지를 메일로 보냈다. 4년 동안 보냈던 내용을 엮어서 이번에 책으로 출간하게 되었다.

강남에서 개원했던 병원을 2016년까지 20년 동안 운영하다가 후배에게 양도하고 고향인 부산 해운대에 AK정형외과의원을 개원하였다. 서울의 클리닉은 AK신경외과의원으로 바뀌었지만, AK를 이용한 전인적이고 통섭적인 치료를 같이하고 있다.

진료실에서 병력을 자세히 들어보면 다양한 문제들이 복합된 환자들이 대부분이다. 예를 들면 장이 안 좋다고 하면서, 전신에 관절이나 근육이 아프고, 머리가 안개 낀 것처럼 맑지 않으면서 두통이 자주 생기고 눈이 아프거나 건조하다고 하는 다양한 증상을 함께 가진 사람들이 많다. 소화가 안 돼서 내과에 가고, 관절이 아파서 정형외과에서 진통소염제를 복용하고 머리가 아파서 신경과에 가고, 안구건조로 안과에 가지만, 근본적인 문제는 스트레스로 인해서 장누수증후군이 생긴 것이다. 그래서 의료계에서도 통합, 융합을 넘어 통섭치료의 개념을 도입해야 한다고 생각한다.

스트레스의 근본원인을 찾아서 분리시키고, 장에 나쁜 영향을 주는 음식을 먹지 않고, 사람마다 각각 다른 숨겨진 음식 알레르기를 찾아서 먹지 않게 하고, 해독을 해서 머리를 맑게 하고, 오메가-3를 먹어서 염증을 억제하고 뇌의 기능을 회복시키고, 자기에게 맞는 운동을 하는 것 등이 통섭치료라고 할 수 있다.

요즘은 과거에 비해서 감염병이 줄고, 영양상태가 좋아졌으며, 의료기술의 발달로 평균수명이 점차 증가하고 있다. 100세 시대에 와 있다. 오래 사는 것이 축복이 되어야 한다. 그렇게 하려면 건강수명이 늘어야 하고, 노화를 긍정적으로 받아들이고 삶에 대한 열정을 가질 수 있어야 한다. 이 책은 필자가 35년간의 다양한 의학경험을 통해 '건강하게 장수하면서 행복할 수 있으려면 어떻게 하는 게 좋을까' 하는 내용을 엮은 것이다.

끝으로 이 책이 출간될 수 있도록 도움을 주신 백산출판사 진욱상 대표님, 김호철 부장, 성인숙 과장, 박지숙 선생께 감사드립니다.

2018년 12월

저자 씀

의사가 말해주지 않는
건강하게 장수하면서 행복하기

Contents

CHAPTER 01

질병의 근본원인

인간에게 생길 수 있는 모든 질병, 통증, 불편한 느낌은 정신적인 스트레스, 음식, 그리고 몸을 무리하게 사용하거나 많이 움직이지 않기 때문이다. 유전적으로 생긴 질병이나 환경적인 요인 없이 생기는 암, 원인을 모르는 신경계의 질환, 외상 등을 제외한 모든 질병의 근본을 찾아가면 스트레스, 음식, 몸의 사용으로 모아진다.

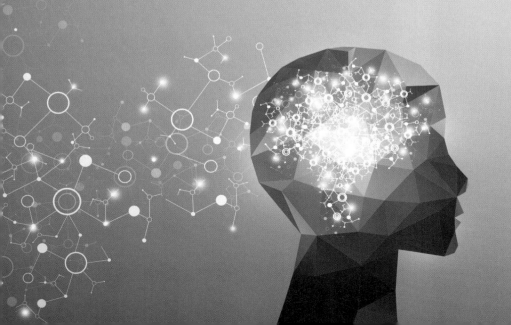

인간에게 생길 수 있는
질병의 근본원인

인간에게 생길 수 있는 모든 질병, 통증, 불편한 느낌은 정신적인 스트레스, 음식, 그리고 몸을 무리하게 사용하거나 또는 많이 움직이지 않기 때문이다. 유전적 질병이나 환경적 요인 없이 발생하는 암, 원인을 모르는 신경계의 질환, 외상 등을 제외하고 모든 질병은 근본을 찾아가면 스트레스, 음식, 몸의 사용으로 모아진다.

인간은 태어나면서부터 많은 질병과 통증에 시달리지만, 이런 모든 문제의 근본은 같은 곳에서 출발한다. 요통, 목의 통증, 허리디스크, 목디스크, 척추관협착증, 척추의 퇴행성변화, 주개뼈 사이의 통증, 엉덩이 부위의 통증, 하지 방사통, 오십견, 회전근개파열, 회전근개힘줄염, 어깨관절 주변의 활액낭염, 테니스엘보(외상과염), 골프엘보(내상과염), 수근관증후군(손저림), 손과 팔의 건염, 건초염, 활액막염, 고관절 주위의 활막염, 무릎의 관절염, 건염, 활액막염, 족저근막염, 반복되는 발목의 삠, 족근관증후군, 발의 저림, 장딴지의 당김, 족무지외반증, 위염, 역류성 식도염, 과민성대장증상, 변비, 만성설사, 난소낭종, 자궁근종, 당조절스트레스, 당뇨, 고혈압, 심혈관질환, 뇌혈관질환, 만성피로, 다양한 부위의 만성통증, 두통, 어지럼증, 안구건조증, 불면증, 대부분의 암……. 이런 대부분의 질병들은 정신적인 스트레스, 먹고 마시는 것 그리고 운동을 포함한 몸의 활용에 절대적인 영향을 받는다. 이 3가지가 어떻게 인간이 가지고 있는 질병의 고통과 관련이 있는지 살펴보자.

스트레스

스트레스는 이런 다양한 질병과 통증에 어떻게 영향을 줄 수 있을까? 스트레스는 일상적으로 경험하게 되는 것보다는 특별한 사건으로 인해 몸에 영향을 주게 된다. 특히 어릴 때 경험한 것이 무의식에 계속 남아서 일생 동안 영향을 미치는 경우가 많다. 예를 들면 아버지와 어머니가 싸우는 것을 본 아이는 두려움, 불안이라는 부정적인 정서가 감정뇌에 깊이 저장된다. 이런 것은 일회학습이다. 한번의 경험으로 평생 살아가면서 유사한 상황이 생기면 두려움이나 불안을 쉽게 경험하게 된다.

부정적인 정서가 무의식에 깊이 저장되어 있으면 사소한 상황에서도 두려움, 분노, 슬픔, 불안 등이 쉽게 드러나게 될 뿐만 아니라 감정뇌를 통해서 자율신경이나 호르몬의 불균형을 초래해 인체의 여러 부위에 나쁜 영향을 주게 된다.

의과대학을 졸업하고 모 대학병원에서 인턴으로 일하는 의사가 수년 전부터 발에서 시작해서 다리 전체로 번지는 심한 통증으로 내원하였다. 이 통증으로 대학병원 재활의학과, 신경과, 통증클리닉 등에서 오랫동안 치료를 받았지만 증상이 점차 심해졌고 복합부위 통증증후군으로 진단을 받게 되었다. 다음 해에 전공의 수련을 받아야 하는데 통증 때문에 진로에 대해 고민하게 되었다. 복합부위 통증증후군이란 심각한 통증이 동반되며 중추신경 및 자율신경의 조절장애로 복합적인 기능장애를 동반하는 난치성 질환이다.

이 환자의 경우도 어릴 때 엄한 아버지 때문에 생긴 두려움, 공포가 근본적인 문제였다. 감정뇌에 깊이 저장된 부정적인 정서가 통증의 중심성 조절과 자율신경의 이상을 일으켜 발에서 시작된 통증이 다리 전체로 번지고 물리치료와 같은 자극을 가하면 극단적인 민감성이나 이질통을 유발하였다. 부정적인 정서를 치료하는 시간선치료를 통해서 오랫동안 무의식 속에 감춰져 환자를 괴롭혔던 증상이 없어졌고 자신이 원하는 분야에서 전공의 수련을 받았으며 지금은 훌륭한 의료인으로 활동하고 있다.

무의식에 깊이 저장된 부정적인 정서는 뇌의 중심부에 있는 변연계 즉 감정뇌에 영향을 줘서 이 감정뇌가 잘못된 방향으로 작용하게 한다. 감정뇌는 뇌간에 있는 그물체신경핵(그물망처럼 펼쳐진 신경핵들의 모임)을 통한 통증 조절기능을 떨어뜨려서 통증이나 불편감을 쉽게 느끼게 한다. 또 자율신경의 조절에 관계해서 부교감신경의 기능을 떨어뜨리고 교감신경을 항진시킴으로써 내장의 기능이 떨어진다. 장에 나쁜 균이 많이 생기게 되고 나쁜 균에서 독소나 염증물질이 만들어져 뇌를 포함한 인체의 모든 부위로 가게 되어서 다양한 질병이나 통증 그리고 만성피로가 생길 수 있다. 그물체신경핵은 근육 긴장도의 조절에 관계하기 때문에 감정뇌의 부정적인 영향은 근긴장도에 나쁜 영향을 주어 요통, 목의 통증, 관절의 통증을 비롯한 다양한 근골격계의 증상을 유발하게 한다. 감정뇌는 호르몬을 조절하는 뇌하수체에 직접적으로 영향을 주어서 부신피질호르몬, 아드레날린과 같은 스트레스호르몬을 과다하게 분비하게 함으로써 호르몬대사의 이상뿐만 아니라 면역시스템의 이상, 혈압의 상승, 두통, 인대나 힘줄의 약화로 인한 건염, 건초염 등이 생길 수 있다.

스트레스는 단순히 정서적인 문제뿐만 아니라 척추, 관절, 근육의 통증이나 질병을 유발할 수도 있고 내장기관, 심혈관계, 호르몬대사의 이상, 면역시스템까지 인체의 모든 곳에 영향을 줄 수 있다.

먹고 마시는 것

어떤 것을 먹는가에 따라 내장의 건강뿐만 아니라 기분, 감정, 생각, 척추관절의 운동성까지 인체의 모든 것이 달라진다고 하면 믿을 수 있을까? 예를 들어 스트레스를 받을 때마다 초콜릿과 아이스크림을 먹고 그 스트레스를 푼다고 하자. 그것을 먹으면 일시적으로 기분을 좋게 하는 신경전달물질인 세로토닌이 많아져 잠시 기분이 좋아지기는 한다. 그 당분이 장으로 내려가면 장에 있는 곰팡이가 그 당분으로 엄청 많이 번식하게 된다. 이 곰팡이는 독소나 염증물질을 만들어낸다. 이런 나쁜 물질은 소량일 때는 간으로 배달되어 해독과정을 통해 배설되거나 좋은 물질로 변환되지만, 많은 양일 때는 인체의 모든 곳으로 가서 통증이나 질병을 일으킨다.

뇌에는 인체의 다른 곳과 분리시키는 혈관−뇌−장벽(blood brain barrier)이 있다. 이런 물질은 혈관−뇌−장벽을 뚫고 뇌에 들어가서 우울증, 분노, 불안, 무기력감, 자기 비하, 불면증 등 다양한 문제를 일으킨다. 또 이

것이 좌우 뇌의 불균형을 유발시키면 근골격계, 심혈관계, 내장 등 인체의 모든 곳에 이상을 일으킬 수도 있다.

몸의 활용

바른 자세로 몸을 적절하게 움직이는 것이 건강을 유지하는 필수적인 요소라는 것은 모두 알고 있지만, 이것을 잘 실천하기는 쉽지 않다. 사람의 눈은 앞을 향해 있기 때문에 대부분의 활동은 우리 몸의 앞에서 일어난다. 컴퓨터로 작업을 하거나, 물건을 들거나, 운동을 할 때도 우리의 눈앞에서 하게 된다. 이런 작업이나 운동을 하려면 머리를 약간 숙이거나 몸을 앞으로 굽히게 된다. 이런 자세나 동작을 오랫동안 하게 되면 자연히 머리가 앞으로 가게 되고 목은 일자목이나 앞으로 굽어지게 되며 등은 구부정해지게 된다.

인간의 모든 활동은 앞으로 숙인 채로 이루어지기 때문에 대뇌피질의 작용은 몸을 바로 세우는 근육(상체에서는 뒤쪽 근육, 하체에서는 앞쪽 근육)에 힘을 실어주는 것이라는 설도 있다. 나이가 들면서 뇌기능이 떨어지는 것(대뇌피질의 활동력이 떨어지는 것)과 몸이 구부정해지는 것이 비례한다고도 한다.

자세 외에도 몸을 적절하게 움직이는 것, 즉 운동을 하는 것이 건강에 필수적이라는 사실은 모두 알고 있다. 운동을 하면 뇌기능이 좋아지고, 항노화호르몬이 많이 분비되며, 당조절 능력이 좋아지고, 심혈관계의 기능이 좋아져서 혈압이 잘 조절된다. 염증물질을 감소시켜서 기분이 좋아지고 면역력이 좋아져서 암이나 만성질환을 예방하고 치유하는 데 도움이 된다. 운동을 하지 않고 하루 종일 앉아서 일하는 사람들은 약한 정도의 만성 염증반응이 몸에 생기기 때문에 몸이 아픈 것 외에도, 우울해지기 쉽고, 만성피로, 만성통증, 기억력 감퇴 등이 잘 생긴다.

우리 인체에 발생하는 여러 가지 질병이나 기능 이상은 정신적인 스트레스, 먹고 마시는 것, 몸의 활용과 관련 있다는 것에 대해 언급하였다. 무의식에 깊이 감추어진 부정적인 정서가 있는지 확인해 봐서 있다면 찾아서 해결하는 것이 중요하다. 서구화된 식생활 때문에 밀가루, 우유, 커피, 단것을 너무 많이 섭취하게 된다. 먹고 마시는 것이 단순히 내장의 문제를 넘어서 뇌를 비롯한 인체의 모든 부위에 영향을 준다는 걸 알고 적절히 조절하는 지혜를 발휘해야 한다. 바른 자세와 몸을 적절하게 움직이는 것이 우리 몸을 건강하게 한다는 것은 당연하다. 지금 몸이 아픈 사람은 이 3가지를 확인해서 잘 관리하면 건강하게 오래 살 수 있을 것이다. 🍀

CHAPTER 02

우리 몸의 노화는
염증으로부터

'우리 몸의 노화는 염증 때문이다'라고 하면 생소하게 들릴지 모르겠다. 여기서 염증이라고 하는 것은 세균의 감염이 아니고, 무릎이 아파서 병원에 가서 진단을 받으면 퇴행성 관절염이라고 하는 경우가 있다. 이런 관절의 염증이라고 생각하면 되겠다. 팔꿈치가 아파서 병원에 가면 테니스엘보라고 하는데 정확한 병명은 외상과염이다. 외상과의 염증이라는 말이다. 여름에 해수욕장에서 선크림을 안 바르고 햇빛에 노출되면 벌겋게 되면서 수포가 생긴다. 이것도 염증이다.

세균의 감염을 받으면 그 균을 죽이기 위한 반응이 일어난다. 붓고 열이 나는 염증이다. 이것은 정상적인 회복과정이다. 외상을 받았을 때도 비슷한 과정이 일어난다. 이런 정상적인 염증반응이 아닌 비정상적인 대사성 염증이 인체 전반에 일어나면 노화가 촉진된다.

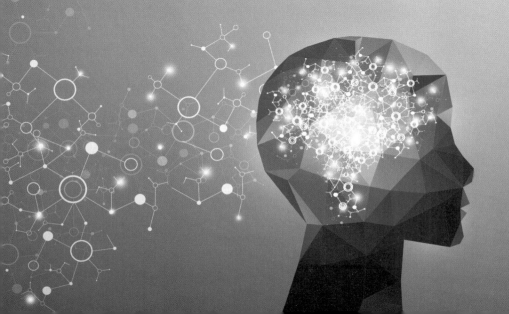

질병의 근본원인, 염증물질

염증이란? 정상적인 회복과정인가 질병의 근본원인인가? 염증은 어떤 조직이 손상이나 자극을 받아서 정상적인 혹은 비정상적인 반응이 일어나는 것을 말한다.

조직에 손상이 가해지거나 비정상적인 자극이 가해지면, 히스타민을 포함한 여러 화학물질이 분비되어서 이 부위에 혈액의 양이 증가하기 시작한다. 이런 반응은 우리 인체의 방어기전이 작동하는 것이다. 정상적인 치유과정의 하나이다.

히스타민이 나와서 모세혈관의 투과도를 증가시켜서 균을 잡아먹는 세포(탐식세포)가 나오게 하고 혈액을 응고시키는 역할을 한다. 백혈구가 나와서 세균을 비롯한 여러 가지 나쁜 물질들을 제거한다. 혈소판은 손상된 조직을 일시적으로 땜질한다. 여기까지는 정상적인 회복과정이다.

정상적인 염증은 국소적인 손상에 반응을 하는 우리 몸의 치유시스템이다. 비정상적인 염증은 시간과 부위에 국한되지 않고 어떤 부위에나 생길 수 있으며 시간이 지난다 해도 몸에 문제를 일으킨다.

Dr. Andrew Weil은 『타임스』지의 2005년 10월 17일판 65페이지에 "당신이 아무리 나이가 많아도 최대한 건강하고 행복하게 되는 비밀이 있다"는 제목으로 기고하였다(living better and longer). 여기에 나온 내용을 보면 "비정상적인 염증반응은 실제 그 반응이 일어난 부위와 그 시간을 넘어 지속되어서 치유의 과정으로 가지 않고 질병이 생기게 한다."라고 하였다.

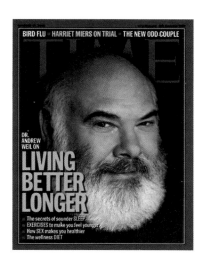

『타임스』지에는 비밀암살자(the secret killer)인 염증(inflammation)에 대한 글이 있다. 염증이 심장발작, 암, 알츠하이머, 만성질환 등과 연결되는 놀랄만한 사실들에 대해 언급하고 있다. "이런 것을 극복하기 위해 당신은 어떻게 할 것인가?"라고 묻고 있다.

염증과 노화

(염증으로 인한 노화, 영어로 inflam-aging이라는 신조어가 만들어짐)

"염증은 노화를 일으키는 질병의 원인이 되거나 인체에 나쁜 영향을 준다. 뇌에 알츠하이머, 우울증, 뇌기능 저하를 일으키고, 면역에 영향을 주어 암을 잘 생기게 하고 만성피로증후군, 섬유근염을 일으키며, 몸의 대사에 영향을 주어서 당뇨나 대사증후군이 생기게 하고 피부의 노화를 촉진시켜 주름이 늘고, 피부의 림프순환을 방해하고 성기능이 떨어지며, 뼈가 약해지고 디스크나 관절염이 잘 생긴다. 동맥경화증, 심혈관질환, 뇌혈관질환을 일으킬 수 있다. 이렇게 염증반응은 몸에 강력한 영향을 미친다.

그래서 심장병, 알츠하이머, 직장암을 치료할 때 각각 질병에 따른 다른 치료를 하지 말고 이들 3가지 질환을 예방할 수 있는 한 가지, 즉 염증을 줄이는 치료를 해야 하지 않겠나?"라고도 한다.

– TIME(Cover Story), February 23, 2004

염증은 질병과 노화의 근본원인이다^(염증-노화 inflameaging)

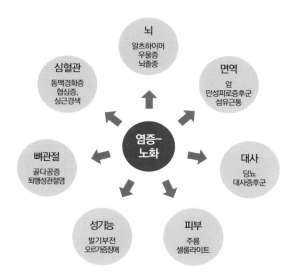

좋은 라이프스타일을 지속하면 심장질환과 뇌혈관질환, 2형 당뇨병 발생을 80% 정도 예방할 수 있고, 암을 40%나 덜 생기게 할 수 있다. 좋은 라이프스타일은 매일 몸을 충분히 움직이고, 영양소가 풍부한 음식을 적당하게 섭취하며, 스트레스를 적절히 해소하고, 과로하지 않으며, 충분한 수면을 취하는 것이다.

나쁜 라이프스타일이란? 몸을 충분히 움직이지 않거나 운동이 부족할 때, 필요 이상의 음식을 섭취하면서 비타민 등의 영양소가 부족할 때, 스트레스를 적절하게 해소하지 못할 때, 과로한 뒤에 회복할 시간을 주지 않을 때 등을 말한다. ❦

만성대사성 질환과 관련된
염증(Metaflammation)

비만, 인슐린저항증, 만성대사성 질환과 관련된 염증, 즉 약한 정도의 염증이 전신에 생기는 것을 metaflammation이라는 신조어를 만들었다. 대사라는 뜻의 metabolic과 염증이라는 inflammation이 합쳐진 것이다.

인체의 에너지대사, 즉 음식을 먹어서 그 연료를 세포에서 태워 에너지 내는 과정을 에너지대사라고 하는데, 이런 대사과정에 이상이 있는 것을 대사증후군(metabolic syndrome)이라고 한다. 비만, 당뇨, 고혈압 등의 문제를 일으킨다.

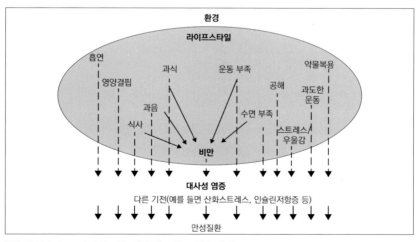

자료 : British Journal of Nutrition(2009), 102: 1238-1242

위의 그림에서 보듯이 대사성 염증(metaflammation)을 일으킬 수 있는 요인들이 우리들의 생활습관 가운데 많이 있다. 결국 이런 문제는 활성산소나 독소, 전신의 염증반응으로 인해서 만성질환으로 이행된다.

담배, 과음, 과식, 편식(거식증), 운동부족, 수면장애, 환경오염, 스트레스, 약복용, 과도한 운동 등이 대사성 염증(metaflammation), 즉 만성질환의 원인이 된다.

염증반응은 조직손상이 있을 때 치유의 한 과정이라고 했는데 이에 반해 대사성 염증은 질병을 더 악화시키는 역할을 한다. 즉 Secret killer의 역할을 한다. 이것이 우리 몸의 전신에 영향을 준다. 🍀

염증을 일으키는
원인은?

(스트레스, 잘못된 식습관으로 인한 영양불량, 비만, 운동부족 등을 들 수 있다.)

스트레스

스트레스로 발생할 수 있는 질병은 유전질환과 외상을 제외한 모든 병이라고 할 수 있다. 그래서 21세기의 흑사병이라고 부른다. 뇌혈관질환, 심장질환, 암, 척추질환, 감기나 독감, 우울증, 습진과 같은 피부질환, 외상후스트레스증후군, 위궤양, 천식, 장점막누수증후군(Leaky gut), 음식 알레르기, 전신염증반응, 세균감염, 독소축적…. 모든 기능 이상과 질병들이 스트레스와 관련이 있다.

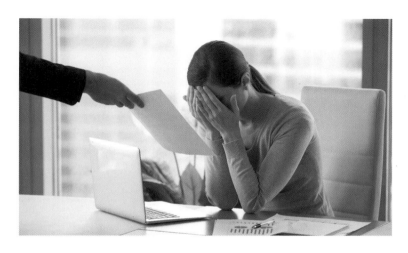

세포벽에는 스테로이드호르몬이 세포에서 작용하도록 허가해 주는 수용체가 있다. 스테로이드는 강력한 염증억제작용을 하는 호르몬이다. 만성스트레스가 있으면, 스테로이드호르몬이 세포벽 가까이 와도 수용체가 반응을 하지 않으므로 스테로이드호르몬이 작용할 수 없다. 이것을 스테로이드호르몬에 대한 저항성이 높다고 한다. 이렇게 스테로이드호르몬에 대해서 수용체의 저항성이 높으면 스테로이드가 세포에서 작용하지 못하는 것과 같아진다. 그러면 우리 몸은 염증을 억제하는 큰 수단이 사라지게 되므로 만성질환으로 이행된다.

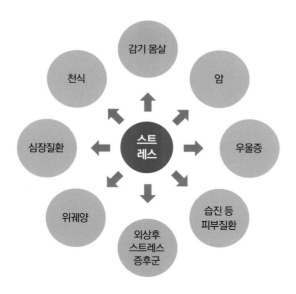

그림에서 보듯이 스트레스로 인해서 감기나 독감이 잘 걸리고, 암의 발생빈도가 높아지며, 우울증, 습진과 같은 피부질환, 외상후스트레스증후군, 위궤양, 심장질환, 천식 등 다양한 만성질환이 생기게 된다.

스트레스와 장점막누수증후군(Leaky gut syndrome)

스트레스를 받으면 장 점막의 보호막에 바로 나쁜 영향을 주어서 세포 사이의 결합부(tight junction)에 투과도가 증가되고 그 세포 사이의 벌어진 곳으로 거대분자가 들어가서 자가면역반응을 일으키는 항원이 되고 박테리아가 쉽게 침범하고 염증을 잘 일으킨다. 이것을 Leaky Gut 장점막누수현상이라고 한다. 즉 Leaky gut syndrome 장점막누수증후군이다.

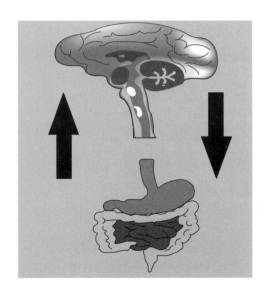

장점막누수증후군으로 장에서 독소가 많이 생기면 다시 뇌의 기능이 떨어지면서 스트레스를 더 많이 받게 되는 악순환이 반복된다. 장에서 생긴 독소는 전신에 염증을 일으킨다.

장점막누수증후군이 생기는 원인은 스트레스, 나쁜 음식(술, 담배, 커피, 밀가루, 우유, 정제된 당분과 과당), 개개인에 맞지 않는 음식(숨겨진 알레르기) 등을 들 수 있다.

장점막누수증후군(Leaky gut syndrome) 요약

독소 축적

음식 알레르기

염증반응

세균감염 등의 문제가 생긴다.

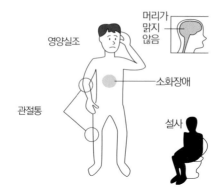

장점막누수증후군

그림에서 보듯이 전신에 다양한 문제가 생긴다.

1. 설사가 자주 반복되거나 중간에 변비가 생길 수도 있다.

2. 전신에 염증반응이 생기므로, 관절이 아프거나 관절염이 생긴다.

3. 소화가 잘 안 된다.

4. 머리가 안개 낀 것처럼 맑지 않다.(Foggy brain)

5. 영양실조(malnutrition)

진료실에서 보면, 장이 안 좋다고 하면서, 전신에 관절이나 근육이 아프고, 머리가 안개 낀 것처럼 맑지 않은 사람들이 많다. 소화가 안 되어서 내과에 가고, 관절이 아파서 정형외과에서 진통소염제를 복용하고 머리가 아파서 신경과에 가지만, 근본적인 문제는 스트레스로 인해서 장점막누수증후군이 생긴 것이다. 그래서 의료에서도 통합, 융합을 넘어서 통섭치료의 개념을 도입해야 한다.

스트레스의 근본원인을 찾아서 분리시키고, 장에 나쁜 영향을 주는 음식을 먹지 않고, 사람마다 각각 다른 숨겨진 음식 알레르기를 찾아서 먹지 않게 하고, 해독을 해서 머리를 맑게 하고, 오메가-3를 먹어서 염증을 억제하고 뇌의 기능을 회복시키고, 자기에게 맞는 운동을 하는 것 등이 통섭치료라고 할 수 있다.

진통소염제(non-steroid anti-inflammatory drug, NSAID)를 장기간 혹은 부적절하게 복용하면 장점막에 손상을 줘서 장점막누수증후군을 일으킨다. 장점막누수증후군은 독소와 이종단백질에 의한 면역반응으로 더 많은 염증을 일으킨다. 그러면 더 많은 통증을 유발하게 된다.

글루타민(glutamine)은 점막세포 사이의 치밀이음부(tight junction)와 장점막을 보호하는 중요한 기능을 한다. 그래서 글루타민을 장점막누수증후군이나 위궤양, 장점막 손상이 있을 때 치료용 영양제로 사용한다.

장점막세포에 있는 비타민 D수용체는 장점막보호기능, 치밀이음부(tight junction)의 유지, 장세포의 치유기능에 아주 중요하다고 밝혀졌다.

비타민 D가 우리 몸에 관여하지 않는 곳이 거의 없으므로 비타민 D가 우리 몸에 항상 적정한 농도(50~100)를 유지하도록 하는 것이 중요하다.

영양실조(malnutrition)의 새로운 개념(영양불량)

Dr. Mark C. Houston에 의하면 영양실조는 선진국과 신흥국에서 질병을 일으키는 가장 흔한 원인이 되고 있다고 한다. 이런 건강상의 문제는 칼로리가 모자란다거나 단백질 섭취가 부족해서 생기는 후진국형의 영양실조가 아니다. 칼로리가 많은 음식을 과다하게 먹지만, 그 안에 좋은 영양소가 부족한 것이다. 이것을 영어로는 empty-calorie overfeeding이라고 한다.

내 몸이 필요한 양을 넘어서 섭취한 모든 음식은 독이 된다. 특히 고칼로리이면서 그 속에 필수지방산(omega-3), 비타민, 미네랄이 부족한 것은 더 심한 독이 된다.

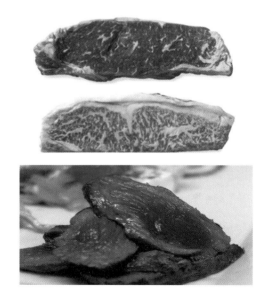

위의 그림 중 맨 위는 양질의 쇠고기 등심이고, 중간의 그림은 지방이 많이 포함된, 일본의 최고급 쇠고기인 와규(Wagyu)다. 요즘 와규가 인기 있는 고급 쇠고기로 알려져 있다. 일본산 흑우인데, 요즘은 호주에서도 생산된다고 한다. 맨아래 쪽은 캥거루 고기다. 이 그림을 비교해 보면 캥거루 고기의 지방이 가장 없고, 그 다음이 양질의 쇠고기 등심이고, 와규는 지방이 아주 많다. 음식점에 가면 고기에 지방이 거미줄처럼 많이 들어 있는 고기가 맛있다며 많이 찾고 비싸다. 그렇지만 건강에는 좋지 않다. Meta-flammation 염증을 일으키는 원인이 되기 때문이다.

방목을 해서 풀을 뜯어먹고 자란 소의 고기에는 오메가-3가 풍부하다. 반면에 사료를 먹고 자란 소는 오메가-6인 아라키돈산이 많다. 이 아라키돈산이 cycloxygenase에 의해서 분해되면 염증을 일으키는 프로스타그란딘이 만들어진다. 사료를 먹여서 키운 소는 육질이 부드럽고, 근육 사이에 지방이 방사상으로 퍼져 있는 고기로 맛있다고(다이아몬드살) 많이 찾고 비싸다. 그렇지만 이런 고기를 많이 먹으면 만성질환이 생기는 것은 당연한 것 같다.

우리 인간도 소와 마찬가지로 곡류보다는 야채를 더 많이 섭취하는 노력을 기울여야 염증이나 만성질환을 예방할 수 있다.

와규와 캥거루 고기가 인체에 미치는 영향비교

약한 정도의 염증반응이 인체에 광범위하게 생기는 것, 즉 meta-flammation은 만성질환과 관련이 있다. 이런 염증은 현대의 생활방식에서 기인한다. 캥거루 고기를 먹고 2시간 뒤에 피검사를 하고, 와규를 먹고 나서 2시간 뒤에 피검사를 해서 TGA, IL-6, TNF-alpha와 같은 염증물질의 농도를 검사했더니, 와규를 먹었을 때 훨씬 더 높았다는 연구결과가 나왔다.

비만

비만은 인체의 많은 염증들과 관련이 있다.

심장의 순환을 담당하는 관상동맥의 죽상동맥경화증, 자가면역질환, 암 등

미국의 통계지만 5가지 건강항목이 해가 갈수록 나빠진다.

	1988~1994	2001~2006
BMI>30	28%	36%
운동: 한 달에 12회 이상	53%	43%
흡연	26.9%	26.1%
일주일에 2회 이상 음주	40%	51%
매일 야채와 과일 섭취	42%	26%

BMI는 body mass index로 체질량지수라고 하는데, 비만도를 표시하는 경우 가장 많이 사용된다. 18에서 23 정도가 정상이며 30 이상이면 병적인 과체중이다. 체중을 키(m)의 제곱으로 나눈 값이다. 위의 도표는 미국의 통계인데 5가지 건강항목에 맞는 사람이 과거 15%에서 2001~2006년에는 8%로 줄었다고 한다. 우리나라도 이와 비슷할 것 같은데, 체지방, 운동, 흡연은 비슷하고, 음주는 더 높을 것 같고, 야채의 섭취는 미국보다 많을 것으로 생각한다.

논문에 의하면 70~90세까지의 연령에서 지중해식 음식(Mediterranean diet)을 먹고 건강한 생활방식을 유지하면 병의 발생빈도나 사망률을 50% 이

상 줄일 수 있다고 한다.

지중해식 음식이란 남부이탈리아, 그리스, 스페인, 포르투갈 등에서 먹는 음식으로 올리브오일, 야채, 과일, 생선, 통곡 시리얼 등을 많이 섭취하고, 적당량의 치즈, 요구르트, 와인 그리고 적은 양의 고기를 섭취하는 식사를 말한다. 한국 전통음식이 건강에 좀 더 도움이 될 것 같다. 발효음식이 많기 때문이다.

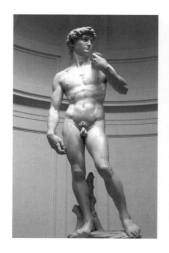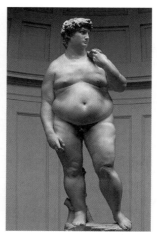

미국의 기능의학 세미나에 가면 이런 그림을 보여준다. 과거보다 현대인은 좀 더 오른쪽의 그림과 가깝게 되는 경향이 있다. 미국만이 아니라 우리도 마찬가지다.

비만인 사람들의 지방세포에는 아주 많은 종류의 염증물질이 존재한다. 또 거기에는 비정상적인 호르몬도 있어서 암을 증식시키는 역할을 한다. 비만은 흡연 다음으로 암을 유발하는 인자로 작용한다.

오메가-6, 오메가-3, 오메가-9 지방산

기름 중에는 오메가-6가 많이 함유된 것이 있고 오메가-3 혹은 오메가-9이 많이 들어 있는 기름도 있다. 오메가-6 중의 아라키돈산은 프로스타글란딘-2를 만들어서 염증을 유발하는 경향이 있고, 오메가-3나 9은 프로스타글란딘-3를 만들어서 염증을 억제하는 효과가 있다. 대부분의 오메가-6는 프로스타글란딘-1을 만들어서 역시 염증을 억제한다. 그래서 오메가-6와 3를 적절하게 섭취하는 것이 중요하다.

기름종류	오메가-6 함량	오메가-3 함량
홍화씨유	75%	0%
해바라기씨유	65%	0%
옥수수기름	54%	0%
면화씨유	50%	0%
참기름	42%	0%
땅콩기름	32%	0%
콩기름	51%	7%
카놀라유	20%	9%
호두기름	52%	10%
아마씨유	14%	57%
생선	0%	100%

식용유는 대부분 오메가-6다. 참기름, 콩기름, 해바라기씨 기름 등은 오메가-6가 대부분이다. 올리브유는 오메가-9이고 아마씨유(flaxseed oil)는 식물성기름으로는 유일하게 오메가-3가 풍부하다. 생선의 기름은 모두 오메가-3이고 방목한 소의 쇠고기에는 오메가-3가 많고 사료를 주로 먹인 소에는 오메가-6가 많다.

필수지방산(불포화지방산) 중 오메가-3와 오메가-6가 적절히 균형을 유지해야 하는데, 대부분의 음식에 오메가-6가 많고, 튀김 같은 것에는 포화지방산과 트랜스지방도 많다. 그래서 오메가-3를 좀 더 섭취하려는 노력을 하는 것이 좋다.

음식 하나하나에 신경을 쓰는 소심한 인간이 되라는 것은 아니다. 음식에 대한 바른 안목을 갖는 것이 건강하고 행복한 생활을 하는 데 중요하다는 것을 말하고 싶을 뿐이다.

삶이란? 움직임이다

몸에 좋은 음식을 먹는 것도 중요하지만, 몸을 움직이는 것은 근육, 관절, 신경, 뇌, 심장, 폐, 소화기, 비뇨생식기 등 인체의 모든 곳에 좋은 영향을 준다. 적절한 운동은 인체 내에서 항산화물질을 만들어내기 때문에 염증을 예방하는 역할을 한다. 🍀

질병 치료제품을 만드는 산업(The Sickness Industry)과 건강관련산업(The Wellness Industry)

미국에서는 질병 치료하는 약을 만드는 산업과 수술(기구 등)과 관련된 산업을 'The Sickness Industry'라고 하는데, 이런 산업은 이미 생긴 질병을 치료하려고 한다. 반면에 건강과 관련된 산업 'The Wellness Industry'는 질병이나 몸에 이상이 생기지 않도록 한다. 미국에서는 이 두 산업이 충돌하고 있다.

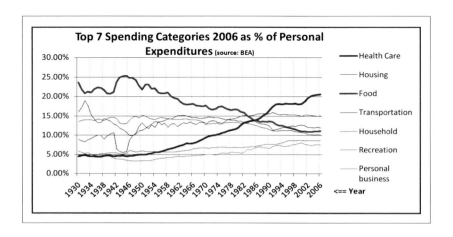

이 도표에서 보면 미국에서 질병으로 인한 지출(Sick expenditures)이 음식과 같은 건강을 유지하려는 데 필요한 지출(health (food) expenditures)보다 해가 갈수록 증가되는 것을 알 수 있다.

좋은 라이프스타일을 통해서 건강을 유지하고 질병을 예방하는 것보다 나쁜 라이프스타일로 인해 질병이 생기고, 그로 인해 병을 치료하기 위해 드는 돈이 많아지는 것이다. 그래서 sickness industry가 wellness industry보다 훨씬 크고 빠르게 성장하는 것이다.

건강을 유지하는 데 필요한 지출과 질병으로 인해서 드는 지출은 항상 반비례한다. 🍀

염증을 줄이는
음식과 소염제

소염제는 강력하지만 일시적으로 염증을 줄여주는 효과가 있다. 대신에 조직의 치유를 방해하고, 장의 점막을 상하게 하며(Leaky gut, 장이 샌다), 피로가 누적되고, 전신에 염증반응을 일으킬 수 있으며, 사망에 이르게 할 수도 있지만, 의료보험이 된다.

염증을 억제하는 영양제나 음식은 염증을 줄이는 효과가 있지만 약보다는 그 강도가 약하다. 대신에 조직의 치유를 촉진시키고, 피로를 줄여주며, 건강과 장수에 도움이 되지만, 의료보험이 안 된다.

미국의 경우에 가장 흔히 사용되는 진통소염제 중 하나인 아세트아미노펜(타이레놀)의 간에 대한 독작용이 다른 원인의 급성 간질환보다 더 많다고 한다.

미국 샌디에이고대학의 연구에 의하면 5세 이하 아이에게 홍역, 볼거리, 풍진 예방접종(MMR이라고 함. measles, mumps, rubella)을 한 후에 타이레놀을 복용시키면 자폐증에 걸릴 가능성이 높아진다고 한다. 독소로 작용해서 해독에 열쇠를 쥐고 있는 글루타티온(glutathione)을 소진시키고 결국은 독소에 의해 뇌손상이 일어나 자폐증이 생긴다고 한다.

아스피린과 omega-3

심장질환과 뇌혈관질환이 발생할 위험을 낮추기 위해서 적은 용량의 아스피린을 지속적으로 복용할 때는 꼭 의사의 처방을 받아야 한다.

많은 의사들은 심장질환 혹은 뇌혈관질환을 예방하기 위해서 장기간 아스피린을 먹는 것은 불필요하다는 데 의견을 같이한다. 심장질환 혹은 뇌혈관질환이 생길 확률이 아스피린에 의해서 생기는 부작용보다 크다면 아스피린을 복용하는 것이 맞다. 그렇지만 아스피린에 의해서 장내 출혈이나 뇌출혈이 생길 수 있는 위험성이 아주 높기 때문에 장기 복용은 아주 조심스럽게 결정해야 한다.

아스피린에 의해 장내 출혈이나 뇌출혈이 생길 위험성

나이	59세 이하	60~69	70~79
남성	111명 중 1명	40명 중 1명	27명 중 1명
여성	200명 중 1명	77명 중 1명	53명 중 1명

2주 정도 진통소염제를 복용하면, 원래 소화장애가 전혀 없던 사람들 중에 약 35%가 치료를 받아야 될 정도로 위염이나 소화장애를 일으킨다고 한다. 진통소염제를 복용하는 주 적응증은 척추나 관절의 퇴행성 변화로 인한 통증에만 국한해서 사용하지만, 장기간 복용할 때는 이런 부작용을 고려해 봐야 한다.

진통소염제는 장의 점막에 손상을 줘서 장이 새는 현상(leaky gut)이 생긴다. 그러면 장에 있는 물질들이 소화과정을 거치지 않고 손상된 점막을 통해 혈류 내로 들어와 면역반응을 일으키고, 히스타민과 같은 화학물질이 분비되어 염증이 몸에 광범위하게 생겨서 전신에 통증을 유발할 수 있다. 알레르기와 같은 자가면역질환과 만성통증증후군이 생길 수 있다.

사망원인(Cause of Death)

자료 : Wolfe, M.M. et al., N. Engl. J. Med., 1999, 340: 1888-1899

미국의 권위있는 의학 간행물인 the New England Journal of Medicine 에서 발표한 것을 보면 미국 사망 원인 중 3번째가 진통소염제의 복용으로 인한 부작용이라고 하였다. 1997년 미국에서 16,500명이 류마티스 관절염 혹은 골관절염에 진통소염제를 복용함으로써 장내 출혈이나 독작용으로 사망했다고 한다.

우리 몸에서 통증을 일으키는 가장 중요한 화학물질은 프로스타글란딘2라고 하는데, 이 물질은 아라키돈산이라고 하는 지방산에서 나와 cycloxygenase라는 효소에 의해 분해된다. 진통소염제의 역할은 이 cycloxygenase를 억제하는 것이다. 그러면 프로스타글란딘이 적게 나와서 통증을 줄여준다. 그런데 여기에는 두 가지 문제가 있다. 이 효소를 억제하면 프로스타글란딘 1, 3라고 하는 좋은 프로스타글란딘도 억제가 된다. 또 프로스타글란딘이 만들어지지 않는 대신에 lukotriene이라고 하는 더 나쁜 물질이 만들어지는 길을 터주게 된다. 이 류코트린은 심장동맥을 두껍게 해서 혈관을 막는 죽상동맥경화증을 일으킨다.

진통소염제는 세포에서 에너지를 만들어내는 미토콘드리아의 활동을 방해해서 에너지, 즉 ATP를 잘 못 만들게 하기 때문에 피로도를 증가시킨다.

염증을 억제하는 영양소 중 가장 대표적인 것이 오메가-3이다. 그중에서도 EPA가 염증을 억제하는 작용이 크다. 심한 염증질환이 있으면 EPA가 함유된 오메가-3를 하루에 2g 정도 먹는 것이 좋다. 그 외에도 생강, 강황, Boswellia, Cayenne 등이 염증을 억제하는 작용을 한다.

생선기름에서 추출한 오메가-3가 심장질환을 예방하는 기전은?

1. 부정맥을 방지한다.
2. 혈구가 엉키는 것을 막아준다.
3. 동맥경화를 방지한다.
4. 염증을 막아준다.
5. 혈관 내피의 기능을 증가시킨다.
6. 혈압을 낮춘다.
7. 혈중 중성지방의 수치를 낮춘다.

오메가-3가 암을 예방하는 기전

1. 염증을 줄여준다.
2. 비정상적인 혈관이 생기는 것을 막아준다.
3. 발암유전자의 발현을 감소시킨다.
4. 정상 세포분열을 촉진시킨다.
5. NFKB라고 하는 암 유발 물질을 억제한다.
6. Bcl-2라고 하는 암에 나쁜 물질도 억제한다.
7. 몸이 바짝 마르는 것을 막아준다.

심장마비의 위험성과 오메가-3의 체내수준

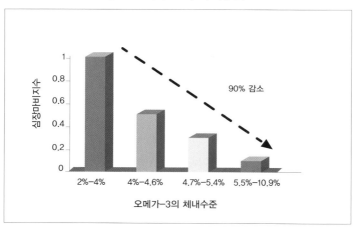

자료 : JAMA,1995, 274(17): 1363-1367

이 그림에서 보듯이 오메가-3를 적절하게 섭취하면 심장마비가 생길 확률을 90% 이상 줄일 수 있다. 따라서 심장질환, 혈관질환을 예방하기 위해서 저용량의 베이비 아스피린을 먹는 것보다는 생선이나 오메가-3 영양제를 먹는 게 훨씬 나을 것이다. 🍀

건강삼각도

아래와 같이 살면 행복, 건강, 성공이 함께할 것이다.

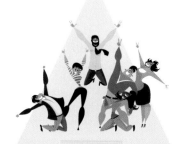

복합탄수화물
글루텐 없이

양질의 단백질 섭취 :
유기농, 방목한 풀을 먹인
쇠고기, 생선…

필수지상산의 섭취 : 오메가 – 3, 6, 9
생선, 올리브유, 영양제

다양한 색깔(13가지 이상의 색깔)의 유기농
야채와 과일(달지 않은 것) 섭취

좋은 라이프스타일: 좋은 생각, 좋은 음식, 많이 움직인다.
좋은 배변습관, 깊은 수면을 충분히, 좋은 말을 많이

명상, 호흡, 자신을 객관적으로 바라보기, 마음챙김

사랑, 자비, 이타심, 배려하는 마음

염증물질과
정신건강

응근신경학을 만든 Dr. Goodheart는 건강의 3요소를 중시하였다. 구조, 화학, 정신을 건강의 3요소로 규정하였고, 이들 3요소는 서로 밀접하게 연결된다고 하였다. 여기서 말하고자 하는 염증물질과 정신건강은 화학적인 면이 정신적인 면에 영향을 주는 하나의 예이다.

우울한 사람 혹은 우울증을 앓고 있는 사람에게는 사이토카인(cytokine) 같은 염증물질들이 혈중에 높게 분포한다. 역으로 염증을 일으키는 자극을 주면 우울한 증상이 생긴다고 하는 연구결과가 최근에 나왔다.

캥거루 고기를 먹은 사람과 질 좋은 와규를 먹은 사람의 피를 각각 2시간 뒤에 채취해서 혈액 속의 염증물질을 검사했더니 와규를 먹은 사람이 훨씬 높게 나왔다. 우리가 먹는 음식이 정신건강에 영향을 준다. 특히 염증물질을 많이 만들어내는 음식이 우리 몸에 염증을 일으킬 뿐만 아니라 우울하게 만든다.

좋은 사료(?)를 먹여서 지방이 거미줄처럼 들어 있는 맛있는 다이아몬드살, 등심, 안심을 안주로 술을 거의 매일 저녁 마시면 몸에 염증물질이 많이 쌓여서 정서적으로 문제가 생길 수 있다. 우울하면 사는 것이 즐겁지 않고, 만사가 귀찮아진다. 술, 염증물질, 독소 등은 감정뇌에 작용할 뿐 아니라 소뇌에 영향을 준다. 소뇌는 인체의 평형을 유지하게 하고 조화있는 운동을 잘 하게 한다. 그리고 척추를 안정시켜 준다. 소뇌의 기능이 떨어지면 관절이 잘 다치고, 목이나 허리에 통증이 잘 생긴다. 또 중요한 것은 소뇌는 대뇌의 전두엽과 밀접하게 연결되어 있다는 것이다. 대뇌의 전두엽, 전전두엽은 뇌의 CEO인데, 여기에 문제가 생기면 모든 면에서 그 사람이 가지고 있는 원래의 능력보다 떨어진다. 그렇지만 그 사람은 자신에 대해 잘 모르는 것이 진짜 문제다.

미국에서 수년 전에 가장 많이 팔린 약은 향정신성약물로 140억 6천만 달러어치였다. 그 다음은 잔탁이라는 제산제(proton-pump inhibitor)로 130억 6천만 달러나 팔렸다. 우리나라에서도 이와 거의 비슷할 것 같다. 의사들은 항우울제를 많이 처방하고, 일반 사람들은 속이 쓰리면 제산제나 잔탁을 쉽게 먹는 경향이 있다.

미국의 의료당국이 어린이에게 투여하는 향정신성약물을 검토해 봤더니, 이런 약을 사용할 때의 가장 흔한 질환은 과다행동장애였다. 6개월 된 영아들에서 태아 때 엄마의 배 속에서 엄마로부터 향정신성약물에 노출된 적이 있는 아이는 그렇지 않은 아이들보다 행동발달이 현저하게 떨어졌다는 연구가 있다.

향정신성약물은 치매가 있는 노인환자의 행동장애를 치료하는 데 널리 사용된다. 이런 약물을 사용하면 입원하는 기간이나 사망률이 그런 약물을 복용하지 않은 사람보다 3배나 높다는 연구논문이 있다.

DSM-Ⅳ ^(Diagnostic and Statistical Manual of Mental Disorder of 4th edition)는 미국정

신의학회에서 발표한 정신장애 분류체계이며 1952년 DSM-Ⅰ이 발표된

이후 2000년에 DSM-Ⅳ-TR^(Text Revision)이 발행되었다. 분류체계는 100%

정확하지만, 향정신성약물로 인한 치료효과는 0%라고 주장하는 의료인

들이 있다.

　미군들을 검사한 연구에 의하면, 오메가-3 중에서 DHA가 낮은 사람

은 자살할 확률이 62% 증가했다고 한다. 오메가-3에는 여러 종류가 있는

데, DHA는 뇌에 중요하고, EPA는 항염증작용을 하는 데 도움이 된다고

한다. 하여튼 오메가-3는 누구나 관심을 가지고 섭취해야 하는 영양소다.

전쟁에 참여한 퇴역군인 중 그해에 25명이 자살했다고 한다. GMO, 즉 유

전자변형작물을 먹고, 염증을 잘 일으키는 음식과 높은 스트레스 등이 그

원인이라고 한다. 🍀

염증과
암

만성염증을 일으키는 환경적 요인이 암을 유발하는 중요한 원인이다. 2010년 4월 백악관의 종양위원회에서 발표한 보고서에 의하면 미국인이 환경적인 독소에 노출되는 것을 강력하게 규제해야 될 필요가 있다고 한다. 환경적 요인에 의해 암이 유발되는 부분을 과소평가하고, 많은 농작물과 음식에 화학물질이 사용되고 시장에 그 제품들이 나와 있는 데 대한 강력한 메시지를 전달하였다.

만성염증을 일으키는 환경(라이프스타일 포함)이 암의 발생과 진행에 필수적이다. 암의 발병원인 중 음식이 35%로 가장 높은 비율을 차지하고 그 다음이 담배로 30%, 술은 3%라고 한다. 좋은 음식을 먹고 금연, 절주를 한다면 암 발생확률을 70%나 줄일 수 있다. 거기에 스트레스를 줄이고, 운동을 한다면 암은 거의 생기지 않을 것이다. 암 투병 중인 분들도 그렇게 한다면 암을 극복할 수 있을 것이다.

암이 환경적 요인으로 유발된다는 견해들이 많다. 질병이 생길 위험성의 70~90%는 환경적인 차이에서 기인한다고 2010년 10월『사이언스』지에서 언급하였다. 금연 다음으로 암 예방에 중요한 것이 비만이다. 지방 세포에서 나오는 호르몬은 암세포의 성장과 증식에 중요한 영향을 준다는 사실이 여러 연구논문에서 언급되고 있다. 지방세포에는 염증물질, 변형된 호르몬, 암세포 성장인자 등 인체에 나쁜 영향을 미치는 물질들이 많이 있다. 그래서 체중조절을 할 때, 지방세포가 분해되면 그 속에 있는 물질들이 혈류로 나오면서 피곤하거나 아픈 증상들이 유발될 수 있다.

운동을 충분히 하지 않는 것, 비타민과 미네랄이 부족한 고열량의 식사, 스트레스를 적절히 해소하지 못하는 것, 과도한 업무량과 쉬는 시간의 부족 등과 같은 부적절한 라이프스타일은 다양한 질병과 기능 이상을 일으킨다. 이런 부적절한 라이프스타일 중에서 술과 나쁜 식습관을 고치면, 심장병과 당뇨병 발병 확률이 80%, 암 발병 확률을 40% 줄일 수 있다. 🍀

염증물질과
자가면역질환(알레르기 Allergy)

알레르기가 없으면 현대인이 아니라고 하는 사람도 있다. 식생활이 서구화되면서 우리도 알레르기로 고생하는 사람들이 많아지고 있다. 이런 알레르기는 면역체계의 이상으로 나의 면역시스템이 나 자신을 공격하는 것이다. 다른 말로 자가면역질환이라고 한다. 세포 손상과 자가면역질환의 상관관계를 보면, 감염이나 음식을 포함한 화학물질에 의해 유발된 세포 손상이 자가면역질환을 유발시킨다는 증거가 있다.

우리나라 사람들이 하와이에 이주한 후에 당뇨나 자가면역질환이 늘었다고 한다. 음식 때문이다. 고칼로리, 부족한 비타민, 미네랄, 그리고 밀가루의 글루텐(gluten), 우유의 카제인(casein) 등이 그 원인이다.

자가면역질환이 잘 발병할 수 있는 유전적 소인이 있는 사람이 이런 환경에 노출되거나 인체 내부에서 독소나 염증물질이 생김으로 인해서 자가면역질환이 발생한다. 지방조직에서 분비되는 변형된 호르몬, 염증물질 등은 자가면역질환을 일으키는 원인이 된다고 한다.

비만, 당뇨, 인슐린저항성과
염증의 관계 그리고 노화

인슐린저항성이란? 그리고 염증과의 관계

설탕, 과당과 같은 정제된 탄수화물을 많이 섭취하거나 과음하면 혈액 속에 당분이 급격하게 올라가므로 우리 몸은 그 혈당을 세포 안으로 들어가게 하기 위해서 췌장에서 인슐린을 분비한다. 그 당분의 양이 많아지면 인슐린 양도 많아지는데, 술을 포함한 당분의 섭취가 지속되면 혈액 속에 인슐린이 지속적으로 많아진다. 그러면 인슐린이 혈액 속의 당분을 세포 내로 이동시키는 능력이 점차 떨어지게 된다. 세포막에서 인슐린에 대한 민감성이 떨어지기 때문이다. 이것을 인슐린저항성이라고 한다.

롬바르드는 인슐린저항성이란 염증이라고 했다. 인슐린의 기능은 혈중에 혈당이 높으면 그 당분을 세포 내로 이동시켜서 에너지 원료로 사용하도록 하는 일을 한다. 그런데 당뇨가 있으면 세포에서 인슐린에 대한 반응이 떨어진다. 세포가 인슐린에 반응을 잘 안 하는 것이다. 이런 현상을 세포가 인슐린에 대한 저항성이 있다고 하는 것이다. 인슐린에 대한 저항성이 높아지면 혈중에 혈당이 높고 인슐린의 양도 많아지는 현상이

생긴다. 인슐린은 delta 5 desaturase라는 효소를 활성화시켜서 프로스타
글란딘 같은 염증을 일으키는 물질을 많이 만들어낸다. 그래서 당뇨나 당
조절 스트레스가 있는 사람에게는 어깨의 통증이나 오십견 등 염증이 잘
생긴다.

필수지방산과 염증

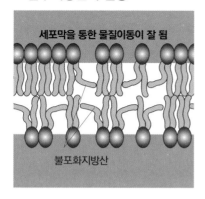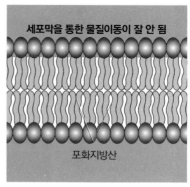

그림 설명 세포막을 표시한 것이다. 세포막은 두 개 층의 지방으로 되어 있는데, 세포의 안과 밖
으로 물질의 이동이 잘 이루어져야 건강에 도움이 된다.

왼쪽 그림은 필수지방산, 즉 불포화지방산이 많아서 세포벽의 물질교
환이 잘 되는 것을 표시한 것이고, 오른쪽 그림은 포화지방산으로 구성된
세포벽인데 너무 촘촘해서 물질이동이 잘 안 되므로 에너지대사나 기타
인체의 기능이 떨어진다. 이런 필수지방산(불포화지방산)은 생선이나 야
채에 많이 있다. 방목해서 풀 뜯어 먹은 쇠고기에도 있다.

또한 포화지방을 많이 섭취하고 필수지방산인 불포화지방을 적게 섭
취하면 인슐린저항성이 높아지고 염증이 많아진다. 오메가-3와 같은 필
수지방산은 염증을 일으키는 프로스타글란딘을 억제한다.

당뇨의 합병증

제2형 당뇨는 혈중에 당도 많고 그 당을 세포 내로 이동시키는 인슐린도 많다. 그리고 세포막이 인슐린의 작용에 민감하게 반응하는 정도가 떨어지므로 인슐린저항성이 높다. 전 세계에서 총 건강비용 지출의 약 11.6%는 당뇨와 관련이 있다고 한다.

아래 그림은 당뇨의 합병증을 표시한 것이다.

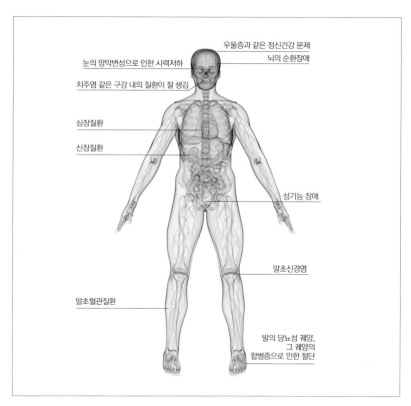

그림 설명 당뇨의 합병증으로 위와 같이 전신에 다양한 질환이 생긴다.

"당뇨가 있다면 노화가 15년 정도 더 촉진된 것이다"라는 논문도 있다.

비만과 염증 그리고 인슐린저항성

비만은 몸속 지방세포의 대사나 유전자 발현을 변화시켜서 지방세포
내에 염증을 일으키는 물질을 많이 만들어낸다. 또 염증물질이 많이 만들
어지면 인슐린의 저항성이 커지는 악순환이 반복된다.

삐삐 마른 사람의 지방세포는 염증을 억제하는 물질을 만들고, 세포는
인슐린에 민감하지만, 뚱뚱한 사람의 지방세포는 염증을 잘 일으키는 물
질을 만들고, 몸의 세포는 인슐린에 저항성이 생겨서 제2형 당뇨병이 잘
생긴다.

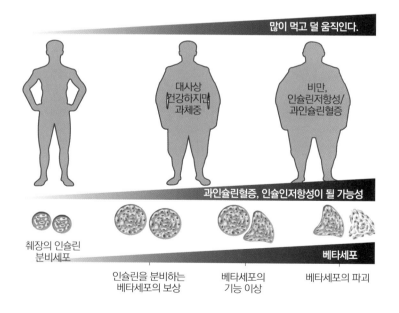

많이 먹고, 덜 움직이고, 운동을 별로 하지 않으면 점차 앞의 오른쪽 그림처럼 된다. 중간은 과체중이지만 건강한 경우이고 오른쪽은 비만이면서 혈중 인슐린 양이 많고, 인슐린에 대한 저항성도 높게 된다. 그리고 췌장에서 인슐린을 만들어내는 베타세포의 기능이 오른쪽으로 갈수록 나빠진다. 제2형 당뇨병이 있는 사람의 약 90%는 과체중이거나 비만이다.

waist-to-height ratio(WHtR)는 허리 둘레를 자신의 키로 나눈 값을 말한다. 이 수치가 0.5를 넘으면 대사증후군이 생길 확률이 남자는 92%, 여자는 87.4%라고 하였다. 대사증후군이란 비만, 고혈압, 당뇨, 고지혈증이 동시에 발생한 것인데, 최근에 사회적인 이슈로 언론에서도 자주 다루고 있다. 🍀

노화와
염증물질

나이가 들면 성호르몬, 비타민 D, 성장호르몬 등이 감소하고, 움직임도 떨어지고, 운동량도 줄고, 식욕이 떨어져서 단백질의 섭취가 줄어들면 근육량이 줄 뿐만 아니라 사이토카인 같은 염증물질도 많이 생긴다.

우리는 나이가 들수록 가능하면 많이 움직여서 성장호르몬을 많이 만들고, 근육량도 늘려야 하며, 햇빛에 많이 노출되게 하거나 비타민 D를 적절하게 섭취하고 필수지방산과 단백질이 풍부한 음식을 먹어야 한다.

노화는 유전자, 즉 DNA의 손상이 반복되는 현상과 관련된 복잡한 과정이라고 한다. 유전자의 텔로미어(Telomere)가 짧아지면 세포분열할 기회가 줄어드는 것이고 이것은 노화와 관련이 있다. 염증물질이나 독소에 의해 DNA의 손상이 많아져서 텔로미어가 짧아지면 노화가 촉진된다.

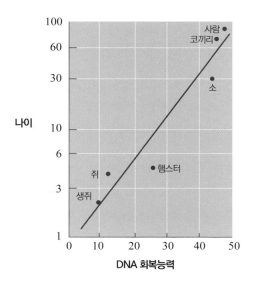

그림에서 보듯이 DNA의 손상을 회복하는 능력이 큰 동물이 오래 산다. 다시 말하면 독소, 염증물질이나 산화과정에 의해서(활성산소가 생김=독소) DNA의 손상이 촉진될 때 노화가 더 빨리 진행된다. 🍀

일산화질소:
행복과 즐거움 그리고 축복

일산화질소(NO, Nitric oxide)라고 하면 보통사람들은 생소하게 들리겠지만, '비아그라'와의 관계를 설명하면 쉽게 이해가 갈 것 같다. 비아그라는 음경의 발기조직인 해면체에 국소적으로 일산화질소가 오랫동안 작용하도록 하기 때문에 해면체에 혈액이 가득 차게 되고 발기가 지속되게 한다. 이것은 많은 사람들에게 축복을 안겨준 세기의 방중술이다. 이 일산화질소는 정상적인 상태에서도 생리적인 필요에 따라 만들어져서 혈관을 이완시켜 주는 역할을 한다.

혈관의 내피에서 만들어지는 일산화질소는 성기능과 관련된 것 외에도 심장의 순환, 뇌의 기능, 면역작용, 스트레스에도 관여한다.

일산화질소를 생성하는 효소(NOS, nitrous oxide synthase)를 크게 나누면 좋은 것과 나쁜 것의 두 가지로 나눌 수 있다. 즉 좋은 일산화질소를 만드는 효소cNOS(constitutive NO synthase)와 나쁜 일산화질소를 만드는 효소iNOS(inducible NO synthase)가 있다.

염증은 iNOS를 많이 만들어서 세포 내에서 에너지를 만들어내는 곳인 미토콘드리아의 기능을 떨어뜨린다. 그 염증이 만성으로 지속되면 건강한 세포도 NO에 의해 죽을 수 있다. 염증이 지속되면 좋은 일산화질소를 만들어내는 효소cNOS보다 1,000배나 많은 나쁜 효소iNOS가 만들어진다.

혈관내피세포(Endothelial Cell)에서는 엘-아르기닌(L-arginine)이라는 아미노산에서 일산화질소를 만든다. 이 일산화질소는 혈관내피를 둘러싸고 있는 근육(평활근, Smooth muscle cell)을 이완시켜 혈관을 확장시킨다.

아르기닌은 준필수아미노산으로 면역작용, 성기능, 심혈관기능, 세포의 대사, 근육 등 인체의 여러 조직과 기능에 중요하며 견과류나 마늘, 생선 알에 많이 있다. 영양제로 나오기도 하지만, 적절한 음식을 통해서도 충분한 양을 섭취할 수 있다.

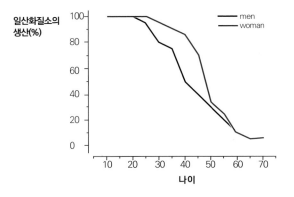

일산화질소의 생성은 나이가 들어감에 따라 급격하게 감소한다. 우리 몸에 일산화질소가 적절하게 있는 것이 심장질환의 예방, 혈관의 보호, 신경조직의 보호, 스트레스를 방지하는 데 중요하다고 한다.

C-reactive protein^(CRP)은 혈액 속에 있는 단백으로 염증의 정도를 나타낸다. 이것의 수치가 높아지면 몸에 염증이 많다는 것이고, 심혈관질환의 위험성도 높아진다고 한다. 또 일산화질소에 의한 혈관의 확장을 방해한다고 한다. Mark Houston이라는 심장전문의는 심혈관질환을 일으키는 3가지 원인을 과도한 산화스트레스, 염증, 자가면역질환이라고 하였다.

죽상경화증이라고 하는 것이 있는데, 심장에 혈액을 공급하는 관상동맥에 플라그가 끼어서 혈액순환을 방해하는 것으로, 이것이 심해져서 심장의 근육에 산소나 영양소를 충분히 공급하지 못하면 협심증이나 심근경색이 생긴다. 협심증의 발작이 있을 때 응급으로 나이트로글리세린을 혀 밑에 넣으면 일산화질소가 나와서 심장의 혈관을 확장시키고 심장의 근육에 산소와 영양소를 공급해서 심장근육세포가 손상되는 것을 방지한다. 이것은 중요한 심장치료약 중 하나다.

나이가 들수록 일산화질소가 급격하게 감소한다고 하는데 어떻게 하면 좋은 일산화질소의 양을 충분하게 유지할 수 있을까? 야채 속에는 일산화질소의 공급원인 질산염^(nitrate)이 풍부하므로, 이것을 충분히 섭취하고, 엘-아르기닌이 풍부한 견과류, 마늘, 생선을 섭취해서 인체의 전반에 일산화질소가 필요할 때 잘 생성될 수 있게 해야 한다. 특히 운동을 과도하게 하면 산화스트레스가 증가되고 산성물질이 많이 생기게 되므로 일산화질소의 영향에 대한 것을 고려하는 것이 운동능력의 향상과 건강에 중요하다.

우리는 좋은 일산화질소가 많이 생기도록 좋은 생활방식을 유지하고, 스트레스를 줄여야 한다. 염증은 나쁜 일산화질소를 만들기 때문에 몸에 염증반응이 생기지 않도록 충분한 오메가-3, 야채 등을 섭취하고 적절한 운동을 규칙적으로 해야 한다. 🍀

만성염증과
골다공증

우리 몸의 뼈는 항상 그대로 있는 것이 아니다. 성장이 끝난 뒤에도 뼈를 생성하는 세포(조골세포)와 뼈를 흡수하는 세포(파골세포)의 활동이 균형을 이루어서 오래된 뼈가 새 뼈로 대체되는 현상이 지속되는 것이다.

수명이 다한 뼈조직을 흡수하는 파골세포는 면역세포와 형제지간이다. 그래서 만성염증으로 인해 면역기능이 활발하면 파골세포의 기능도 활발해서 뼈조직을 흡수하는 활동이 증가되어 골다공증이 잘 생긴다.

50세 이상 여성의 2명 중 한 명, 남성 4명 중의 한 명은 남은 생애 동안 골다공증과 관련된 골절로 고생할 수 있다고 한다. 🍀

근육감소증^{Sarcopenia}이란?

1989년 Irwin Rosenberg라는 사람이 만든 단어이며 그리스어로 sarx는 근육, penia는 소실이라는 단어의 합성어이다. 즉 나이가 들어감에 따라 근육의 양이 감소되는 것을 말한다.

근육감소증(Sarcopenia)은 나이가 듦에 따라 골격근의 감소와 함께 근력이 떨어지는 것을 말한다. 이것이 심해지면 잘 못 움직이게 되고, 인체의 여러 기능들이 감소되며, 뇌로 전달되는 자극도 감소해서 뇌기능도 급격히 떨어지므로 사망률을 높이는 중요한 인자가 된다. 고령화 사회에서 건강비용을 높이는 큰 원인 중 하나가 된다.

근육과 관절에 저항을 주는 운동, 즉 걷기, 등산, 헬스, 댄스, 요가, 국선도, 태극권, 골프, 테니스, 축구 등을 꾸준하게 하는 것이 근육감소증의 예방과 치료에 효과적이다.

근육감소증을 일으키는 요인은 다양하다.

1. 내분비계통의 이상: 부신의 기능 이상으로 인한 스트레로이드호르
   몬의 영향, 갑상선의 기능 이상, 당뇨와 인슐린저항성
2. 나이가 듦에 따른 성호르몬의 감소, 세포의 기능 저하, 미토콘드리
   아의 기능 저하
3. 육체적 활동의 감소와 운동을 충분히 하지 못하는 것
4. 신경계 기능의 퇴화로 인한 운동신경의 감소
5. 잘못된 식습관 혹은 영양소를 충분히 섭취하지 못할 때(영양실조, malnutrition)

영양실조는 입원해 있는 사람이나 오랫동안 치료를 받는 사람에게 생길 수 있는 큰 위험요소다.

양로원 같은 시설에 있는 사람의 5~10%, 입원한 사람의 60%, 장기간 보호시설에 있는 사람의 35~85%는 영양실조를 경험한다고 한다.

반면에 과도한 칼로리 섭취는 뼈를 산성화시켜서 소변으로 칼슘을 많이 배출하게 한다. 가공식품, 패스트푸드 등 산성인 음식을 많이 섭취하면 우리 몸에서 필요할 때 알칼리성분을 내보내는 알칼리 저장능력이 감소된다. 그러면 산성과 알칼리의 균형이 깨져서 만성질환으로 이행된다. 🍀

숨겨진
음식 알레르기(Hidden food allergen)

어떤 음식을 먹고 나서 피부에 두드러기가 생기거나, 설사한 경험이 대부분 있을 것이다. 특정한 음식을 먹으면 항상 피부에 이상이 생기거나 장이 더부룩하고 소화가 안 되는 사람도 있다. 이런 경우는 음식 알레르기(allergy)이거나 못견딤증(intolerance, 불내성)으로 인한 것이다. 또 그런 음식으로 인해서 천식, 비염, 결막염 등 다양한 알레르기 증상이 생기기도 한다. 이것은 전형적인 음식 알레르기이고 그 특정한 음식은 알레르기 반응을 일으키는 항원이 된다.

알레르기가 없으면 현대인이 아니라고도 한다. 그만큼 알레르기로 인해서 고생하는 사람이 많다는 것이다. 알레르기는 인체의 면역시스템이 과민반응을 일으키는 것이다. 면역시스템이란 몸에 해로운 균이나 기생충 등이 들어오면 면역세포들이 나와서 그것들을 죽여서 몸에 해가 없게 하는 것이다. 그런데 인체에 해가 없는 물질이 들어왔는데도 불구하고 면역세포들이 과민하게 활동하는 것을 알레르기라고 한다.

음식을 먹고 나서도 피부나 장을 비롯한 몸에 즉각적인 이상반응을 일으키지는 않지만 관절통, 두통, 피로, 변비 등 다양한 문제를 일으키는 숨겨진 음식 알레르기가 있다. 이런 숨겨진 음식 알레르기가 전형적인 음식 알레르기보다 더 중요하다. 왜냐하면 전형적인 음식 알레르기가 있다는 것을 알게 되면 그것을 잘 먹지 않기 때문이다. 또 우유나 밀가루 등에 못견딤증(불내성)이 흔한데, 이럴 때도 그런 음식을 피하게 된다. 그런데 뚜렷한 알레르기 반응이 바로 생기지는 않지만, 점차 우리 몸에 나쁜 영향을 지속적으로 주는 것이 숨겨진 음식 알레르기이다.

　　2005년도에 스키로 유명한 미국 콜로라도주의 Snowmass 근처 Grand Junction에서 개업의로 있는, 만성질환을 전문적으로 치료하는 Dr. Lebowitz를 찾아가서 개인적으로 배울 기회가 있었다. 잘 낫지 않는, 원인을 잘 찾을 수 없는 만성질환을 치료하는데, 숨겨진 음식 알레르기를 근육검사로 찾아서 먹지 않게 하는 것이 치료의 중요한 항목 중 하나였다. 그 이후로 환자를 보면서 숨겨진 음식 알레르기 혹은 못견딤증을 찾아봤는데, 잘 낫지 않는 다양한 질환에서 숨겨진 음식 알레르기가 있다는 것을 알게 되었다. 특별한 증상이 없는 사람에게도 숨겨진 음식 알레르기가 있는 경우도 많고, 이것을 먹지 않거나 줄이면 피로가 줄고, 머리가 맑아지고, 기분이 좋아진다.

　　숨겨진 음식 알레르기를 일으키는 음식이 장으로 들어가면 완전히 분해되지 않고 나쁜 균을 많이 증식시킨다. 장에는 우리에게 도움이 되는 좋은 균과 해가 되는 나쁜 균이 있는데, 좋은 균이 많으면 건강하고, 나쁜 균이 많으면 병이 생긴다.

장내세균의 중요성(좋은 균과 나쁜 균)

어머니 배 속에서 나왔을 때 장에는 균이 없지만, 며칠 뒤부터 장에 균이 증식하기 시작한다. 모유를 먹는 아이는 bifedobacteria라는 균이 먼저 생긴다. 다양한 음식을 먹으면서 장내세균도 많은 종류가 증식하게 된다. 1,000억 마리 정도의 박테리아가 살고 있는데, 이 숫자는 인체의 세포 수보다 많다. 그래서 인체에 있는 세포 중에는 사람의 것이 아닌 게 더 많다고 한다. 대장의 내용물 중에 반이 세균으로 되어 있고, 대변의 약 1/3은 세균이거나 세균의 시체라고 한다.

이렇게 많은 세균이 있는데, 이 중에서 우리 몸에 도움이 되는 균이 많아야 하고 몸에 해를 끼치는 균이 적어야 한다. 좋은 균은 어떻게 우리에게 도움을 줄까?

좋은 균은 나쁜 균이 들러붙는 것을 막아주고, 나쁜 균을 죽이는 천연 항생제 역할을 한다. 해독작용을 하며 암이 생기지 않게 하고, 좋은 영양소를 만들어내기도 한다. 가장 중요한 것은 면역체계를 좋게 해준다는 것이다.

면역시스템과 장

면역이라는 것은 해로운 물질이나 균이 우리 몸에 침범하는 것을 막아주는 것이다. 면역력이 강하면 감기에 잘 안 걸린다. 면역상태가 안정되고 좋아야 암을 예방하거나 이길 수 있다. 이런 면역체계의 약 60%는 장과 관련이 있다고 한다. 쉽게 말하면 장이 나쁘면 면역기능이 떨어진다고 할 수 있다. 면역을 담당하는 조직으로 림프라는 것이 있다. 혈액과 같이 림프액이 우리 몸의 림프관을 통해 전신에 흐르면서 면역을 담당하고,

노폐물의 배출이나 영양소의 이동에 관계한다. 이런 림프조직의 50~70%가 장의 점막 아래 붙어 있다. 장에 나쁜 균이 많거나 장이 나쁘면 면역기능이 떨어진다.

글루텐과 카제인

신경학적으로 이상이 있는 환자(말초신경염, 치매, 운동실조증) 147명의 혈액 속 항체검사를 통해 글루텐(gluten)의 민감성을 검사해서 민감성이 높은 사람에게는 밀가루를 포함한 글루텐이 많은 음식을 먹지 않게 하였더니 신경학적인 증상이 좋아지는 경우가 많았다고 하는 논문이 발표되었다.

글루텐은 단백질의 일종으로 밀가루에 많이 들어 있으며 점성이 있어서 국수나 파스타를 만들 수 있게 한다. 보리, 호밀, 귀리에도 있다. 요즈음 웰빙식단에는 글루텐과 카제인(casein)성분이 없는 것이 기본이다.

카제인은 우유나 유제품에 들어 있는 단백질이다. 그중에서 A1-beta-casein이 인체에서 염증반응을 일으키고 면역을 떨어뜨리며 신경학적인 이상이나 암을 유발할 수도 있다고 한다. 우유에 있는 단백질의 80%는 카제인이고 그중에서 A1-beta-casein이 대부분이다. 양유에는 카제인이 있어도 A1-beta-casein이 적으므로 우유보다는 양유가 더 웰빙음식이라고 할 수 있다.

글루텐과 카제인은 모두 장에서 glutomorphin, casomorphin 등 모르핀의 형태로 변형되어 뇌로 들어가서 신경학적 이상을 일으킬 뿐만 아니라, 밀가루나 유제품을 먹고 싶은 충동을 억제하지 못하게 한다. 모르핀의 형태로 변형되어 뇌에 작용하기 때문이다. 몸에 맞지 않기 때문에 먹지 않겠다고 마음을 먹어도 쉽게 끊을 수 없는 이유가 바로 여기에 있다.

가장 흔한 숨겨진 음식 알레르기

Dr. Lebowitz가 알려준 근육검사를 통해서 숨겨진 음식 알레르기를 찾아보면 가장 흔한 것이 밀가루와 우유다. 그 외에 콩, 옥수수, 계란 등도 가끔 나타난다. 음식 알레르기를 일으키는 원인은 그 음식 속에 들어 있는 단백질 성분 때문인데, 과일, 채소를 포함한 모든 음식에 있는 단백질이 원인이 될 수는 있다. 곡류 중에서 가장 알레르기 반응을 덜 일으키는 것은 쌀이다. 거의 없다고 봐야 한다.

숨겨진 음식 알레르기로 인해서 장에 나쁜 균과 나쁜 물질이 증식하게 되면 다양한 증상이나 기능 이상이 생긴다. 만성피로, 기억력 감퇴, 머리가 안개 낀 것처럼 맑지 않음(brain fog), 두통, 불면증, 변비, 설사, 비염, 비만, 생리전증후군, 관절염, 가려움증, 피부질환, 감정의 기복, 우울증, 피부증상, 갑상선 기능저하, 저혈당증, 복부의 통증 혹은 더부룩함, 알레르기 등 많은 문제가 생길 수 있다.

숨겨진 음식 알레르기가 있다면

숨겨진 음식 알레르기는 장에서 분해 흡수되지 않고 나쁜 물질을 만들고 나쁜 균을 증식시켜서 몸에 독소가 축적되고, 면역이 떨어지고, 뇌를 비롯한 신경계의 이상, 호르몬 분비의 이상 등 전신적인 영향을 줄 수 있다.

만일 숨겨진 음식 알레르기가 있고 이것으로 인해서 건강에 문제가 된다면 피하거나 줄이는 것이 좋을 것 같다. 개인적인 의견이지만, 가장 흔한 음식 알레르기는 밀가루와 우유이므로 이것을 피하는 게 어떨까?

　이런 숨겨진 음식 알레르기는 지속적으로 있는 것은 아니고 몸의 면역 기능이 좋아지면 숨겨진 음식 알레르기의 종류도 줄거나 없어지는 것을 볼 수 있다. 음식 알레르기에 대한 유전적인 성향이 있지만, 스트레스를 줄이고, 규칙적인 운동을 하고, 금연과 절주 그리고 몸에 도움이 되는 음식을 적절하게 섭취해서 건강해지면 숨겨진 음식 알레르기에 의한 다양한 증상들을 극복할 수 있을 것이다. 🍀

위산과
전신건강

위산은 위장에서 음식물을 분해하는 것이고 과다하면 속쓰림이 생길 수 있다는 정도로 우리는 알고 있다. 위산은 음식을 분해하는 것을 넘어서 우리의 건강에 많은 영향을 미치고 있다. 위산이 적절하게 분비되어야 장의 건강뿐만 아니라 면역, 뼈의 건강, 해독, 항노화 등 전신의 건강에 도움이 된다. 나이가 들수록, 노화가 빨리 진행될수록 위산의 분비가 감소되므로, 위산이 적절하게 분비되게 하는 음식을 먹고 스트레스를 줄이는 노력이 필요하다.

스트레스는 역류성 식도염을 일으킨다

요즘 많은 사람들이 역류성 식도염으로 고생하고 있다. 상복부가 쓰라린 증상이 생기고 음식이 위장에서 역류하는 느낌이 있다. 심하면 목까지 올라와서 인후염이나 목이 쉬는 증상이 생긴다.

이런 현상의 근본원인이 위산의 과다라고 생각하지만, 그렇지 않고 위장 내 위산의 저하 때문이라는 사실이다. 위장 내에 위산이 적게 분비되면 위장과 식도 사이의 조이는 근육이 약해져서 역류가 일어난다.

역류성 식도염을 일으키는 또 하나의 원인은 횡격막의 약화로 인해서 위장과 식도 사이의 조임근이 약해진다는 사실이다. 위산의 분비가 감소되고, 횡격막이 동시에 약화되는 경우는 정신적인 스트레스가 가장 중요한 원인이다. 스트레스는 자율신경의 활동을 떨어뜨려서 미주신경에 의한 위산의 분비를 감소시키고, 횡격막의 기능을 떨어뜨린다.

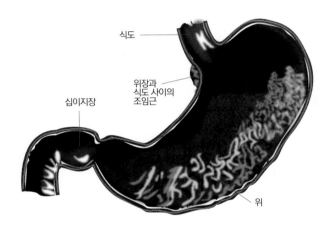

위장에서 위산이 적게 분비되면 오히려 위장과 식도 사이의 조이는 근육(조임근)이 약해져서 위산이 식도 쪽으로 역류되어 속이 쓰리거나 타는 듯한 증상이 생긴다. 위산 과다 때문이라기보다 근본적으로는 위산이 모자라서 생기는 현상이다. 그렇지만 대부분의 병원에서는 역류성 식도염에 대해 위산을 억제하는 제산제를 사용한다. 이 제산제는 증상을 경감시키기 위해 일시적으로만 사용하고 장기적으로는 위산의 분비가 잘 될 수 있게 해야 한다.

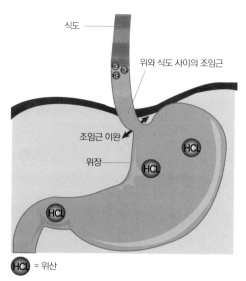

식도

위와 식도 사이의 조임근

조임근 이완

위장

HCL

HCL

HCL

HCL = 위산

그림 설명 식도와 위 사이의 조임근: 조임근이 이완되면 위산이 역류된다. 위장, 횡격막이 약해지면 위산이 역류한다. 스트레스는 횡격막을 약하게 한다.

횡격막은 호흡하는 경우 가장 강력하게 사용되는 주 호흡근인데, 이 횡격막의 기능이 떨어지면 위장의 내용물이 식도로 역류하는 원인이 된다. 음식물이 위장에서 자주 역류되거나, 역류됨으로써 상복부가 쓰라린 증상이 생기는 역류성 식도염에서 중요한 것은 횡격막을 강화하는 것이다. 횡격막을 강화하는 가장 좋은 방법은 단전호흡이다.

위산 과다보다 위산 저하가 더 문제

위산 과다 위궤양에 ○○○라는 제산제는 TV, 라디오 광고를 통해 귀에 못이 박히게 듣고 있다. 대부분의 사람들은 속이 쓰리고, 불편하면 모두 다 위장에서 위산이 과도하게 분비돼서 생기는 현상이라 믿는다. 하지만 그것은 사실이 아니다.

위장에서 위산이 많이 분비되어서 생기는 위장 장애보다는 적게 분비되어서 생기는 문제가 더 많다. 위산이 적게 분비되면 위장의 문제만이 아니라 여러 가지 전신적인 문제를 일으킨다는 것을 우리는 잘 모르고 있다.

위산의 기능

위산은 위장에서 펩시노겐을 펩신으로 변환시켜 단백질을 분해하게 하고, 위장의 산도(pH)를 낮추어 음식물이 소장으로 잘 내려가게 하고, 췌장의 소화효소나 담즙이 잘 분비되게 한다. 위장으로 들어오는 세균이나 기생충을 죽이는 역할도 한다. 위산이 충분이 있어야 칼슘, 철분 등의 미네랄이 이온화되어 몸에 흡수되며, 비타민 B_{12}를 비롯한 중요한 영양소도 흡수될 수 있다.

위산의 분비가 부족하면 생기는 장의 증상

식사 후에 2~3시간 동안 속이 더부룩하고, 가스가 잘 차고, 트림을 자주하며, 속이 쓰리고, 잘 체하고, 변비/설사 등의 증상이 생길 수 있다.

위산의 분비가 부족해서 생기는 신체의 문제
- 잘 체한다.
- 비타민과 미네랄의 흡수 부족: 비타민 B_{12} 철분의 흡수 부족으로 빈혈이 잘 생기고, 칼슘의 흡수 부족으로 골다공증이 생길 수 있다.
- 역류성 식도염
- 박테리아, 기생충의 유입 및 번식: 나쁜 균에서 독소나 염증물질이

만들어져 간에 부담을 주고 쓸개에 담석이 잘 생긴다.

- 위궤양(헬리코박터의 번식으로 인해서 위궤양이 잘 생김)
- 위암(위산이 적게 분비되는 사람에게서 위궤양이 지속되면 위암으로 진행될 위험이 크다고 한다.)
- 장누수증후군(Leaky gut syndrome, 헬리코박터균이나 박테리아 등이 번식해서 나오는 독소 등에 의해서 장의 점막세포와 세포 사이의 치밀이음부(tight junction)가 벌어지는 현상으로 알레르기 등 다양한 신체증상이 생기는 원인이 된다.)
- 알레르기(천식, 피부질환)와 기타 면역질환이 잘 생긴다. 장누수증후군으로 인해서 거대 분자가 점막세포와 세포 사이의 벌어진 치밀이음부로 유입되어 면역반응이 과도하게 일어나게 되어 알레르기 반응이 생긴다.
- 당뇨도 잘 생기고, 치주염을 비롯한 치아의 문제도 잘 생긴다.
- 나이가 들수록 위산의 분비가 감소된다.
- 중금속이 많이 축적되어도 위산의 분비가 감소된다.

오랫동안 위염이나 위궤양은 위산의 과다 분비로 생기는 현상이라고 생각되어 왔다. 그렇지만 대부분의 위궤양환자들은 위산의 분비가 정상보다 떨어진다는 것이 밝혀졌다. 궤양이 생기는 근본적인 이유는 위장과 소장 점막의 보호기능이 떨어졌기 때문이다.

정상적으로 위장이나 소장의 점막은 위산에 아주 잘 견디도록 설계되어 있는데, 위산이 적절히 분비되지 않으면 세균의 번식으로 인한 독소 등에 의해 점막이 오히려 더 나빠진다고 한다.

제산제를 장기간 복용하면 위산의 분비가 억제되어 위축성 위염과 같이 위장에서 위산과 단백질 분해효소의 분비가 감소하게 되어서 위암이 생길 위험성도 높아지고, 골다공증, 간에 독소 증가 등 나쁜 문제가 생길 수 있다.

위산을 충분히 분비할 수 있게 하는 식생활

- 식초 한 숟가락과 레몬 반 개를 즙을 내서 물과 함께 식사 15분 전에 마신다.
- 생강차도 도움이 된다. 생강, 레몬, 식초는 위산의 분비를 촉진시킨다.
- 스트레스는 위산의 분비와 위장의 움직임을 감소시키기 때문에 스트레스 줄이는 노력을 한다.
- 과도한 지방과 당분의 섭취를 피한다. 과도한 지방과 당분의 섭취는 위산의 분비를 떨어뜨린다.
- 대부분의 속쓰림은 위산영양제(betaine HCL 250~500mg 식사 직후 섭취)로 잘 해결된다. 위산은 위장과 소장을 연결하는 조임근을 이완시켜 음식물이 소장으로 잘 내려가게 한다. 만일 위산이 부족하면 이 조임근이 계속 조여서 음식물이 위장에서 오래 머물면서 발효함으로써 비정상적인 산이 생겨서 속쓰림 현상이 생기는 것이다.
- 섬유질이 많은 야채를 충분히 섭취하면 위장의 점막에서 점액이 충분히 만들어진다.
- 담배와 술을 피해야 한다.
- 우유도 피한다. 우유 속의 단백질과 칼슘은 다른 종류의 산을 만들어서 위벽을 자극한다.

- 매운 음식, 커피, 초콜릿, 정제된 탄수화물도 피해야 한다.
- 제산제와 소염진통제를 가능하면 피한다.
- 숨겨진 음식 알레르기를 일으키는 것(가장 흔한 것이 밀가루, 우유)을 피한다.
- 알로에 주스는 도움이 된다.
- 클로렐라는 장 점막을 부드럽게 해주고 간의 해독작용을 도와준다.
- 양배추즙도 도움이 된다. 장기간 먹으면 갑상선의 활동을 감소시킬 수 있다. 🍀

식품
첨가물

응용근신경학 치료에서는 근육검사를 통해서 음식이 몸에 맞는지 알아본다. 특히 만성질환이 있거나, 장이 안 좋은 사람들에게 음식검사를 한다. 콩이 맞지 않는 사람에게서도 된장이나 콩나물과 같이 발효되거나 발아된 것은 괜찮게 검사되었다. 그런데 청국장 중에는 맞는 것도 있었고 맞지 않는 것도 있었다. "청국장도 발효된 것인데 왜 맞지 않느냐"라고 환자분들이 물어보면 "된장보다는 짧은 시간 발효시키기 때문이 아니겠습니까"라고 대답해 드렸다. 그런데 이제 그 답을 알게 되었다.

얼마 전 방영된 이영돈 PD의 먹거리 X파일을 우연히 본 적이 있었다. 청국장을 대량으로 만드는 어떤 공장에서 콩을 익혀서 그 위에 소금을 붓고 중국산 된장을 섞어서 발효(?)시키는 것이었다. 거기다가 방부제를 뿌리는 장면을 보여주었다. 이런 청국장으로 근육검사를 하면 당연히 몸에 맞지 않는 음식으로 나오게 된다.

선진국일수록 자연식품보다 가공식품의 종류가 많다. 가공식품에는 대부분 식품첨가물이 들어 있다. 식품첨가물의 종류를 보면 방부제, 감미료, 화학조미료, 착색제, 발색제, 팽창제, 산화방지제, 표백제, 살균제, 향신료 등 다양하기 이를 데 없다. 식품첨가물의 허용량은 세계보건기구(WHO)와 유엔식량농업기구(FAO)가 위촉한 이 방면의 권위자들이 실험쥐를 대상으로 얻어낸 안전치의 1/100 이하로 그 사용량을 규정하기 때문에 일생 동안 먹어도 몸에 별 이상이 없다고 한다.

　그러나 여기에 허점이 있다. 우리 몸에 좋은 음식도 사람에 따라서 알레르기 반응을 일으키거나 숨어 있는 알레르기(우유, 밀가루가 가장 흔함)로 인해서 인체에 여러 가지 문제를 일으키는데, 아무리 안전치보다 훨씬 적은 양이라 해도 식품첨가물을 장기간 섭취할 경우 몸에 나쁜 영향을 주는 것은 당연하다.

　현대의학의 가장 큰 오류를 들라고 하면 개인마다 몸에 차이가 있다는 것을 고려해서 질병을 치유하지 않고 일반론에 입각해 특정 질병을 없애는 데만 치중한다는 것이다. 사람에 따라 치료방법이나 치료제를 다르게 적용해야 함에도 약의 용량을 거의 일정하게 정하는 등의 오류를 범할 수 있다. 술의 경우 맥주를 한 잔도 못 마시는 사람도 있지만, 소주 2~3병을 마셔야 기분이 좋은 사람도 있다.

　식품첨가물이 모두 우리에게 해를 주는 것은 아니다. 그러나 사람에 따라 그 반응이 다르기 때문에 민감한 사람들은 신경을 써서 먹거리를 선택해야 한다는 사실을 잊지 말아야 한다. 그 방송을 보고 AK의학의 창시자인 Dr. Goodheart의 "신이 만든 것은 모두 먹어도 된다. 사람이 만든 것은 조심해야 한다."라는 어록이 생각났다. 🍀

과일과 관련된
잘못된 상식

과일에는 항산화제, 비타민, 미네랄 등이 풍부해서 건강에 아주 도움이 되는 음식으로 알고 있고, 많이 섭취할수록 좋은 것으로 알고 있다. 그러나 자세히 알고 보면 과일은 조금씩만 먹어야 하고 빈속에 먹어야 좋다.

과일에 있는 당분을 과당(fructose)이라고 하는데, 이것을 섭취하면 대부분 간으로 이동해서 지방으로 축적된다. 그래서 과일을 많이 먹으면 우리 몸의 에너지대사나 호르몬의 활동에 나쁜 영향을 준다. 과일을 많이 먹거나 식사 대신 과일만 먹는 경우 인슐린이나 렙틴(leptin)저항성(당조절스트레스)이 생기며 심하면 암까지 유발하는 여러 가지 건강상의 문제를 일으킬 수 있다.

연구에 의하면 췌장암세포는 특징적으로 과당을 연료로 사용해서 암세포의 성장, 증식, 전이를 빠르게 한다고 알려졌다.

건강을 위해서 하루에 과당을 25g 이하로 섭취해야 하며 이 과당의 양은 과일에 있는 것을 포함해야 한다. 당조절스트레스(인슐린저항성 당뇨), 심장질환, 암, 고혈압 등이 있는 사람은 15g 이하로 줄여야 한다.

영화 Jobs의 주인공 Kutcher Lands 식사를 과일로만 한 후 병원에 입원

Jobs라는 영화가 몇 년 전 방영되었다. 스티브 잡스의 역을 맡은 Kutcher Lands는 젊었을 때 스티브 잡스가 했듯이 과일로만 식사를 하고 나서 건강에 문제가 생겼다. 잡스는 젊었을 때 과일만 먹었고(all-fruit diet) 그가 만든 Apple도 음식에 대한 강박적인 산물이라고 한다.

Kutcher가 USA Today에 밝힌 것은 다음과 같다. 먼저 과일로만 식사를 하면 건강에 심각한 문제를 유발할 수 있다. 내가 촬영하기 이틀 전에 병원에 갔는데 배에 통증이 심했고 피검사에서 췌장과 관련된 이상 소견이 발견됐고 암이 아닐까 하여 심각한 걱정을 하게 되었다.

2011년 10월 5일 스티브 잡스를 56세의 나이로 죽게 한 췌장암. 그는 이 암이 생기기 몇 년 전까지 과일로만 식사를 하였기 때문에 이런 식사 패턴과 암은 상관관계가 있다고 할 수 있다.

왜 많은 양의 과일이 건강에 해를 끼치나?

최근에는 많은 사람들이 과도한 과당의 섭취는 비만, 만성질환으로 이어진다고 알고 있지만, 과일이 그 과당의 공급원이라는 사실은 잊고 있다. 대부분의 사람들은 과일이 천연이기 때문에 아무리 많이 먹어도 인체 대사에 나쁜 영향을 주지 않을 것이라고 믿는 경향이 있다.

최근에는 고농도의 과당(옥수수시럽으로 만들었다.)이 들어 있는 가공 식품과 음료수를 멀리하는 사람들이 많아졌지만 대신에 단것을 과일로

채우면 이것 역시 건강에 나쁘다.

Marisa Moore는 CNN에서 "과일만 먹는 사람은 단백질이나 양질의 지방이 부족해질 수 있다. 단백질은 근육, 피부, 장기를 유지하는 데 필수적이고, 지방은 호르몬을 적절하게 유지하고 뇌의 기능에 중요하다"라고 했다. 과일에는 식이섬유, 항산화제, 비타민, 미네랄 등이 많이 함유되어 있지만, 과당 때문에 적절하게 섭취해야 한다.

과일이나 과당을 많이 섭취하면 건강상에 여러 가지 문제가 생긴다.
1. 당과 관련: 당조절스트레스, 인슐린저항성, 중성지방의 증가, 복부 비만
2. Leptin: 렙틴저항성의 증가, 염증과 산화스트레스 증가, 혈관내피의 이상으로 동맥경화증 발생
3. 요산의 증가, 신장의 이상
4. 지방간, 고혈압, 대사증후군

과당과 췌장암의 관계

췌장암은 아주 빠르게 전이되는 암으로 5년 생존율이 4% 정도다. 미국에서 매년 44,000명의 새로운 췌장암이 생기고 37,000명이 이것 때문에 죽는다. 진단받고 나서 반은 10개월 내에 사망한다.

췌장은 2종류의 분비샘을 가지고 있다. 하나는 지방, 단백질, 당을 분해하는 효소를 생산하는 샘이고 또 하나는 당을 조절하는 호르몬인 인슐린을 만드는 샘이다.

스티브 잡스에게 생겼던 암은 인슐린을 만드는 샘에서 생긴 암으로 췌

장암 중에는 아주 드문 것이다. 2003년 10월 복부CT를 하면서 발견되었다. 9개월간의 대체의학치료(식이요법)을 받았고 2004년 암이 전이되어 수술을 받았지만 결과는 좋지 못했다. 5년 후에 PRRT라는 동위원소를 이용한 방사선 치료를 받았지만 실패했다. 간 이식 후 2011년에 사망했다.

흥미롭게도 과당은 췌장암세포의 성장과 전이에 특별히 중요한 역할을 한다는 연구가 2010년에 발표되었다. 인슐린의 생성이 췌장의 중요한 기능 중 하나이며 이 인슐린은 혈중의 당을 세포 내로 들어가게 해서 당을 에너지원으로 사용하게 하지만, 췌장암세포의 성장도 촉진시킨다. 포도당과 과당의 대사는 우리 몸에서 다르게 작용한다. 특히 과당은 암세포의 분화, 성장, 전이를 촉진시키다. 모든 암 중에서 약 1/3은 음식과 생활습관 때문에 생긴다고 한다. 만일 암을 예방하고, 치료하기를 원한다면 혈중 인슐린 수치를 적절하게 유지해야 한다.

과일을 아예 먹지 말아야 하나?

대답은 아니다. 과당은 확실히 우리 건강에 도움이 되지는 않지만, 소량의 과일 섭취는 우리 건강에 도움이 된다.

야채와 과일 속에는 식이섬유, 비타민, 미네랄, 효소 등의 다양한 영양소들이 있지만, 과당과 관련된 문제 즉 인슐린저항성, 대사증후군, 심장질환, 비만, 암 등이 있으면 과당을 하루에 15g 이내로 줄여야 한다. 이런 문제가 없다면 하루에 25g까지는 괜찮다고 한다. 그렇지만 많은 사람들이 하루에 73g 이상의 과당을 섭취하고 있는데, 이것은 우리에게 필요한 양의 5배를 초과한 것이므로 우리 몸에 심각한 영향을 미친다.

과일에 들어 있는 과당의 함량

레몬, 크랜베리, 자두에는 거의 없음

키위: 3.4g, 체리(10개): 3.8g, 파인애플(한 조각): 4.0g, 자몽(반 개): 4.3g, 복숭아: 5.9g, 오렌지: 6.1g, 바나나: 7.1g, 블루베리(한 컵): 7.4g, 사과: 9.5g, 감: 10.6g, 수박(한 조각): 11.3g, 배: 11.8g, 포도(한 컵): 12.4g, 망고: 16.2g

이것은 미국의 기준인데, 우리나라의 사과나 배가 훨씬 더 달고 맛있기 때문에 과당의 함량이 더 높을 것이다.

당과 장내세균

장내세균은 우리 몸에 도움이 되는 균과 우리 몸에 해를 끼치는 균으로 나누어진다. 유익한 균은 유산균과 같이 장에서 비타민 K나 지방산(short chain fatty acid) 등의 좋은 물질을 만들 뿐만 아니라 유해균의 번식을 막아준다. 해를 끼치는 균은 설사나 변비 등 장의 이상뿐만 아니라 독소를 만들어 간의 해독에 부담을 주고, 부신스트레스증후군을 유발시켜 에너지대사를 떨어뜨려서 피곤하게 하고, 몸을 붓게 하거나, 관절이나 척추의 통증이나 기능 이상을 유발한다.

과당을 많이 섭취하면 특징적으로 장에 곰팡이가 증식한다. 곰팡이는 세포가 당으로 구성되어 있기 때문에 당이 많은 환경에서는 급격하게 번식하여 장, 간, 부신에 나쁜 영향을 주고, 잘 낫지 않는 피부질환을 일으킨다. 곰팡이는 잘 죽지 않고, 당이 조금만 있어도 잘 살기 때문에 장에 곰팡이로 인한 문제가 있는 사람은 곰팡이가 없어질 때까지 과당을 아예 섭취하지 말아야 한다.

과일은 언제 먹는 것이 좋은가?

하비 다이아몬드가 지은 『다이어트 불변의 법칙』에 보면 과일은 공복에 먹는 것이 좋다고 한다. 과일에는 효소가 충분히 들어 있기 때문에, 먹고 나서 30분 이내에 위장에서 소화되어 소장으로 내려간다고 한다. 바로 흡수되고 에너지원으로 사용되며, 과일에 함유된 비타민, 미네랄 등 다양한 영양소가 건강에 도움이 된다.

만일 음식을 먹은 후에 디저트나 입가심으로 과일을 먹게 되면 다른 음식과 섞이게 되어 과일 중의 과당으로 인한 장내 곰팡이가 증가되고 혈중 인슐린이 상승된다. 장내 곰팡이는 특징적으로 과당을 좋아하므로 급격하게 번식하여 독소나 염증물질을 만들어 만성피로와 전신에 다양한 증상을 일으킨다.

과당이 많은 음식을 먹으면 안 되는 경우

혈중 인슐린이 높은 사람은 과일을 조심해야 한다. 비만, 혈중 콜레스테롤이 높은 사람, 고혈압, 당뇨, 장이나 피부에 곰팡이 감염이 있는 사람은 과당이 들어 있는 음식을 피해야 한다. 요산의 수치가 높은 사람은 통풍이 잘 걸린다. 요산의 혈중 농도가 높은 사람에게도 과당은 특히 좋지 않다. 통풍을 진단할 때 요산의 혈중 농도는 7mg/dl 이상이지만 정상인의 경우 3~5.5가 적당하다고 한다.

모두에게 이상적인 식사는?

사람마다 체질이 다르기 때문에 모든 사람에게 똑같이 이상적인 식사법을 제시하기는 힘들 것 같다. 영양학적으로는 체질을 단백질형, 탄수화물형으로 나눈다. 단백질형에게는 코코넛을 제외한 과일은 크게 도움이 안 될 것이다. 탄수화물형은 과일을 적절히 먹어도 될 것이다.

식사요법으로 당뇨를 치료하는 전문가이며 *Perfect Health Diet*의 저자인 Paul Jaminet, Ron Rosedale 등은 당뇨가 있는 사람은 식사의 50~70%를 좋은 지방(동물성지방, 야채: 예를 들면 고기, 유제품, 기름, 코코넛)으로 섭취해야 한다고 주장한다.

배고픔을 자주 느끼는 사람은 평소에 탄수화물이나 과당을 많이 섭취하는지 살펴봐야 한다. 지방을 많이 섭취하면 탄수화물보다는 포만감을 더 느끼게 해서 탄수화물의 섭취를 줄일 수 있다. 좋은 지방이란? 올리브와 올리브오일, 코코넛과 코코넛오일, 풀을 먹은 소의 유기농 우유로 만든 버터, 잣, 아몬드, 피칸, 유정란, 아보카도, 가열하지 않은 nut oil, 고기(grass-fed) 등이다.

건강을 잘 유지하려면 혈중 인슐린 수치를 잘 점검해야 한다

췌장의 건강 특히 췌장암과 관련해서 나쁜 세 가지 라이프스타일은 과도한 당 섭취, 운동 부족, 비타민 D 부족이다. 비만과 운동 부족은 인슐린이 혈액 속에 있는 당분을 세포 안으로 들어가게 하는 민감성을 떨어지게 한다. 그래서 인슐린이 많이 분비되어도 당분이 혈액 속에 계속 남게 되어 인슐린도 높고 혈당도 높게 된다.

과일만으로 식사를 하게 되면 당조절 스트레스, 혈중 인슐린 증가, 당뇨, 암 등 건강에 심각한 문제를 일으킨다. 우리 몸을 건강하게 잘 움직이기 위해서는 좋은 지방과 단백질이 절대적으로 필요하다. 만일 체중 조절이 잘 안 되거나, 항상 배가 고프거나, 몸에 에너지가 떨어진 것같이 피곤

하면 탄수화물의 양이 많지 않은지 혹은 과당이나 단것을 많이 먹고 있지는 않은지 점검해 봐야 한다. 🍀

단식을 하면
건강해지는 이유

자폐증이나 과다행동장애 아이들을 오랫동안 치료한 적이 있다. 자폐증과 관련된 카페에서 소개한 단식원 같은 곳에서 며칠 동안 단식을 하고 나서 반복행동이나 언어 그리고 신경학적인 면이 호전되는 것을 본 적이 있었다. 그 당시에는 단식에 대해 잘 몰랐기 때문에 신진대사가 활발한 아이들에게 며칠이라도 영양을 공급하지 않으면 위험하지 않을까 생각했었다.

그 뒤 단식에 대해 관심을 가지고 보니 그때 자폐증 아이들이 단식 후 증상이 좋아진 것을 이해하게 되었다. 원래 자폐증이나 과다행동장애 아이들은 음식과 영양에 아주 민감하다. 증상이 좋아지다가 시중에서 파는 과자를 조금만 먹어도 증상이 심각하게 나빠진다. 미국의 DAN(Defeat Autism Now)이라 하는 학회에서는 영양요법(Biomedical approach)을 중시한다. 안 좋은 것(밀가루, 우유, 첨가물이 들어간 가공식품)은 안 먹이고 좋은 음식을 먹이고 해독치료와 영양요법을 철저하게 한다. 단식을 하면 해독에 도움이 되고 뇌를 비롯한 신경계의 기능에 도움이 되었기 때문에 증상이 어느 정도 좋아진 것이다.

단식을 하면 건강에 도움이 되는 이유는 뭘까? Dr. Mercola는 단식을 할 때 항노화호르몬인 성장호르몬(HGH, Human Growth Hormone)과 테스토스테론(Testosterone)이 증가된다고 했다.

나이에 따른 성장호르몬의 감소

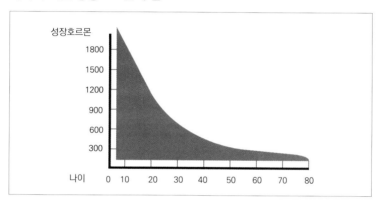

이 그림에서 보듯이 나이가 들수록 항노화호르몬인 성장호르몬(HGH)이 급격하게 감소한다. 테스토스테론(Testosterone)도 마찬가지다. 10시간 이상 공복인 상태에서 1분 이내 빨리 달리기를 하고 충분히 쉬면서 걷기 등을 7회 이상 반복하는 운동을 하면 항노화호르몬이 가장 많이 분비된다고 한다.

단식을 하게 되면 인체가 가지고 있는 60조 개의 세포 중에서 소멸되어 없어질 세포들을 빨리 없애고 활력 있고 싱싱한 새로운 세포로 대체하게 한다. 우리 몸은 항상 그대로 있는 것이 아니고 모든 세포, 조직, 기관은 지속적으로 오래된 것은 없어지고 새로운 것으로 대체되는 과정을 끊임

없이 반복하고 있다. 단식은 오래되거나 병든 세포를 빨리 자가 융해시켜서 정상세포의 기능을 촉진시킨다고 한다. 세포의 기능인 에너지대사나 해독, 영양흡수 등의 활동이 좋아진다고 한다. 그리고 위, 장, 간, 신장 등의 내장기관을 쉬게 해주고, 백혈구의 활동을 증가시켜 면역을 증강시키고, 신경계와 내분비계의 기능을 활발하게 해준다고 한다.

단식을 할 때 명상이나 단전호흡을 같이하면 효과가 더 좋다고 한다. 필자는 국선도 단전호흡을 거의 매일 15년간 해오고 있다. 단전호흡을 할 때 음식을 조금이라도 먹으면 호흡이 잘 안 된다. 공복인 상태가 오래될수록 더 깊은 호흡을 하면서 단전에 의식을 집중할 수 있다.

요즘은 영양이 부족하기보다는 영양과잉이라고 할 수 있다. 정확하게 말하면 영양소는 별로 없고 칼로리만 높은(empty calorie) 음식을 많이 섭취하는 것이다. 고칼로리 저영양소! 즉 달고 기름기 많은 음식을 많이 먹고, 거기에 술을 같이하면 칼로리는 많은데 영양이 결핍된 식사가 된다. 이런 영양과잉은 장에 나쁜 균이나 곰팡이를 많이 생기게 해서 독소를 만들게 된다. 비만, 고혈압, 당뇨, 만성피로, 알레르기와 같은 자가면역질환, 뇌기능저하, 오십견, 성기능저하, 만성통증 등 다양한 문제를 일으킨다. 이런 영양과잉에는 섭생을 좋게 하는 것이 중요하다. 이런 점에서 단식에 관심을 가져보면 좋을 것이다.

임평모 박사의 『단식이야기』에 보면 공휴일과 주말을 이용해 할 수 있는 1일 단식법과 3일 단식법이 있다. 바쁜 현대인들이 쉽게 할 수 있을 것 같다.

살아가면서 힘든 시기를 보낼 때, 사업이 원하는 만큼 잘 안 되거나, 새로운 아이디어가 필요하거나, 원인 없이 우울할 때 단식명상이 도움이 된다. 단식명상은 뇌의 기능을 좋게 해서 예지능력을 향상시키고, 긍정적인 사고로 전환되게 하며, 직감력을 높여준다. 🍀

녹차
이야기

1970년대 후반 대학에 다닐 때, 여연스님으로부터 차를 만들고 마시는 것을 배운 적이 있다. 스님은 나중에 초의선사가 계셨던 일지암의 주지를 지내시고 한국 다도 중흥에 이바지하신 것으로 알고 있다.

그 당시 오랫동안 다도를 하신 분들을 찾아다닌 적이 있다. 지금 성함은 기억나지 않지만, 80대 후반이었는데 어릴 때부터 매일 녹차를 마셔서 이렇게 건강하다던 말씀이 기억난다. 그 이후부터 녹차는 건강음료라는 생각을 늘 하면서 마시고 있다.

조선 후기에 다도를 완성한 초의선사는 茶禪一味라고 했다. 차 속에 참선명상의 희열과 진리가 들어 있다는 말이다. 참선하시는 스님들에게 도움이 되는 것 중의 하나가 녹차라고 한다. 정신을 맑게 하고 집중을 잘 할 수 있게 하기 때문일 것이다.

차를 마시면 정신이 맑아지고 마음이 편안해지고 건강하게 장수할 수 있을까? 최근 녹차의 효능에 대한 연구결과가 많이 밝혀지고 있다.

- '에피갈로카테킨 갈레이트(epigallocatechin gallate, EGCG)'라는 물질은 뇌에서 줄기세포처럼 다양한 유형의 세포들을 적응시키는 신경조상세포(neural progenitor cells)의 생성을 촉진시킨다고 한다. 기억에 영향을 주는 해마의 기능을 높여주고 공간지각력을 높여준다고 한다.
- 폴리페놀(polyphenol), 플라보노이드(flavonoid) 등은 강력한 항산화작용을 하므로 몸의 염증작용을 일으키는 산화물질을 제거하고 혈관의 내피를 안정시켜서 동맥경화증이나 뇌혈관, 심장질환을 예방한다.
- 카페인은 뇌에서 도파민의 생성을 촉진시켜 각성효과, 만족감, 행복감을 느끼게 한다. 이것은 지방을 분해하는 효과도 있다.
- 녹차 속의 다양한 카테킨(catechin), 미네랄, 비타민 등은 면역세포의 기능을 강화시켜서 감기, 면역질환, 암의 예방에 도움이 된다고 한다. 나쁜 콜레스테롤인 LDL의 수치도 떨어뜨린다. 노화를 지연시키고, 당조절 스트레스에도 도움이 된다고 한다.
- 어릴 때부터 녹차를 마신 사람들은 치아가 건강하다. 불소가 미량 들어 있고 미네랄과 다양한 항산화 효과를 가진 물질 때문이라 생각한다.

이렇게 녹차는 우리 몸에 도움이 되는 물질들이 다양하게 함유되어 좋은 작용을 하는 것이 확실하지만, 몇 가지 조심해야 할 부분이 있다.
- 공복에 녹차를 진하게 우려서 마시면 카페인 때문에 속이 쓰릴 수 있다. 위염이나 위궤양이 생길 수도 있다. 공복이 아니라도 사람에 따라 진한 녹차는 위점막에 부담이 될 수 있다.

• 잠자기 전에 차를 마시면 각성효과 때문에 잠들기 힘들거나 수면의 질이 떨어질 수 있다. 🍀

일반적 상식과 다른
영양에 대한 진실 10가지

1. 아침식사는 건강을 위해서 가장 중요한 식사다? 하루에 여러 번 조금씩 식사하는 것이 좋다?

간헐적 단식이 동물실험에서 체중조절과 수명연장에 도움이 된다는 사실이 밝혀졌다. 이런 단식이 체지방을 태울 뿐만 아니라 항노화 호르몬인 성장호르몬을 1,200%(여자)에서 2,000%(남자)까지 증가시킨다고 한다. 또 인슐린의 민감도를 높여서 당조절 스트레스를 예방한다고 한다. 그 외에 염증을 억제하고, 혈압에 도움을 주며 BDNF를 증가시켜서 뇌기능을 좋게 한다.

아침을 굶고 오전 11시부터 오후 7시 사이에만 음식을 먹는 것이다. 공복시간을 늘리는 것이다.

2. 포화지방은 심장질환을 일으킨다?

포화지방을 피하라는 1950년대의 증명되지 않은 가설이 40년 동안 많은 사람들의 건강을 해쳤다. 동물성 혹은 식물성 포화지방은 뇌세포를 포함한 인체 세포막의 중요한 구성성분이고 호르몬을 만드는 주 원료이기 때문에 이것이 없으면 인체가 최적의 기능을 할 수 없다. 이런 지방에는 비타민 A, D, E, K가 녹아 있다. 또 포화지방은 심장을 움직이는 원료도 된다.

포화지방이 많은 음식으로 아보카도, 코코넛, 버터, 견과류, 달걀, 풀을 먹고 자란 쇠고기, 생우유를 들 수 있다.

3. 오메가-6가 많이 함유된 씨와 식물성 기름은 건강에 도움이 된다?

정제된 식물성 기름을 많이 섭취하면 오메가-3와 6의 비율에 이상이 생기게 된다. 즉 오메가-3가 적어지고 오메가-6가 많아지게 된다. 정제된 오메가-6를 너무 많이 섭취하면 심장질환, 암, 알츠하이머, 당뇨, 류머티즘, 기타 여러 질병을 유발할 가능성이 높아진다. 가공과정에서 콜레스테롤이 산화되기 때문에 섭취하면 우리의 면역체계는 박테리아와 같은 이물질로 여겨 면역질환이 유발될 수 있다.

가장 좋은 포화지방은 코코넛오일과 올리브오일이다. 올리브기름은 열에 약하기 때문에 가열하는 것보다 샐러드에 oil & vinegar로 먹는 것이 좋다.

4. 설탕 대신 아스파르탐 같은 인공감미료가 당뇨나 체중조절에 도움이 된다?

당뇨가 있거나 살을 빼야 하는 사람들은 당분을 적게 섭취하기 위해 인공감미료를 사용하는 경향이 있다. 이런 인공감미료는 가공식품이나 술

(소주, 막걸리)에도 들어 있다.

이런 인공감미료가 살을 더 찌게 만들고 당조절을 힘들게 한다는 연구가 나왔다. 그 이유는

- 인공감미료가 식욕을 더 촉진한다.
- 단맛에 지속적으로 끌리기 때문에 당의 섭취량이 줄지 않는다.
- 인체에서 칼로리가 많은 음식을 끌어당기는 효과가 있다.

아스파르탐은 당과 체중조절 외에도 뇌세포를 과도하게 흥분시키는 경향이 있기 때문에 가능한 피하는 것이 좋다.

5. 콩은 건강식품이다?

된장과 같이 발효된 콩은 건강식품임에 틀림없지만, 발효되지 않은 콩을 건강식품이라고 할 수는 없다. 여기에 대한 논문은 굉장히 많다. 특히 미국에서 생산된 콩의 90% 이상은 유전자 조작을 통해서 생산된 것이기 때문에 더욱 문제가 있다고 한다.

발효되지 않은 콩으로 인해 생길 수 있는 건강상의 문제: 유방암, 갑상선질환, 음식 알레르기, 신장결석, 불임, 심장질환, 면역질환, 소화장애 등

6. 통곡(whole grain)은 모든 사람들에게 유익한 식품이다?

오랫동안 통곡은 건강식품으로 알려져 왔다. 정미한 것보다는 통곡이 낫겠지만, 모든 곡류는 인슐린과 렙틴(leptin)의 혈중 수치를 높이기 때문에 만성질환의 위험도를 높인다. 특히 과체중, 당뇨, 고콜레스테롤, 고혈압 등이 있을 때는 통곡이라도 곡류의 섭취를 과감히 줄여야 한다.

미국사람들의 약85%는 인슐린과 렙틴의 조절에 문제가 있고 그로 인한 만

성질환에 노출되어 있다고 한다. 이런 현상은 우리나라도 비슷할 것이다.

글루텐(gluten)이 많이 함유된 통곡, 즉 통밀은 알레르기를 비롯한 다양한 문제를 일으킬 수 있다.

7. 유전자 조작을 통해서 재배한 식품은 안전하다?

미국에서 재배한 옥수수의 90%, 콩의 95%는 유전자 조작을 통해서 재배한 것(Genetic engineering)이다. 또 농약으로 사용되는 glyphosphate는 완전히 없어지지 않고 체내에 흡수될 수 있다.

유전자 조작 농산물이 장기적으로 우리 인체에 어떤 영향을 미칠지 아무도 모른다. 동물실험을 해보면 내장 장기 손상, 암, 불임, 수명 단축 등을 유발한다고 한다.

8. 달걀은 심장에 나쁘다?

달걀 노른자는 콜레스테롤이 많기 때문에 심장에 나쁘다고 여긴다. 이것은 사실이 아니다. 달걀은 혈중 콜레스테롤에 영향을 주지 않는 가장 좋은 건강식품 중 하나다. 예일대학에서 연구한 결과를 보면, 6주 동안 매일 2개의 달걀을 먹게 한 후 혈중 콜레스테롤과 혈관내피의 기능을 검사해 보니 전혀 이상이 없었다고 한다.

달걀은 어떻게 몸에 좋은 영향을 주는나?

- 양질의 단백질이고 9개의 모든 필수아미노산이 있다.
- 비타민 D가 함유된 음식이다.
- Lutein, zeaxanthin 등은 항산화제로 특히 눈에 도움이 된다.(수정체, 망막)

- 황(해독에 중요)
- 콜린(신경계, 심혈관, 뇌에 중요하고 지방대사에 도움이 되며 호모시스테인의 수치를 낮춘다.) 다량 함유
- 비타민과 미네랄(B, A, E, 칼슘, 구리, 요오드, 철분, 마그네슘, 칼륨, 셀레늄, 아연) 함유

9. 저지방음식은 비만과 심장질환을 예방한다?

지난 40년 동안 지방을 적게 먹는 음식을 꾸준하게 추진해 왔지만 비만과 대사증후군은 오히려 늘었다. 지방의 섭취를 50~85% 정도로 늘려야 한다고도 한다. 우리에게는 거의 불가능한 식단이지만, 지금보다는 지방의 섭취를 늘리는 것이 좋겠다.

요즈음 포화지방과 콜레스테롤을 적게 섭취하고 대신에 당분과 정제된 탄수화물을 많이 섭취함으로 인해서 심장질환, 비만, 암의 발생이 증가되었다고 한다.

10. 탄수화물이 주 에너지원이다?

탄수화물을 먹어서 혈당이 증가되면 췌장에서 인슐린이 분비되어 혈당을 조절하게 된다. 과도한 인슐린의 분비가 건강상의 많은 문제를 일으키는 주 원인 중 하나다. 섬유질이 별로 없는 정제된 탄수화물이나 설탕은 인슐린과 렙틴의 분비를 증가시키고 이런 현상이 지속되면 인슐린저항성이 증가된다. 인슐린이 많이 분비되어도 혈당 조절이 잘 안 된다는 말이다. 이것이 제2형 당뇨병이다. 췌장에서 인슐린이 분비되어도 세포막에서 인슐린에 대해서 저항하기 때문에 혈중에 있는 당을 세포 내로 가

져오지 못하게 된다. 그러면 연료가 없기 때문에 피곤하고, 남아 있는 당은 지방으로 변해서 축적되어 비만, 고혈압, 대사증후군이 생기게 된다. 그리고 과도한 인슐린은 염증을 유발하기 때문에 오십견, 관절염, 인대나 힘줄에 염증 등이 잘 생긴다.

최근의 연구에 의하면 탄수화물을 최소한으로 줄이고 지방을 위주로 한 식단(ketogenic diet)으로 쥐의 수명이 20% 정도 늘었다고 한다.

얼마 전 TV에서 비만인 사람들을 대상으로 신석기인들처럼 먹고 사는 실험을 방영한 프로를 본 적이 있다. 가능하면 가공하지 않은 음식을 그대로 먹는 것이 좋겠다. 가공된 식품은 대부분 당분이 많고 몸에 좋지 않은 첨가물들이 있다. 비만, 당뇨, 고혈압, 암 등의 질환이 있으신 분들은 탄수화물의 비율을 줄이고 좋은 지방, 적절한 단백질, 많은 양의 야채를 드시는 것이 좋겠다. 음식을 섭취한 뒤 쉽게 졸리고 피곤하신 분은 자신의 체질에 비해 탄수화물을 많이 섭취하신 거라고 생각하면 된다. 🍀

가장 중요한
미네랄, 요오드

허리의 통증과 다리로 내려가는 방사통, 무릎의 통증, 만성피로, 두통 등 여러 가지 증상으로 필자를 몇 달에 한번씩 찾아오는 경북 김천의 70대 여자환자가 있다. 필자의 클리닉에서 치료하면서 증상이 좋아져서 먼 거리인데도 불구하고 부부가 같이 잊을 만하면 오신다. 하루는 허리의 통증과 다리로 내려가는 통증이 너무 심하고 걷기조차 힘들어서 강남의 유명한 병원에 갔더니 척추관 협착으로 지금 급하게 수술을 해야 한다는데, 꼭 해야 하는지 알아보고 싶어서 오셨단다.

검사를 해보니 신경성 파행(서 있거나 걸어다니면 다리가 터질 듯 아픈 것)이 있어서 협착증이 맞았다. 몇 년 전 갑상선 암으로 제거수술을 받은 게 생각나서 요오드검사를 해보자고 하고 결과가 나오는 동안 요오드를 하루에 25mg씩 먹도록 권하였다.

며칠 지나서 전화가 왔다. 허리 아프고 다리가 당기는 것도 좋아지고, 몸이 개운하고 피곤이 사라졌다고 하였다. 식욕도 당기고 추위도 덜하시다며 복용하라고 준 영양제가 뭐냐고 하였다.

소변검사에서 요오드가 약간 모자란 것으로 나타났다. 갑상선 제거술을 하고 갑상선호르몬 약을 먹으면 갑상선호르몬과 관련해서 요오드가 더 많이 사용되기 때문에, 우리 몸의 다른 곳에는 부족해져서 여러 가지 증상이 생길 수 있는 것이다.

요오드라고 하면 갑상선호르몬을 만드는 데 사용되는 미네랄 정도로 알고 있다. 그렇지만 요오드는 우리 몸의 모든 부분에 광범위하게 필요한 아주 중요한 미네랄이다. 섭취된 70%는 갑상선에 저장되고 나머지는 유방, 전립선, 위, 췌장, 간과 쓸개, 부신, 침샘, 뇌, 자궁과 질, 눈의 모양체, 결막, 난소, 전립선, 피부, 코, 입, 부비동, 골수, 폐 등 인체 거의 모든 곳에서 사용된다. 특히 분비샘이 있는 위장관, 간과 쓸개, 침샘, 눈물샘, 코 등에 중요하다.

여자들에게는 유방, 남자들에게는 전립선에 많이 필요한데, 최근에 유방암, 전립선암이 증가하는 주요한 원인은 요오드의 부족일 수 있다고 한다.

요오드를 과량 섭취하면 갑상선기능저하가 생긴다?

몇 년 전 서울대에서 의대-영양학과와 공동연구로 해조류를 과다 섭취하면 갑상선기능저하가 생길 수 있다는 결과가 매스컴에서 발표되었다. 고용량의 요오드를 섭취하면 6개월 정도 갑상선자극호르몬(TSH)이 높아진다. 이 갑상선자극호르몬이 높은 것은 갑상선기능저하의 한 가지 지표가 된다. 고용량의 요오드를 섭취하면 그 요오드를 흡수하기 위해 NIS가 필요한데, 그것이 작동하기 위해서는 갑상선자극호르몬이 필요한 것이다. 이것을 보고 그 연구에서는 무증상 갑상선기능저하로 진단한 것이다. 요오드는 일반적으로 알려진 것보다 더 많은 양(하루에 9.5~12.5mg)을 먹어야 하고, 해조류는 가능한 많이 섭취하는 것이 좋다. 요오드를 비롯한 미네랄, 비타민, 섬유질 때문이다.

해독에 중요한 요오드

불소(F), 염소(Cl), 브롬(Br), 요오드(I), 아스타틴(Ar) 등은 주기율표 17족에 속하는 할로겐족으로 화학적으로 비슷하다. 이것들이 인체에 들어오면 경쟁을 한다. 요오드 외에는 인체에서 독성으로 작용하기 때문에, 브롬이나 불소가 많으면 독성으로 작용할 뿐만 아니라 요오드가 제기능을 못하게 방해하므로 다양한 증상이 나타날 수 있고 몸의 에너지대사를 떨어뜨린다.

불소는 과거에 충치를 예방한다고 치약이나 수돗물에도 넣었지만 지금은 사용하지 않는다. 불소가 인체에 많이 들어오면 갑상선기능저하나 류마티스 관절염 같은 자가면역질환이 잘 생기기 때문이다. 브롬은 생활 속에서 흔하게 접할 수 있는 독성물질이며 호르몬 교란물질이다. 난연재(화재방지)로 흔히 사용되고 TV, 컴퓨터 전자제품, 차, 소파, 카펫, 플라스틱제품에 많이 있다. 특히 미국 밀가루제품에 많다고 한다. 정상은 24시간 요에 5mg 이하여야 되는데, 3~4%만 정상이라고 한다. 필자도 26mg이 나왔다.

요오드 부족으로 인한 대표적 증상

갑상선이 붓는다.

체온 저하

손발 차고, 피부 건조해서 습진, 아토피 악화

만성피로

부종

체중 증가

관절, 근골격계 통증이 잘 안 낫는다.

변비, 소화불량

머리가 안개 낀 것처럼 맑지 않음(Foggy brain)

갑상선, 유방암 결절(동시에 오는 경우 많음)

탈모, 머리카락이 빠지고, 손톱이 부스러짐

잠자고, 쉬어도 피곤하다. 게으름

요오드 결핍증세를 치료하는 경우 가장 안전하고 효과적인 용량

12.5~25mg의 천연 유기 요오드

고용량의 요오드를 섭취하면 브롬 및 독성 할로겐원소와 수은, 비소, 납 등의 중금속이 해독되면서 일시적인 이상반응이 생길 수는 있다.

하루 적정 섭취량의 논란

WHO 권고는 0.15mg

일본인 하루 섭취량은 13.8mg: 요오드 관련 장기의 암 발병률 세계 최저

장기별 하루 요오드 소비량: 갑상선 6mg, 유방 5mg, 그 외 장기 3mg

하루 한 알(12.5mg)은 아주 안전하고 유용

요오드는 모든 균에 항균작용

바이러스, 세균, 원충, 기생충 등 모든 균에 작용한다.

피부를 요오드성분으로 소독한다.

암을 일으키는 1순위는 균 감염: 위암, 간암, 자궁경부암 등

요오드검사

50mg의 요오드를 먹고 24시간 소변을 받아서 그 속에 요오드가 45mg, 즉 먹은 양의 95%가 배출되어야 정상이다. 그렇지만 검사를 해보면 대부분 50~70%만 배출된다. 그리고 브롬과 불소의 배출이 5mg 이상이면 요오드를 복용해야 한다. 불소는 5mg 이상 배출되는 경우가 드물지만, 브롬은 대부분 그 이상이 검출된다.

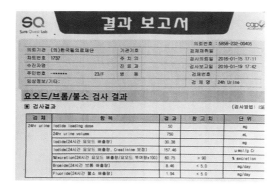

그림 설명 23세의 여자환자가 허리의 통증과 다리로 내려가는 통증, 무릎의 관절염 등으로 오랫동안 고생하다 요오드를 먹고 증상이 호전되었다. 일반적으로 요오드는 90% 이상 배출되어야 하는데, 60% 정도만 배출된 것으로 보아 요오드가 매우 부족한 것으로 보인다.

갑상선기능저하로 갑상선호르몬제를 복용할 때 요오드를 충분히 섭취해야 한다

갑상선호르몬제를 복용하면 갑상선에서 요오드의 요구량이 많아진다. 그러면 다른 장기에서 요오드가 모자라게 되므로, 유방, 자궁, 난소 등에 결절이 잘 생기게 된다. 그러나 병원에서는 대부분 요오드가 들어 있는 해조류를 조심하라고 한다.

성기능과 전립선

요오드는 여자에게는 유방과 자궁에 필수적인 미네랄이고 남자에게는 전립선에 중요하다. 전립선암이 급증하고 전립선비대로 고생하는 사람들이 많은데, 요오드의 부족이 원인인 경우가 많을 것이다.

요오드는 인체의 모든 세포에 작용하는 중요한 미네랄인데, 과다섭취하면 갑상선의 기능이 떨어진다는 오해가 있다. 해조류를 많이 먹지 않는 사람들은 요오드검사를 해보면 요오드가 부족하고 질병이 없더라도 다양한 기능 이상이나 증상들을 가지고 있다. 요오드의 부족으로 생길 수 있는 증상이 있다면 요오드검사를 해보는 것이 좋다.

- 『슈퍼미네랄 요오드』

비타민 D₃

약15년 전부터 비타민 D의 작용기전이 고전적으로 의과대학에서 배운 것, 영양학에서 말하는 것과는 다른 내용의 논문들이 나오고 있고 치료경험들이 발표되고 있다. 이런 내용들을 읽고 진료실에서 비타민 D의 혈중 농도를 검사해 보니 놀랍게도 대부분의 사람들이 20 이하이고 10 이하인 경우도 많았다. 그 사람들에게 비타민 D를 투여한 뒤 여러 가지 증상이나 인체의 반응이 좋아지는 경험을 하고 있다.

우리나라는 위도가 35도 이상이어서 비타민 D를 충분히 만들 수 없는 위치이고, 밖에 나갈 때 대부분의 사람들이 선크림을 바르기 때문에 비타민 D가 더욱 부족하다.

비타민 D₃에 대한 새로운 시각

위도 35도 이상(서울은 37도)에서는 11월부터 3월까지의 겨울에는 햇빛에 노출되어도 비타민 D₃를 거의 만들지 못한다.

지방에 녹는 비타민, 즉 비타민 A, D, E, K는 몸에 축적되기 때문에 너무 많이 먹으면 위험하다고 되어 있다. 그렇지만 여기서 비타민 D3(cholecalciferol, 인체에서 만들어지는 것)는 제외해야 한다. Vit D2(식물성, 버섯 등에 함유, ergocalciferol)는 과량 먹을 때 독성이 있지만 D3는 독성이 없고 안전하다.

비타민 D는 단순히 비타민의 기능을 넘어서 호르몬으로 인식되고 있다. 비타민의 정의란 인간의 건강에 필수적인 물질이지만 인체 내에서 직접 생산되지 않기 때문에 꼭 음식으로 섭취해야 하는 것이다. 그렇지만 비타민 D는 햇빛을 쬐면 인체에서 만들어진다. 비타민 D3가 활성화되면 1,25D3가 되는데, 이것은 강력한 스테로이드호르몬으로서의 작용을 하며 2,000여 개의 유전자에 영향을 주어 유전자 발현(gene expression)에 영향을 준다. 그래서 이것이 부족하면 에너지대사에 이상이 생겨서 피곤하고, 조직의 손상을 빨리 회복시키지 못하며 암이 쉽게 생길 수 있다.

비타민 D3는 뼈를 튼튼하게 하고, 암, 감기, 천식, 심혈관질환, 다발성경화증, 월경전증후군, 계절성 정서장애, 다양한 자가면역질환, 만성통증을 예방한다.

한여름 정오에 얇은 옷을 입고 30분 정도 태양광선을 쬐면 2만IU의 D3가 만들어진다. 그렇지만 과량의 D3는 독성을 일으키지 않고 인체 내에서 저절로 파괴된다. 비타민 D의 혈중 농도가 적절할 때까지 생선이나 달걀, 버섯 등의 음식으로 비타민 D를 보충하는 것은 불가능하다.

몇 년 전 가족들과 직원들 그리고 환자들을 대상으로 비타민 D를 검사해 보았는데, 10 이하인 경우도 많고 높아야 20 정도였다. 필자는 16이었고 심지어 4 미만인 직원도 있었다. 칼슘 섭취와 관련된 기본적인 혈중 농도가 30이고 기타 암 예방이나 에너지대사를 비롯한 인체의 다양한 장기와 관련된 활동에 필요한 최적의 농도는 40~70 혹은 50~70이라고 하니 (최근에는 70 이상), 거의 모든 사람들이 비타민 D가 부족한 셈이다. 따라서 적절한 태양광선을 쬐거나 양질의 비타민 D 영양제를 먹어야 한다.

비타민 D 결핍이 의심되는 증상

근력저하

다리가 무거워진 느낌

만성적인 근골격통증

피로감

잦은 감염증

우울감

부족하면 잘 생기는 질병

당뇨병

유방암, 대장암, 난소암 등의 17가지 암

심장병

감기

자폐증

천식

소아기 당뇨

Vit D가 부족하면 암이 잘 생길 수 있는 기전

세포가 어느 정도 수명을 다하면 사멸하게 하고(사멸하지 않고 계속 자라면 암), 세포분화를 통해 성숙한 세포(미성숙 세포가 계속 자라면 암)가 되게 하고, 세포증식을 적절하게 조절하며, 암이 있을 때 다른 곳으로 전이되는 것을 억제한다. 전체적으로 비타민 D는 세포를 보호하는 작용을 한다.

비타민 D_3가 부족하면 잘 생기는 17가지 암: 유방암, 대장암, 전립선암, 방광암, 식도암, 위암, 난소암, 직장암, 신장암, 자궁암, 자궁경부암, 담낭남, 후두암, 구강암, 췌장암, 비호치킨 림프종, 호치킨 림프종

비타민 D와 심혈관질환

비타민 D의 결핍은 혈관벽 속에 있는 근육에 나쁜 영향을 주며 혈관벽에 칼슘침착과 염증을 유발시킨다.

골다공증

비타민 D는 장에서 칼슘의 흡수를 촉진시킨다. 만일 비타민 D가 부족하면 칼슘이 흡수되지 않아 혈중의 칼슘량이 부족하면 부갑상선호르몬이 나와서 뼈에 있는 칼슘을 혈액으로 나오게 해서 뼈가 약해진다.

실험에서 비타민 D의 혈중 농도를 20에서 32로 증가시키면 장에서 칼슘흡수가 45% 이상 증가했다. 비타민 D의 농도가 40일 때 골밀도가 최고에 도달했다.

근육

근육세포에도 비타민 D수용체가 있어서 근육의 수축에 중요한 역할을 한다. 20 이하로 결핍되면 근력이 약해진다.

섬유근육통, 관절염, 만성피로증후군, 우울증으로 고생하는 사람들 중에는 비타민 D 결핍이 93%나 된다고 한다.

만성통증이 있는 사람의 88%는 비타민 D의 농도가 10 이하라고 한다.

에너지대사, 피로, 스트레스

비타민 D는 단순히 간과 신장에서 변환되어 칼슘의 대사와 뼈의 형성에만 관여한다는 기존의 개념을 벗어나 다양한 장기에 비타민 D의 수용체가 있고 그 장기의 활동에 관여한다. 그렇기 때문에 우리가 살아가는 데 필요한 에너지대사에 비타민 D는 중요한 역할을 한다. 필자의 비타민 D 혈중 농도는 16인데 비타민 D를 8,000IU씩 매일 먹은 후 일주일이 지나서부터 머리 회전이 좋아지고 피로가 빨리 회복되며 근육에 활력이 생기는 느낌을 받았다.

독감

비타민 D가 균을 죽이는 대식세포를 활성화해서 면역을 증강시키고 호흡기관 벽을 비롯한 인체 내의 천연 항생물질을 강화하는 효과가 있다고 믿고 있다.

클리닉 내에서 직원들의 비타민 D 혈중 농도를 검사해 보니 거의 대부분이 10을 전후한 수치이고 4 이하도 있었으며 가장 높은 사람이 20이었다. 4주 전부터 비타민 D를 첫 주는 4,000IU, 그 다음 주부터는 2,000IU를 먹고 있다. 그 뒤로 아직 감기에 걸린 사람이 없다. 클리닉에는 많은 사람들이 들락거리고 감기 걸린 사람들이 많이 찾아오기 때문에 다른 곳에서 일하는 사람들보다 직원들이 감기에 잘 걸린다. 그런데도 비타민 D를 먹은 후부터는 상황이 좋아졌다.

치아
비타민 D가 부족하면 충치나 치주염에 잘 걸린다. 치아 건강에 가장 중요한 영양소 중 하나는 비타민 D이다.

교정방법
- 혈중 농도가 20 이하이면: 일주일에 5만IU, 하루에 8천IU를 8주 동안 복용 후, 다시 피검사를 해서 혈중 농도가 50 이하이면 다시 8주를 반복한다. 50 이상이 되면 유지용량 2천IU를 매일 먹는다.
- 혈중 농도가 20~30이면: 일주일에 5만, 하루에 8천을 8주 동안 복용한 후 피검사하고 50에 도달하면, 유지용량 2천IU를 매일 먹는다.
- 혈중 농도가 30~50이면: 일주일에 5만, 하루에 8천을 6주 동안 복용한 후 피검사하고 50에 도달하면, 유지용량 2천IU를 매일 먹는다.

이 권장량으로는 비타민 D의 독성이 나타나지 않는다.

임신부에게는 비타민 D가 더 많이 필요하다. 특히 임신 3기에는 더 많이 필요하다. 수유 시에는 하루에 4천IU가 필요하다.

임신부도 다른 사람과 마찬가지로 임신 전에 혈중 농도를 적정수준으로 유지하는 것이 중요하다.

적정 혈중 농도는 50~70ng/ml이고 암이나 심장병이 있는 사람은 70~100
을 유지하는 것이 좋고 100 이상은 과다한 용량이라고 한다.

참고문헌

1. Vitamin D revolution, Soram Khalsa, Hayhouse, 2009. 비타민 D 혁명, 장성준
역, 비타북스
2. Vitamin D and Cancer, Laura Vuolo,1,* Carolina Di Somma,2 Antongiulio
Faggiano,1 and Annamaria Colao1, Front Endocrinol (Lausanne). 2012; 3: 58.
published online 2012 April 23.
3. The impact of vitamin D deficiency on diabetes and cardiovascular risk, Baz-
Hecht, Merav, Current Opinion in Endocrinology, Diabetes & Obesity: April 2010
- Volume 17 - Issue 2 - pp. 113－119

숙취
해소

술마신 후 숙취로 고생하는 사람들이 많다. 이 숙취는 다양한 증상들의 집합체이다. 피로감, 메스꺼움, 속쓰림, 두통, 떨림, 구토, 어지러움증… 이외에도 많은 증상이 있다. 술을 많이 마시면 이런 증상이 생긴다.

숙취를 예방하는 가장 좋은 방법은 당연히 술을 마시지 않는 것이다. 한 잔 혹은 두 잔만 마시는 것이 좋다. 그러나 한 잔의 술에도 숙취를 일으키는 사람도 있다. 숙취를 피할 수 있는 몇 가지 처방이 있다. 이것은 술을 마시기 전에 해야 한다.

숙취를 일으키는 원인은 무엇인가? 술에 대한 주요 생화학적 반응은?

술은 많이 마시면 우리 몸에 연쇄적인 반응을 일으켜 숙취로 알려진 여러 가지 증상을 나타낸다.

1. 소변량이 많아진다. 술은 항이뇨호르몬(ADH, 신장에서 수분을 재

흡수하는 호르몬)을 억제해서 소변을 많이 보게 한다. 술이 호르몬 작용을 하지 못하게 하면 신장에서 방광으로 수분과 전해질을 과도하게 내려보내기 때문에 소변을 많이 보게 된다.

2. 탈수: 소변량이 많아지기 때문에 빠른 시간 내에 탈수가 일어나서 뇌에까지 영향을 미치면 피로감이나 어지럼증을 일으킨다.

3. 아세트알데하이드(acetealdehyde)가 축적된다. 알코올이 위와 장에서 흡수되어 간에 도달하면 알코올 디하이드로게나제(alcohol dehydrogenase)라는 효소에 의해 분해되어 acetealdehyde가 된다. 이 아세트알데하이드는 알코올보다 30배나 독성이 강하다. 그래서 우리 몸은 acetedaldehyde dehydrogenase라는 효소와 클루타티온(glutathione)으로 이것을 분해하여 독성이 없는 아세테이트(acetate)로 바꾼다. 글루타티온은 간의 해독에 필수적인 물질로 고용량의 cysteine을 함유하고 있다. 그래서 숙취예방을 위해서 cysteine을 많이 섭취해야 한다. 알코올을 분해하는 효소(dehydrogenase)가 잘 작용하려면 아연(zinc)이 많이 필요하다.

술을 많이 마셔서 우리 몸속에 비축된 글루타티온이 고갈되면 우리 몸에 독성이 강한 아세트알데하이드가 축적되어 숙취의 다양한 증상이 생긴다.

여자는 남자보다 아세트알데하이드를 분해하는 효소와 글루타티온이 약간 부족한 것으로 알려져 있다. 그래서 여자가 같은 양의 술을 마셨을 때 좀 더 심한 숙취로 인한 증상을 일으킨다고 한다.

4. 글루타민(Glutamine) 반동작용: 알코올은 뇌의 신경전달물질인 글루타민을 억제한다. 글루타민이라는 물질은 아미노산이면서 신경전달물질로서 인체에서 자연적으로 만들어지는 신경자극제이다. 알코올이 글루타민을 억제하므로 자극이 약해져서 쉽게 지치거나 잠들게 된다. 술을 많이 마시면 곯아떨어지는 것은 글루타민 억제효과 때문이다. 그런데 술을 그만 마시면 알코올에 의해 억제되던 글루타민이 갑자기 많아져서 뇌를 자극하기 때문에, 깊은 잠에 드는 것을 방해하게 된다. 수면의 질이 떨어진다. 이런 글루타민 반동작용은 피로감, 떨림, 불안, 혈압의 항진 등 다양한 증상을 일으키게 한다.

5. 위벽의 손상: 알코올은 위벽의 점막을 자극해서 위산 분비를 증가시키기 때문에 메스꺼움, 구토, 속쓰림 등의 증상을 일으킨다.

6. 알코올은 혈당을 갑자기 떨어지게 해서 떨림, 감정의 변화, 피로감 등의 증상을 일으킨다. 특히 혈류 속 당분이 떨어지는 것보다 세포 내의 당이 더 떨어지게 되어서 에너지를 만드는 원료가 부족하기 때문에 피로감을 훨씬 더 느끼게 된다.

7. 혈관을 확장시켜 혈관 주위의 통증신경을 자극하게 해서 두통을 일으킨다.

8. 염증반응: 알코올은 우리 몸에 염증반응을 일으켜 염증물질들이 뇌에 영향을 주면 기억력, 식욕, 집중력의 저하 등을 초래할 수 있다.

술 해독을 촉진하는 것

1. N-acetyl cysteine(NAC): 이것은 아미노산인 시스테인의 한 형태로 강력한 해독제인 글루타티온의 원료가 되고, 숙취의 원인이 되는 아세트알데하이드를 해독시킨다. 술 마시기 30분 전에 이 N-acetyl cysteine을 먹으면 알코올로 인한 독작용을 줄일 수 있다.

2. 비타민 B군: N-acetyl cysteine은 비타민 B_1인 티아민(thiamine)과 결합하면 더 활발하게 작용한다. 또 비타민 B_6는 해독을 포함한 모든 대사에 관여해서 숙취의 증상을 줄여준다. 알코올은 몸에서 분해되는 과정에서 비타민 B군을 많이 소모시키기 때문에 술 마시기 전 그리고 그 다음 날에도 충분히 섭취하는 것이 좋다.

3. 아연(Zinc): 아연은 알코올과 아세트알데하이드를 분해하는 디하이드로게나제(dehydrogenase)의 보조효소(cofactor)로 작용하므로 술을 마시면 아연의 소모가 많아지게 된다. 아연은 알코올의 대사뿐만 아니라 인체 거의 모든 대사과정에 작용하기 때문에 아연이 포함된 종합영양제를 평소에 섭취하는 것이 좋다.

4. Milk Thisthle: 이것은 silymarin과 silybin이라는 항산화제를 가지고 있어서 알코올로 인한 독작용으로부터 간을 보호하는 역할을 한다. Silymarin은 글루타티온을 많이 만들게 하고 간세포의 재생을 촉진시킨다.

5. 비타민 C: 알코올은 몸속에 있는 비타민 C를 많이 사용한다. 비타민 C는 알코올에 의해 간에 가해지는 산화스트레스를 줄여주는 중요한 역할을 한다. 동물실험에 의하면 비타민 C는 앞에서 언급한 silymarin보다 간을 보호하는 역할이 더 크다고 한다. 술을 마시기

전에 충분한 비타민 C를 영양제나 음식을 통해 섭취하는 것이 좋다.

6. 마그네슘: 마그네슘도 알코올에 의해 고갈되는 영양소 중 하나다. 마그네슘은 인체에서 에너지를 만드는 과정, 해독, 당조절 등 인체의 활동에 중요한 미네랄이며 항염증작용을 해서 숙취의 증상도 감소시킨다. 술 마시기 전에 마그네슘 영양제를 섭취하는 것도 좋은 방법이다.

7. 해독주사: 요즘은 해독의 과정이 잘 밝혀졌다. 1단계는 주로 비타민 B군들이 작용하고, 2단계는 아미노산, 황, methyl기, acetyl기 등이 작용하며, 1, 2단계 사이에는 강력한 항산화제가 필요하다. 이 중에서 가장 중요한 것은 글루타티온(glutathione)이다. 이것은 3개의 아미노산이 결합된 것으로 먹으면 장에서 분해되므로 주사로만 효과가 있다. 최근에는 영양제로 만들어져 먹어도 분해되지 않고 몸으로 흡수되는 것도 나왔다고 한다. 이런 해독의 과정에 도움이 되는 주사가 있다. Meyer's cocktail. 고용량의 비타민 C, 비타민 B군, 황산마그네슘, 미네랄, 그리고 글루타티온 등을 수액에 넣어 주사를 한다. 이런 주사를 술 마시기 전후에 맞아도 도움이 된다.

숙취를 피하는 실제적인 팁

술의 해독을 촉진시키는 비타민, 항산화제, 영양제를 술 마시기 전에 먹는 것이 중요하다. 또 술은 이뇨작용을 하기 때문에 술을 한 잔 마실 때마다 물도 한 잔을 같이 마시면 탈수를 방지할 수 있다. 그리고 자기 전에 물을 큰 컵으로 한 잔 혹은 두 잔을 마시면 아침에 숙취로 인한 증상이 좀 덜하다.

빈속에 술을 마시면 알코올이 빨리 흡수되고 위벽에 자극을 더 많이 주게 된다. 술을 마시기 전에 음식을 조금이라도 먹어야 한다. 지중해 지역에서는 술 마시기 전에 올리브유를 한 숟가락 마신다고 한다.

술에 취한 느낌이 들면 그만 마셔야 된다. 취한 느낌이 든다면 벌써 우리 몸이 인체에 들어온 알코올을 해독하는 능력을 넘어선 것이다. 좀 쉬었다가 마시거나 그날은 술을 안 마셔야 몸에 들어온 알코올을 효과적으로 해독할 수 있다.

숙취가 생기면 어떻게 해야 하나?

술을 너무 많이 마시면 숙취를 막을 수 있는 확실한 방법은 없다. 숙취의 증상만 없애는 약을 먹으면 몸에 더 해롭다. 예를 들어 술을 마신 뒤 두통이 심하다고 타이레놀을 먹으면 간의 해독능력을 더 떨어뜨려서 숙취로 인한 증상이 더 오래간다. 대신에 위에서 말한 술해독을 촉진하는 것들 중에 할 수 있는 것을 하면 좀 더 빨리 숙취를 극복할 수 있다.

몸에 무리가 가지 않을 정도로 땀이 나는 운동을 하면 땀으로 독소가 배출된다. 운동하기 전에 충분히 물을 마셔야 한다.

해독할 때 미네랄이나 필수아미노산이 많이 필요하기 때문에 야채가 충분히 들어간 해장국, 매생이국, 황태국, 선짓국 등이 도움이 된다. 메스꺼울 때는 따뜻한 생강차를 마시면 위벽을 적절히 자극해서 뇌의 구토 중추의 민감도를 줄여준다고 한다. 따뜻한 녹차는 확장된 혈관을 줄여줘서 두통에 도움이 된다.

술을 마시려면 아주 소량 마셔야 한다

아무리 술 해독을 해도 술을 많이 마시면 소용이 없다. 술은 신경독으로 작용해서 뇌에 심각한 독작용을 하고 호르몬의 균형을 무너뜨리고 인체의 모든 기관이 활성산소의 공격을 받게 한다.

술은 안 마시는 게 좋지만, 마신다면 소량만 마셔야 한다. 하루에 와인 두 잔, 맥주 300cc, 소주나 양주 2잔을 음식과 함께 마신다. ♣

CHAPTER 03

몸을 담는 그릇

바른 자세와 균형을 유지하고 조화로운 운동을 하는 것이, 왜 뇌를 비롯한 신경계에 중요한가? 바른 자세를 유지하고, 조화롭게 움직인다는 것은 우리 몸에서 가장 빠른 신경이 많이 사용된다는 걸 뜻한다. 통각을 전달하는 신경보다 평형을 담당하는 신경은 240배나 빠르다. 그만큼 소뇌와 대뇌에 많은 자극을 주게 되므로 소뇌와 대뇌의 기능이나 활동이 증가된다고 할 수 있다.

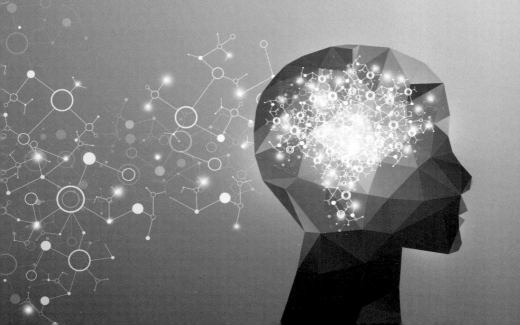

바른 자세 유지와 균형, 그리고 조화로운 운동의 중요성

아침에 일어나 세수하고 밥을 먹고 일하러 나가는 일상적인 활동의 경이로움에 대해 깊이 생각해 본 사람은 별로 없을 것이다. 걷고, 운동하고, 운전하는 것과 같이 움직일 수 있다는 것은 하나의 기적이다. 틱낫한 스님의 "태양은 여전히 아름답고 오늘 아침 담장을 따라 피어난 장미는 하나의 기적입니다"라는 말처럼 작은 골프공을 쳐서 150m 떨어진 그린 위에 올리는 것, 농구에서 3점 슛을 날리는 것, 울퉁불퉁 산길을 넘어지지 않고 걷는 것, 모두가 하나의 기적이다. 우리가 하고 있는 일상의 모든 활동들은 완벽한 조화를 이루면서 일어나는 일련의 움직임인 것이다. 이런 기적을 이루기 위해서는 자세를 유지하고 균형을 잡아야하고 조화롭게 움직일 수 있어야 한다. 그렇게 하기 위해서는 귀 안에 있는 평형감각, 시각, 관절이나 척추의 센서 등을 통해서 올라온 정보를 소뇌, 뇌간, 대뇌에서 통합한 다음 다시 척추와 사지관절의 근골격신경계로 정보를 보내야 한다.

바른 자세와 균형을 유지하고 조화로운 운동을 하는 것이, 왜 뇌를 비롯한 신경계에 중요한가? 바른 자세를 유지하고, 조화롭게 움직인다는 것은 우리 몸에서 가장 빠른 신경을 많이 사용하게 된다는 걸 뜻한다. 통각을 전달하는 신경보다 평형을 담당하는 신경은 240배나 빠르다. 그만큼 소뇌와 대뇌에 많은 자극을 주게 되므로 소뇌와 대뇌의 기능이나 활동이 증가된다고 할 수 있다.

우리 몸의 평형유지에 가장 중요한 것은 귀 안에 있는 전정기관이다. 전정기관에서 감지한 평형과 자세에 대한 정보는 소뇌로 전달되고 뇌간에 있는 전정신경핵으로도 전해진다. 눈으로부터 들어온 시각적인 정보와 관절이나 척추의 센서로부터 올라온 정보도 소뇌와 전정신경핵으로 전해진다. 이런 정보들은 대뇌를 비롯한 중추신경계에서 통합되어 척추나 사지 관절들이 평형을 유지하고 조화로운 활동을 할 수 있게 만들어준다.

만일 전정기관, 소뇌, 전정신경핵, 대뇌, 뇌간, 눈, 척추와 관절의 센서 등 어느 한 곳이라도 이상이 생기면 평형을 유지하지 못하고 넘어지거나, 어지럼증이 생기거나, 삐뚤어진 자세를 취하게 될 수 있다. 이런 기능 이상이나 질병이 생기는 것뿐만 아니라 평형을 유지하는 것은 뇌의 전체적인 기능과도 밀접한 관계가 있다는 데 주목해야 한다.

바른 자세를 유지하고 균형을 잡고 조화로운 활동을 통해 뇌의 기능을 좋게 하려면 어떻게 해야 하나? 내가 좋아하는 운동을 자주 하는 것이 최선이다. 평소에 허리와 가슴을 펴고 머리를 들고 턱을 약간 당기는 바른 자세를 취하도록 신경을 써야 한다. 그리고 일상생활에서 통각보다 240배나 빠른 신경을 가능하면 많이 자극해 보면 어떨까?

일상생활에서 통각보다 240배 빠른 신경 자극하기

- 아침 잠자리에 누워 눈을 여러 방향으로 움직여본다.
- 머리를 좌우로 돌리거나 앞뒤로 젖혀본다. 이때 눈은 한곳에 고정하는 것이 좋다.
- 손가락을 멀리서 가까이 왔다 갔다 하면서 눈을 안으로 모으는 운동을 해본다.
- 앉아서도 이런 운동을 할 수 있다.
- 눈을 감고 앉았다 섰다 해본다.
- 어떤 물체를 보면서 머리를 상하 좌우 사선으로 움직여본다.
- 명함을 들고 보면서 머리를 움직인다.
- 머리는 아래위로 움직이면서 명함은 반대로 움직이면서 명함을 본다.
- 쿠션 위에 서서 평형을 잡아보고 괜찮으면 눈을 감아본다.
- 한쪽 발의 앞쪽 끝과 다른 발의 뒤꿈치가 서로 닿게 일직선으로 걷는다.
- 처음에는 눈을 뜨고 걷다가 익숙해지면 눈을 감고 일직선으로 걸어본다.
- 걸으면서 100에서 숫자를 7씩 계속 빼본다.
- 한쪽 다리를 들어본다. 익숙해지면 눈을 감고 들어본다.

전정기관, 전정신경핵(뇌간), 소뇌, 눈, 관절과 척추의 센서 등은 바른 자세를 유지하게 하고, 평형감각과 조화로운 운동을 하게 하는 신경조직이다. 이런 기관들은 빠르게 정보를 전달하는 신경에 의해서 정보를 주고받기 때문에 소뇌, 대뇌를 비롯한 중추신경에 큰 자극을 주고 지구상에서 중력의 영향을 받는 한 지속적으로 받게 되는 자극이다. 이런 자극들은 뇌를 젊고 건강하게 만드는 데 필수적이다.

평소에 좋아하는 운동을 규칙적으로 하면서 바른 자세를 취하고 일상 생활에서도 이런 기관들을 자극하는 동작을 자주 한다면 금상첨화이겠다. 알수록 어려지는 건강나이!!! 🍀

바른 자세와
체형 교정

부모님은 흔히 아이들에게 자세를 바로 하라고 한다. 허리와 목이 아프다고 병원에 온 사람들 중에는 자세가 나빠서 아픈 것 같다고 스스로 진단하는 경우도 있다.

자세가 나쁘면 우리 몸에 어떤 영향을 줄까? 머리를 숙이고 허리를 구부정하게 한 후에 숨을 들이쉬어 보라. 반대로 머리를 들고 가슴과 허리를 편 다음 숨을 들이쉬어 본다. 그 차이를 확실하게 느낄 수 있을 것이다. 바른 자세를 취하면 폐활량을 증가시켜 뇌조직을 비롯한 인체에 충분한 산소를 공급할 수 있다. 또 척추나 관절 그리고 근육의 감각센서를 통해 뇌로 올라가는 신경의 흐름이 좋아진다. 바른 자세는 척추, 관절, 인대, 힘줄 등의 인체조직을 좋은 상태로 활동할 수 있게 해주어 목, 허리의 통증, 디스크, 관절염 등을 예방해 준다.

요즘 매스컴에서 거북목이니 자라목이라고 하면서 목의 나쁜 자세에 대해 이야기하고 있다. 목이나 허리가 아파서 X-ray를 찍었는데 일자목,

일자허리라고 하기도 하고 목의 C자가 거꾸로 되었다고도 한다.

우리가 어머니 배 속에 있을 때는 머리를 숙이고 다리를 모은 자세로 척추는 하나의 C자형 커브를 만들게 된다. 태어나서 엎드려 기면서 머리를 들고 가누기 시작하면서 목의 앞쪽 C자형 커버가 생기게 되고 생후 1년쯤 되어 일어서면 허리가 앞쪽으로 C자형 만곡이 생기게 된다. 그래서 척추를 옆에서 보면 목은 앞으로 볼록하게, 등은 뒤로, 허리는 앞으로 엉치는 다시 뒤로 볼록하게 되는 두 개의 S curve가 만들어져 있다. 그런데 앉을 때 허리를 뒤로 구부정하게 하고 머리를 앞으로 숙여보자. 이때의 자세는 두 개의 S curve가 아니라 한 개의 C curve가 된다. 이런 자세로 오랫동안 공부하거나 일을 하게 되면 점차로 목의 앞쪽으로 휘어져서 C자형 만곡이 줄어들어 일자목이 되고 더 심해지면 뒤로 휘어진 역C자형 만곡이 된다. 허리도 마찬가지로 앞쪽으로 휘어진 만곡이 없어지게 된다.

척추는 두 개의 S curve로 되어 있는데, 나쁜 자세가 오래되면 이 curve가 없어지고 일자로 되거나 반대의 만곡이 된다. 등이 구부정하고, 머리가 앞으로 나오는 거북목이 된다. 이런 자세는 허리에 지속적으로 힘이 많이 가해져서 요통이나 허리디스크의 원인이 된다. 목에도 퇴행성 변화나 디스크로 인해서 신경뿌리가 압박을 받으면 어깨나 팔로 내려가는 방사통이 생기기도 한다.

어떻게 하면 좋은 자세를 유지할까? 머리를 들고 가슴을 쫙 펴보자. 앉을 때는 허리띠 있는 부위를 의자에 붙여서 허리가 약간 앞쪽으로 휘어지듯이 기대 앉으면 좋겠다. 척추를 고정하는 작은 근육들은 소뇌의 지배를 받는다. 이 척추에 있는 작은 근육들이 척추를 바르게 해주는 가장 중요한 근육이다. 어떻게 하면 이 근육을 강화시켜서 자세를 바르게 할 수 있을까? 운동을 해야 한다. 좋아하는 운동을 해서 관절, 근육, 힘줄, 인대, 척추에 있는 센서를 자극하면 이 센서는 소뇌를 강화시키고 소뇌는 다시 척추를 바로잡아주는 작은 근육들을 잘 움직이게 해준다.

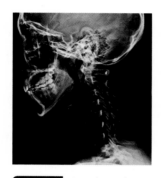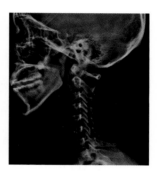

그림 설명 거북목(후만증)으로 목의 통증이나 디스크가 잘 생긴다(左). 목의 커브
가 C자형으로 자세가 바르게 되고 뇌로 올라가는 신경의 흐름도 좋아진다(右).

요즘은 운동치료실을 개설하는 병원들이 늘고 있다. 여기서 체형 교정을 많이 하고 있는데, 체형 교정의 기본은 바른 자세를 유지하게 하는 것이다. 자세를 바르게 한다는 것은 척추나 관절의 기능을 좋게 할 뿐만 아니라 뇌조직에 산소를 충분히 공급하고 뇌에 좋은 자극을 지속적으로 보내게 한다. 이런 관점에서 보면 하루 종일 바른 자세를 유지하는 것과 구부정한 자세를 취하는 것의 차이는 엄청나지 않을까? 나쁜 자세로 일하고 있다면 자세를 바르게 하고, 바빠서 운동을 못했다면 시간을 좀 내서 걷기라도 하면 좋다. 🍀

운동치료에서 중요한
핵심근육^(core muscle)

추워서 움츠리고 있다가 날씨가 좀 따뜻해지면 갑자기 운동하다 다치거나 아프게 되는 경우가 있다. 그렇게 되는 이유 중에는 핵심근육^(core muscle)이 약한 것이 중요한 원인이 될 수 있다.

핵심근육이란 몸통을 둘러싸는 근육인데, 위로는 횡격막(주호흡근), 앞, 옆으로는 복횡근, 뒤로는 척추의 작은 근육(감자탕에 붙어 있는 작은 근육), 척추 앞의 장요근 아래의 항문과 요도를 수축하는 근육을 말한다. 평소에 이 근육을 강화시키면 여러 가지 좋은 점이 있다.

- 첫째, 좋은 자세를 유지할 수 있다.
- 둘째, 평형감각이 좋아진다.
- 셋째, 몸의 움직임이 효율적이고 손상을 덜 받는다.
- 넷째, 목, 상지, 하지의 근육과 관절을 안정적으로 움직이게 한다.
- 다섯째, 척추에서 뇌로 올라가는 신경의 활동이 증가되므로 뇌가 젊어진다.

핵심(Core)근육

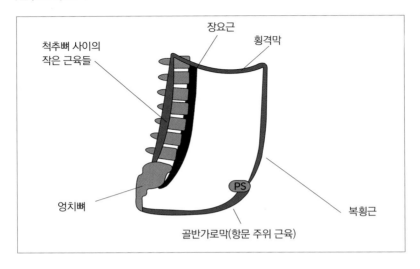

운동할 때 가장 중요한 근육을 핵심근육이라고 한다. 우리 몸 전체로 보면 핵심근육은 위의 그림처럼 맨 위에 횡격막(주호흡근), 앞쪽과 양옆의 복횡근, 척추에 붙어 있는 작은 근육군, 척추 앞의 장요근, 항문과 요도 주위를 둘러싸는 근육인 골반가로막을 말한다.

핵심근육이 우리 몸을 얼마나 잘 안정시키느냐에 따라 좋은 자세를 유지하고, 평형감각이 좋아지며, 움직임이 효율적이고 조화롭고, 손상을 덜 받는다. 이들 핵심근육은 우리 몸통의 깊은 곳에 있으면서 척추, 골반에 붙어 있고 상지, 하지, 목과 머리를 조화롭게 움직이게 하는 근본적인 안정성을 유지한다.

이들 핵심근육이 전체적으로 안정된 상태여야 머리, 목, 상지, 하지가 조화롭게 움직이고, 몸의 체형도 좋아지고, 평형도 잘 유지를 하며, 운동이나 일을 할 때 다칠 가능성이 적고, 나이가 들면서 증가하는 척추나 관절의 퇴행성 변화도 줄어들며, 뇌의 기능도 좋게 유지할 수 있다. 이렇게 보면 이 핵심근육을 좋게 하는 것이 건강하고 활기차게 사는 데 아주 중요하다.

과거에는 운동치료라고 하면 근력을 키우거나 지구력을 증가시키고 심폐기능을 향상시키는 것에 중점을 두었다. Running machine이나 관절과 근육을 움직이는 기구를 중심으로 운동을 시켜서 치료목적을 달성하려 하였다. 그렇지만 이 핵심근육에 대한 개념 없이 단순히 약한 근육 혹은 손상된 근육이나 관절을 운동만 시켜서는 원하는 치료효과를 거두는 데 미흡한 점이 있었다.

최근에는 이 핵심근육을 강화시키는 다양한 접근을 통해서, 핵심근육이 안정된 바탕에서 목, 팔, 다리 근육과 관절의 강화 및 운동범위의 증가 혹은 손상에 대한 회복을 위한 운동을 하면 더 효과적이라는 데이터들이 많아지고 있다. 간단히 말하면 핵심근육의 안정성은 젊거나 나이 든 사람이거나 간에 모든 사람의 건강과 직결된다고 할 수 있다. 일상활동을 할 때도 이 핵심근육의 개념을 가져야 한다.

핵심근육을 강화시키는 간단한 방법은? 복식호흡 혹은 단전호흡을 하는 것이다. 숨을 들이쉬면 배가 나오고 숨을 내쉬면 배가 들어간다. 숨을 내쉴 때 항문과 요도를 조이는 근육을 수축시키는 것이다. 또 누워서 윗몸 일으키기를 할 때 상체를 일으킬 때 숨을 내쉬면서 항문과 요도를 조이는 것이다. 누워서 두 다리를 들 때 숨을 내쉬고 항문과 요도를 조이는 것도 좋은 방법이다. 🍀

발이 저 아래 있다고
얕보지 마라

우리 인체의 모든 부분들이 다 마찬가지지만, 발은 하루 종일 많은 충격을 견뎌내면서도 아무런 문제가 생기지 않으니 경이로운 인체의 구조물이다. 네 발로 기는 동물과 비교해 보면 우리는 활동할 때 발에 많이 의지하고 있다. 걸어다닐 때 두 발만 사용하기 때문에 손으로 섬세한 활동을 할 수 있어서 뇌가 발달하게 되었다. 또 두 발로 걸어다니기 때문에 지속적으로 평형을 유지해야 한다. 이런 평형을 유지하기 위해 발과 다리의 근육과 관절에 있는 센서들이 뇌를 자극함으로써도 소뇌와 대뇌가 동물보다 발달하게 된 것이다. 이렇게 발은 우리에게 인간으로 살아갈 수 있는 축복을 준 것이나 다름없다. 그런데도 불구하고 발이 저 아래 있다고 별로 신경을 안 쓰거나 약간의 이상이 있어도 방치하는 경우가 많다.

우리 몸에서 중요하지 않은 곳이 어디 있겠는가? 그중에서도 발은 여러 면에서 중요한 의미를 가지고 있다. Closed kinematic chain이라는 말이 있다. 발, 종아리, 무릎, 허벅지, 고관절, 골반, 척추, 어깨, 머리, 턱관절 등이 아래부터 위로 톱니바퀴처럼 맞물려 있다. 그래서 발에 미세한 문제가 생기면 무릎이 아프거나 허리가 아프거나 목 혹은 턱관절의 이상이나 통증이 생길 수 있다. 또 발에는 센서가 있어서 발의 위치와 운동을 감지해서 평형을 유지하거나 조화로운 운동을 할 수 있게 한다. 발에 이상이 생기면 발의 센서에서 잘못된 정보를 중추신경으로 보내기 때문에 우리 몸은 조화로운 동작을 하거나 평형을 유지할 수 없게 된다. 그러면 척추, 관절, 근육에 피로가 오게 되고 발 이외의 몸에 통증이나 기능 이상이 생길 수 있다.

톱니바퀴 맞물림과 같은 인체의 관절

발에서부터 위로 발목, 무릎, 고관절, 골반, 척추, 어깨, 머리, 턱관절까지 우리 몸의 모든 관절은 톱니바퀴 맞물림 현상과 같이 연결되어 있다. 특히 발을 땅에 디딜 때는 이 맞물림 현상이 확실히 일어난다. 이런 현상으로 인해서 발의 미세한 변화가 무릎의 통증이나 관절염을 일으키기도 하고, 요통을 일으킬 수도 있고, 목의 통증, 어깨의 이상, 입을 벌릴 때 턱관절에서 소리가 나기도 한다. 실제로 발에는 아무런 증상이 없어도 우리 몸 어느 부위든지 영향을 미칠 수가 있다. 그래서 얼마 전까지 알쯔노, 스테퍼 등의 플라스틱 깔창이 유행하기도 했다. 깔창을 신으면 몸의 아픈 곳이 좋아지고 건강해진다고 선전했고 많은 사람들이 그 깔창을 신었다. 실제로 몸이 좋아진 사람도 많았다.

발의 문제를 이해하기 위해서는 보행에 대해 생각해 봐야 한다. 두 발로 걸을 때 발을 땅에 디딛는 과정과 땅에서 발을 들어올리는 과정으로 나눌 수 있다. 땅을 딛는 것을 살펴보면 먼저 뒤꿈치의 바깥쪽이 땅에 닿는다. 그런 다음 발바닥이 뒤에서부터 앞으로 이동해서 엄지발가락이 뒤로 젖혀지면서 지면을 차고 앞으로 나가면서 발이 들어올려진다. 이때 발바닥이 지면에 닿는 과정이 중요한데, 발의 안쪽 아치가 조금 내려오면서 충격을 흡수하는 쿠션작용을 한다. 이 과정을 발의 엎침이라고 한다. 이 작용이 잘 일어나지 않으면 발에서부터 머리 사이의 어떤 부위이든지 문제가 생길 수 있다.

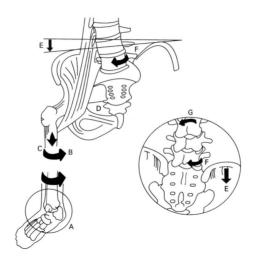

그림 설명 발바닥의 과도한 엎침으로 인해서 생기는 인체의 변화

A: 발의 아치가 순간적으로 과도하게 내려오는 현상. 주로 스트레스가 많거나 술, 담배, 나쁜 음식으로 인해서 부신스트레스증후군이 생기면 아치를 잡아주는 뒤정강근과 인대가 약해져서 발의 아치가 약해진다. 발바닥 아래의 근막이 당겨서 통증이 생기는 족저근막염, 엄지발가락의 안쪽이 튀어나오는 변형, 즉 족무지외반증, 발가락 관절의 통증, 발가락 힘줄의 통증, 발목에서 신경의 압

박으로 인해 발바닥 저림 등의 증상이 생긴다. 발목을 자주 삘 수도 있다.

B: 종아리뼈는 안쪽으로 회전되고 무릎 앞에 있는 덮개뼈(슬개골)는 바깥으로 힘을 받기 때문에 무릎의 안쪽에 통증이 생기거나 퇴행성관절염이 생긴다.

C, D: 허벅지뼈(대퇴골)가 안쪽으로 회전하게 되면 골반과 허리를 고정하는 두 개의 중요한 근육, 즉 허리근과 궁둥구멍근이 과도하게 당겨져서 엉덩이나 허리에 통증이 생기고 심하면 다리로 내려가는 방사통이 생길 수 있다.

E: 척추 내의 신경을 싸는 조직인 경막이라는 조직이 있는데 이 경막이 당기면 목, 어깨, 그리고 턱관절에 이상이 생길 수 있다. 발의 이상과 턱관절의 문제는 아주 밀접하게 관련되어 있다.

발의 숨겨진 문제로 인한 문제

29세 직장 여성인데 몇 개월 전부터 허리에 통증이 시작되었고 한쪽 다리로 뻗치는 통증이 생기면서 점차 심해져 갔다. 발에 통증은 없지만 서 있거나 걸어다니면 심해지고 하이힐을 신으면 허리의 통증이 더 심해져 낮고 편한 신발을 신을 수밖에 없었다.

이 여성에게 생긴 증상은 발의 과도한 엎침이 근본원인이었다. 이 환자는 발의 아치를 적절하게 받쳐주는 교정용 깔창과 재활운동을 통해 곧 좋아졌다. 발 문제로 비롯된 증상들은 치료 후 몸의 여러 곳이 빠르게 좋아지는 것을 느끼게 되는 특징이 있다. 적절한 치료용 깔창을 신고 걸어 다니는 것으로도 좋은 치료가 될 수 있다.

많은 환자들이 '발에 통증이 없는데도 발을 치료하느냐'라고 묻는다. 발의 과도한 엎침과 같은 구조적인 문제는 발 자체에는 통증이 없는 경우가 많다. 오히려 무릎, 허리, 골반, 목, 어깨, 턱관절 심지어 두통과 같은 문제로 병원을 찾았다가 발을 교정함으로써 호전되는 것이다.

AK의학으로 진료하는 의사들은 발에 문제가 있나 없나를 쉽게 구분한다. 환자를 앉혀서 근육검사를 하고 일어서서 펄쩍펄쩍 뛰게 한 후에 검사를 한다. 만일 일어서거나 뛰고 나서 근육이 약해진다면 발의 문제다. 약해졌던 근육이 발의 아치를 올려줌으로 해서 강해질 때도 발의 문제다.

필자는 90년대 초 텍사스에서 카이로프랙틱대학을 다녔는데 학교에는 카우보이 부츠와 모자를 쓰고 다니는 학생들도 많았다. 텍사스여서 그랬던 것 같다. 어떤 친구와 카우보이 부츠에 대해 이야기하는데 자기는 절대 그 신발을 안 신는다고 했다. 왜 그러냐고 물었더니, 10년 동안 심한 두통을 앓았는데 어떤 병원을 다녀도 낫지 않았다. 그런데 발을 전문으로 치료하는 카이로프랙틱 클리닉에 갔더니 10년 동안 신던 그 카우보이 부츠가 맞지 않는다고 했단다. 그 신발을 벗고 나서 두통이 좋아졌다고 했다.

발에 증상이 전혀 없는데도 무릎에 통증이 있는 사람들이 많다. 특히 무릎 안쪽에 통증이 있으면 발을 검사해 봐야 한다.

발에 문제가 있다는 것을 보여주는 '신체언어'는?

신발의 좌우가 다르게 닳는다.

신발이 빨리 떨어진다.

발바닥이나 발가락에 굳은 살이 생긴다.

발가락에 변형이 온다.

발에 통증이 있다.

장딴지에 자주 쥐가 난다.

발이나 다리가 유난히 피곤하다.

서 있거나 걸어다니면 허리가 아프다.

발의 화끈거림, 둔한 느낌 등의 감각이상이 있다.

다리에 순환장애가 있다.

발에 이상이 생기는 근본원인은?

발에 생기는 거의 모든 기능적, 병적인 이상은 발의 과도한 엎침이다. 뒤꿈치로 땅을 딛고 나서 앞으로 나가면서 발바닥으로 땅을 딛고 엄지발가락이 뒤로 젖혀지면서 앞으로 차고 나가는 과정이 발의 엎침의 과정이다. 이 과정에서 문제가 생기면 발에 이상이 생기고 전신에 많은 영향을 주게 된다.

이 과도한 엎침이 생기는 이유는 뭘까?

발의 안쪽에 있는 아치를 잡아주는 근육이 있다. 이 근육을 뒤정강근이라고 하는데, 이 근육은 종아리의 깊은 곳에서 아래 다리 두 개의 뼈를 잡아주고 내려와서 발바닥에 그물처럼 붙어 있으면서 발의 아치를 잡아주는 역할을 한다.

스테로이드호르몬, 아드레날린 등의 중요한 호르몬을 만드는 기관인 부신이라는 것이 신장 위에 붙어 있다. 이 부신의 기능이 떨어지면 뒤정강근이 약해지고 발바닥의 아치를 못 잡아주기 때문에 과도한 엎침이 생긴다. 부신의 기능이 떨어지는 이유는 스트레스 때문이다. 정신적인 스트레스나 술, 담배, 커피, 나쁜 음식 등에 의한 화학적인 스트레스, 과도한 업무나 수면 부족에 의한 육체적인 스트레스는 부신의 기능을 떨어뜨리고 뒤정강근이나 인대를 약하게 해서 발 안쪽 아치의 탄력성을 떨어뜨린다. 그러면 발에 과도한 엎침이 생겨서 전신에 나쁜 영향을 주게 된다.

발을 건강하게 유지하려면

좋은 신발을 신어야 한다. 비싼 신발이 발에 꼭 좋은 것만은 아니다. 발가락이 편하게 움직일 수 있는 공간이 있어야 하고 신발의 중앙은 아치를 받치도록 단단해야 하고 뒤꿈치를 감싸는 뒤축이 단단하고 구겨지지 않아야 한다.

발가락 운동을 하는 것도 좋다. 발가락 전체를 아래로 구부려서 발바닥의 근육을 수축시키는 운동은 아치를 보강해 주는 역할을 한다. 발가락으로 가위 바위 보 등을 해보는 것, 발가락으로 수건 끌어당기기, 구슬 줍기도 좋은 운동이다.

간단하게 골프공을 발 아래 두고 발가락 구석구석을 문지르는 것도 좋다. 이렇게 발바닥을 자극하고 허리를 숙여보라. 아마 골프공으로 마사지하기 전보다 훨씬 쉽게 숙여질 것이다. 골프 치러 가서 라커룸에서 골프공으로 발바닥 마사지를 하는 것도 준비운동 못지않게 라운딩에 도움이 된다.

발의 아치를 잡아주는 인대나 뒤정강근은 부신이라고 하는 호르몬을 만드는 기관의 상태와 밀접한 관련이 있고 이 기관은 스트레스를 극복하는 인체에서 중요한 곳이다. 만일 술, 담배, 스트레스, 과로 등으로 부신의 기능이 떨어지면 거의 대부분 발에 나쁜 영향을 준다. 그래서 좋은 라이프스타일은 좋은 발을 만들고 몸을 건강하게 한다. 발이 저 아래 있다고 함부로 다루지 말고 발에 관심을 가지면 더 건강하고 행복해질 수 있다. ♣

건강하게 오래 살려면 맨발로 걸어라(땅은 거대한 치료침대다)

우리는 음식을 통해 살아가는 에너지를 공급받는다. 그 과정에서 활성산소(Reactive Oxygen Species, Free radical)를 만들어낸다. 산소를 이용해서 포도당을 태우는 과정에서 생기는 열(에너지, ATP)을 가지고 일상 활동을 하는데, 이때 활성산소가 생기게 된다. 우리 몸속에서 자연적으로 생기는 항산화제(antioxidant) 혹은 음식 속의 항산화물질, 영양제 등이 활성산소를 중화시키는 역할을 한다. 운동할 때 에너지를 만들어내는 과정에서도 활성산소가 많이 나오지만, 운동으로 항산화물질이 몸에서 더 많이 나오기 때문에 운동이 건강에 좋은 것이다. 그렇지만 너무 과도하게 운동을 하면 더 피곤하거나 아픈 이유는 활성산소를 충분히 중화시키지 못할 정도로 과도하게 운동을 했기 때문이다.

원래 활성산소는 인체의 나쁜 균을 공격해서 죽이는 것이 주된 작용으로 인체에 도움이 되는 일을 하지만, 과도하게 만들어진 것은 정상조직을 나쁘게 한다는 것이다. 담배, 술, 공해, 환경호르몬, 농약, 음식의 첨가물,

맞지 않는 음식, 자기장, 방사능, 정신적인 스트레스 등은 활성산소를 만들어낸다.

활성산소는 전자가 부족한 상태의 물질로 인체의 다양한 곳에서 전자를 빼앗아 오는 과정에서 조직에 염증이나 손상을 일으키는 작용을 한다. 몸속에 충분한 항산화물질이 존재하거나 음식으로 혹은 영양제로 충분히 보충해 주는 것이 중요하다. 이렇게 부족한 전자를 쉽게 이용할 수 있는 곳이 있다. 땅이다. 맨발로 걷는 것이다.

장기간 활성산소에 노출되면 만성적으로 염증반응이 생겨서 퇴행성질환, 노화가 빨리 진행되고, 쉽게 스트레스를 받으며, 혈액의 점도가 높아져서 심장병이나 뇌혈관질환이 잘 생긴다.

맨발로 걷는 활동을 하게 되면 과도한 교감신경의 흥분을 가라앉히고 스트레스를 줄여주며(심박변이도의 증가, increased Heart Rate Variability), 통증을 완화시키고, 숙면을 취하는 데 도움을 준다고 한다. 이러한 효과는 맨발로 걸을 때 지면에서 충분한 전자를 공급받기 때문이다. 인체의 모든 세포에까지 영향을 줘서 자연치유를 할 수 있게 해준다. 땅으로부터 치유의 힘을 수혈받는 것이라고 생각할 수 있다.

맨발로 걷는 것은 가장 쉽게 지면으로부터 전자를 공급받는 길이다. 흙길, 백사장, 초원, 콘크리트 바닥, 세라믹 타일에서 걷는 것은 좋다고 한다. 아스팔트, 나무, 고무, 플라스틱, 비닐, 타르 등은 지면의 전자를 몸에 전달하는 것을 방해한다. 집안에서 생활하더라도 접지판을 연결하면 밖에서 맨발로 걷는 것과 같은 효과가 있다고 한다.

21세기 전에는 감염병(전염병 포함)이 수명을 결정하는 가장 큰 요인이었지만, 요즘은 만성 퇴행성질환이 사망의 가장 큰 원인이다. 건강하게 오래 살려고 하면 만성 퇴행성질환을 예방하거나 억제하거나 늦게 나타나도록 하는 것이 관건이다. 노화나 만성질환을 일으키는 가장 큰 원인은 과도한 활성산소의 발생이다.

만성질환을 예방하고 장수하는 비결은? 발바닥에 있다. 맨발로 흙길을 걷는 것이다. 콘크리트도 괜찮다고 한다. 땅은 거대한 치료침대라고 한다. 발바닥을 땅에 대면 땅속의 전자가 몸속으로 들어와서 활성산소를 억제하면서 노화나 만성질환을 억제하고 자연치유를 하게 한다.

만성스트레스, 자율신경부조화, 만성염증, 만성통증, 수면장애, 심혈관질환 등이 있는 사람에게는 큰 효과가 있다고 한다.

- 맨발로 걷는 것은
- 햇볕을 쬐는 것
- 맑은 공기를 마시는 것
- 영양이 풍부한 좋은 음식
- 적당한 운동

과 더불어 건강에 필수적인 요소라고 할 수 있다.

참고문헌

Earthing (grounding) the human body reduces blood viscosity-a major factor in cardiovascular disease.
Chevalier G, Sinatra ST, Oschman JL, Delany RM.
J Altern Complement Med. 2013 Feb;19(2):102-10. doi: 10.1089/acm.2011.0820. Epub 2012 Jul 3.

Earthing: health implications of reconnecting the human body to the Earth's surface electrons.
Chevalier G, Sinatra ST, Oschman JL, Sokal K, Sokal P.
J Environ Public Health. 2012;2012:291541. doi: 10.1155/2012/291541. Epub 2012 Jan

12. Review.

Can electrons act as antioxidants? A review and commentary.

Oschman JL.

J Altern Complement Med. 2007 Nov;13(9):955-67. Review.

The biologic effects of grounding the human body during sleep as measured by cortisol levels and subjective reporting of sleep, pain, and stress.

Ghaly M, Teplitz D.

J Altern Complement Med. 2004 Oct;10(5):767-76.

카이로프랙틱(Chiropractic) 도수치료
'척추의 미세한 비뚤어짐'을 교정한다

네 발로 기는 동물에 비해서 인간은 두 발로 서서 활동하기 때문에 손을 많이 사용하게 됨으로써 뇌가 발달하고 만물의 영장이 되었다고 한다. 직립보행의 혜택만 받은 것은 아니고, 직립보행으로 인해서 인체에 나쁜 영향을 준 것이 요통과 치질이다. 요통을 포함한 척추의 이상으로 인한 통증은 감기 다음으로 흔한 질병이 되었다.

척추는 일상생활 중에 구부리고, 뒤로 젖히고, 비트는 동작을 통해서 늘 스트레스를 받고 있으므로 그 관절에 미세한 변화가 오거나 비뚤어지는 문제가 흔히 생길 수 있다. 척추가 미세하게 비뚤어지면 어떤 문제가 생길까?

뇌에서 말초로 나가는 날신경(원심성 신경)과 반대로 말초에서 뇌로 들어가는 들신경(구심성 신경)은 모두 척추를 통과한다. 따라서 척추에 이상이 있으면 요통을 비롯한 척추의 통증뿐만 아니라 팔, 다리를 비롯한 말초에 통증이 일어나기도 하고, 자율신경계가 영향을 받아 내장에 이상이 생길 수도 있다. 그런가 하면 척추 주변에 있는 감각수용체의 활동이 떨어짐으로 인해 뇌로 전달되는 신경의 활동이 줄어들어 뇌의 활동이 떨어지기도 한다.

결국 척추는 뇌와 말단 사이에 신경이 통과하는 곳이기 때문에 척추가 미세하게 비뚤어진 것도 몸에 영향을 줄 수 있다. 그래서 척추의 이상을 조기에 진단하여 치료하는 것이 몸 전체의 건강 유지에 중요하다.

미국에 가보면 상가건물에 '카이로프랙틱(Chiropractic)'이라는 간판을 흔히 볼 수 있다. 이것은 1895년 D.D. Palmer에 의해서 만들어진 치료법으로 척추의 미세한 비뚤어짐을 교정해서 증상이나 질병을 호전시키는 치료법이다.

카이로프랙틱의 '카이로'는 그리스 말로 손이라는 뜻이고 '프랙틱'은 치료한다는 뜻으로 손으로 치료하는 의술이라는 뜻이다. 카이로프랙틱을 만든 팔머의 가설은 뇌와 각종 장기나 팔, 다리와 같은 말초를 연결하는 것은 신경이고 이 신경은 모두 척추를 통과한다고 생각했다. 이런 이유로 척추에 미세한 비뚤어짐만 있더라도 신경의 흐름을 방해해서 말초 장기나 뇌의 기능 이상 혹은 통증이 생길 수 있다고 가정했다. 여기에 근거해서 척추를 잘 맞추면 척추의 통증뿐만 아니라 말초와 뇌 사이 신경의 흐름도 원활해져서 건강을 증진시킬 수 있다고 믿었다.

미국에서 처음 시작된 이 치료법은 창안 후 지금까지 정통의학과는 별도의 독립된 의료체계와 교육 시스템을 이어오고 있다. 교육은 카이로프랙틱대학을 통해서 이루어지며 면허도 정통의학과는 분리된 제도를 통해서 취득한다. 우리나라에서는 최근에 도수치료를 인정해서 카이로프랙틱이나 도수치료 교육을 받은 의료인들이 척추나 관절의 도수치료를 시작하고 있다.

척추의 미세한 비뚤어짐은 저절로 교정되는 경우도 많다. 척추뼈를 움직이는 근육은 크게 두 가지로 나뉜다. 하나는 나의 의지대로 움직일 수 있는 것이고 다른 하나는 내 의지와 상관없이 소뇌의 반사에 의해서 움직이는 근육이다. 척추의 미세한 비뚤어짐에 관계하는 근육은 두 번째 근육이다.

이런 근육은 우리가 감자탕을 먹을 때 보면 돼지의 척추나 골반이 들어있는데, 그 척추뼈에 붙어 있는 작은 근육들이다. 이 근육은 소뇌에 의해서 조절되고, 척추를 안정시키는 중요한 기능을 한다. 인간이 직립보행을 할 수 있게 하는 가장 중요한 숨은 일꾼이다. 척추의 통증이나 디스크, 퇴행성 변화 등도 모두 이 근육의 이상으로부터 시작된다고 해도 과언이 아니다. 최근에 운동치료도 팔다리 근육을 운동시키는 것보다 이 근육을 강화시키는 것이 주요한 목표가 되고 있다.

어떻게 하면 이 작은 근육을 강화해서 미세한 비뚤어짐을 방지하고 교정할 수 있을까? 소뇌의 기능을 좋게 하는 것이다. 소뇌는 산소에 민감하기 때문에 가능하면 공기가 맑은 곳에서 복식호흡, 단전호흡을 하면 좋다. 나에게 맞는 운동을 지속적으로 하면 척수를 통해서 소뇌로 좋은 자극이 가게 되어 소뇌가 좋아진다. 책을 읽거나 뇌의 활동을 적절하게 하는 것도 소뇌에 아주 좋은 자극이 된다. 대뇌에서 어떤 정보를 말초로 보낼 때 꼭 같은 정보를 소뇌에 40배 복사해서 동시에 보낸다. 그래서 대뇌를 충분히 활용하는 것이 소뇌의 기능에도 도움이 되고 척추를 강화하는 작은 근육에도 좋은 영향을 줄 수 있다. ♣

척추를 잘못 꺾으면 뇌기능이 떨어진다

손가락을 꺾으면 소리가 난다. 이런 것을 척추나 골반에도 할 수 있다. 카이로프랙틱 도수치료를 할 때 대부분 척추관절에서 이런 소리가 나서 환자들이 놀란다. 척추나 골반을 비틀어서 소리를 나게 하는 것은 어려운 기술이 아니다. 문제는 정상적인 카이로프랙틱이나 도수치료에 대한 교육을 받지 않고 평생교육프로그램이나 사설강습소, 체육단체 등에서 허술한 교육을 받고 환자 치료를 하는 것이다.

40대 후반의 여성인데 목이 아파서 카이로프랙틱 시술하는 곳을 소개 받아서 갔다. 갈 때마다 목을 좌로, 우로 꺾는 시술을 받았다. 한 달쯤 치료 후에 목이 더 아프고, 두통, 기억력 감퇴, 소화장애, 변비, 전신통증, 만성피로 등 인체의 모든 기능이 떨어지고 증상이 악화되었다. 특히 일자로 걷기를 시키면 평형을 유지하지 못하고 한쪽으로 넘어졌다.

척추에 도수치료를 하는 것이 어떻게 신경계에 큰 영향을 줄 수 있을까? 인체의 평형유지에 가장 중요한 역할을 하는 것이 지구 중력의 영향을 감지하고 전달하는 센서인 감각수용체다. 인체의 근육이나 관절에 존재하는 이 감각수용체에서 중추신경계로 전달하는 감각정보가 말단기관에서 뇌에 전달되는 정보 중 가장 많은 부분을 차지한다. 그중에서도 목뼈에 있는 근육 내의 근방추 혹은 척추관절의 감각수용체에서 소뇌 및 대뇌로 전달되는 정보의 양이 가장 많다.

만일 목을 잘못 비틀면 목에서 뇌로 가는 신경의 흐름이 줄어들어 뇌의 기능이 떨어진다. 그러면 대뇌의 조절을 받는 자율신경에 이상이 생겨서 변비, 소화장애 등 내장의 이상과 기억력 감퇴, 인격의 변화, 판단력의 저하, 다발성 통증 등 여러 가지 증상이 생기는 것이다.

이 환자는 목과 늑골의 미세한 삐뚤어짐을 정확하게 교정한 후에 뇌의 기능과 내장의 이상도 좋아지고 통증도 소실되었다. 이 경험을 통해서 환자는 척추의 중요함을 깨달았고 도수치료를 짧은 시간에 배워서 다른 사람에게 시술하는 것이 얼마나 위험한 것인가를 알게 되었다고 한다.

요즘 마사지, 안마시술소 등에서도 척추를 맞추어주는 곳이 있다고 한다. 시술을 받고 나면 시원한 느낌이 들기 때문에 척추를 비트는 시술을 선호하는 사람들도 있다. 그러나 신경계의 이상을 일으킬 위험성 때문에, 척추교정이나 도수치료는 자격이 있는 고도의 숙련된 의료인에게 치료를 받아야 한다는 사실을 절대 잊어서는 안 된다. 🍀

어깨의
통증

우 리 몸에서 운동범위가 가장 큰 관절이 어깨관절이다. 나이가
오십이 가까워지면 어깨의 통증이나 운동장애가 잘 생긴다.
50~60대가 되면 거의 대부분은 어깨가 아팠던 경험이 있을 것이다. 오십
견(동결견, 유착성관절염), 회전근개파열, 극상근파열, 극상근건초염, 석
회성건염, 이두박근건초염 등 다양한 질환과 병명이 있지만 이런 문제가
생기는 근본원인은 모두 비슷하다.

관절에 이상이 생기는 메커니즘

관절은 뼈와 뼈가 만나서 움직일 수 있도록 표면이 미끄러운 연골로 되
어 있으며 관절막, 인대, 힘줄(건)로 둘러싸여 있다. 관절막, 인대, 힘줄은
콜라겐섬유로 된 질긴 조직이며 근육보다 혈액이 덜 공급된다. 관절 안에
는 윤활유 같은 관절액이 있어서 관절이 잘 움직일 수 있게 해주고 관절
막의 안쪽에 있는 활막이라는 곳에서 관절액을 만들어낸다. 관절을 고정

하는 인대나 힘줄이 약할 때, 관절에 염증을 일으키는 물질이 생길 때, 관절에 비정상적인 힘이 반복해서 가해지면 관절에 염증반응이 일어난다. 염증이 생기면 관절막 안쪽의 활막이 붓고 관절액을 과도하게 만들어 내서 관절이 붓고 운동장애가 생기게 된다.

중년 이후 어깨에 이상이 생기는 다양한 원인들

왜 오십대가 되면 어깨의 통증이나 운동장애가 잘 생길까? 어깨관절은 ball & socket 관절의 일종이다. 동그란 공처럼 된 위팔뼈(상완골)의 끝과 소켓처럼 오목한 어깨뼈의 끝이 만나는 관절이다. 이런 관절형태는 골반과 다리가 만나는 고관절에도 있다. 어깨관절과 고관절이 같은 형태의 ball & socket 관절이지만 어깨에 이상이 생기는 빈도는 고관절에 비해서 훨씬 높다. 그 이유는 어깨의 socket이 덜 오목해서 불안정하기 때문이다. 대신에 관절의 운동범위는 고관절에 비해서 훨씬 크다. 그 socket이 얕은 대신에 어깨는 회전근개라고 하는 4개의 근육이 둘러싸고 있으며 이 근육들이 어깨의 운동과 안정에 크게 기여하기 때문이다. 그런데 오십대가 되면 이 근육의 끝인 힘줄에 혈액순환이 잘 안 돼서 힘줄이 미세하게 파열되거나, 그 손상으로 인해 염증물질이 흘러나와서 건염이나 유착성관절염이 잘 생긴다. 그 때문에 운동범위가 줄어들고 움직일 때 아프게 된다. 심하면 잠잘 때 아파서 깨기도 한다.

기억력이 떨어지는 것과 같은 뇌기능의 저하도 어깨의 '회전근개'라고 하는 극상근, 극하근, 견갑하근, 작은원근 등 4개의 근육을 약하게 한다. 응용근신경학에서는 극상근이 뇌의 기능과 밀접한 관계가 있다고 한다. 이런 근육이 약해지면 근육의 끝이 뼈에 붙는 부분인 힘줄에 미세한 파열이 잘 생기고, 염증물질이 나오면 건염, 유착성관절염 등의 염증반응이 생기고, 힘줄이나 인대가 약해짐으로 인해서 불안정하면 우리 몸에서는 칼슘을 침착시켜 석회성 건염을 일으키기도 한다. 힘줄이나 관절에 석회가 있다고 해서 불안해 하는 사람들이 있지만, 이것은 이차적으로 생기는 반응이므로 크게 걱정하지 않아도 된다. 감기에 걸리면 콧물이나 기침이 나오는 것은 우리 몸이 회복하려는 반응의 일종이다. 이것과 같다고 보면 된다. 염증이나 관절염도 마찬가지다.

당뇨가 있으면 어깨통증이 잘 생긴다. 제2형당뇨는 혈중에 인슐린이 많으므로 이것으로 인해서 관절에 염증이 잘 생긴다. 당뇨까지 진행되지는 않아도 당조절 스트레스가 있는 사람도 어깨에 이상이 잘 생긴다. 모두 인슐린 때문이다. 당분이 많은 음식을 먹은 뒤 졸리거나 피곤해지면 당조절 스트레스를 의심해 봐야 한다.

정신적인 스트레스가 많으면 주호흡근인 횡격막의 기능이 떨어지고 부호흡근(accessory respiratory muscle)이 과도하게 일을 하게 된다. 이 부호흡근 중에 쇄골하근과 앞톱니근(어깨뼈를 고정하는 근육)이 어깨관절 전체를 안정시키는 역할을 하는데, 이 근육들이 과도하게 움직여서 어깨관절을 안정시키지 못하면 위에서 말한 여러 가지 어깨의 문제가 생긴다.

술, 담배, 밀가루(gluten이 맞지 않는 사람), 우유(casein이 맞지 않는 사람), 카페인 음료, 정제된 탄수화물 등은 부신의 기능을 떨어뜨려서 인대나 힘줄을 약하게 한다. 그리고 장에서 좋은 균보다 나쁜 균을 더 많이 증식시켜서 독소나 염증물질을 많이 만들게 한다. 이런 독소나 염증물질이 어깨관절에 염증을 일으킬 수도 있다. 이런 물질들은 뇌에까지 나쁜 영향을 준다.

목에 디스크나 퇴행성변화로 인해서 신경뿌리가 압박되거나 신경의 흐름이 떨어지면 어깨를 움직이는 근육이 약해지거나 통증을 일으킨다. 목디스크로 인해서 신경뿌리가 압박되면 어깨로 내려가는 방사통이 생기기도 한다. 이런 방사통으로 인한 통증에 어깨 자체의 염증이나 운동장애가 동반되기도 한다.

오십대가 되면 근력을 포함해서 인체의 기능이 자연적으로 떨어지기 시작한다. 여기에 정신적인 스트레스, 술, 담배, 나쁜 음식, 수면 부족, 운동 부족 등의 나쁜 요인들이 겹치게 되면 어깨관절에 탈이 나게 된다.

어깨의 이상을 예방하려면

- 어깨는 우리 몸에서 운동범위가 가장 큰 관절이다. 평소에 팔과 어깨를 모든 방향으로 움직이는 스트레칭과 운동을 해주어야 한다. 평소에 좋아하는 운동을 꾸준히 해야 한다. 시간이 없으면 간단한 체조라도 해야 된다.
- 정신적인 스트레스는 어깨를 아프게 한다. 무거운 짐을 어깨에 짊어지고 가야 한다면 어깨에 이상이 생길 수 있다. 정신적인 짐도 마찬가지다. 여러 가지 방법으로 스트레스를 해소하려는 노력을 해야 한다.
- 술, 담배, 나쁜 음식은 어깨에 염증을 일으키므로 삼가야 한다.
- 수면 부족은 뇌의 해독을 방해하고 뇌기능을 떨어뜨리므로 어깨의 이상이나 통증을 잘 일으킨다.
- 목디스크나 목의 이상은 이차적으로 어깨의 문제를 일으킨다. 평소에 척추건강을 잘 유지하는 것이 중요하다.

어깨의 이상에 대한 진단

- 어깨관절을 움직일 때 아프거나 특정한 부위의 압통이 있는 것만 봐도 거의 정확하게 어떤 문제인지 진단이 가능하다.
- 요즘은 초음파로 어깨의 이상을 간단하고 쉽게 영상(그림)으로 볼 수 있다. 치료 후에 호전된 변화도 관찰할 수 있다.
- 좀 더 자세히 MRI나 관절경으로 봐야 하는 경우도 있지만, 이런 경우는 회전근개가 완전히 파열돼서 수술적인 치료가 필요한 경우를 제외하면 꼭 해야 하는 것은 아니다.
- 팔을 위로, 뒤로, 옆으로, 등 뒤로 돌릴 때 모든 방향에서 아프고 운동범위의 제한이 심하면 유착성관절염을 의심할 수 있다. 오십견이라고도 하고 동결견이라고도 한다. 밤에 잘 때 아파서 깨기도 하고, 치료기간이 오래 걸릴 수도 있다.
- 팔을 옆으로 올릴 때 특정한 운동범위에서 아픈 경우는 회전근개의 파열이나 극상근의 파열 혹은 건초염, 석회성 건염 등을 의심해 볼 수 있다.

어깨의 이상에 대한 치료

- 유착성관절염: 유착성관절염(오십견, 동결견)에서 중요한 것은 팔을 움직일 때 아프고 운동범위의 제한이 아주 심하다는 것이다. 이때 관절막이 유착된 것을 풀어주는 것이 중요하다. 초음파를 보고 어깨로 내려가는 신경얼기(그물모양의 신경)를 목에서 국소마취를 하면 약 30분 정도 어깨와 팔이 마취된다. 그 후에 유착방지제를 주사하면서 어깨관절을 모든 방향으로 충분히 움직여주면 유착된 것이 떨

어지고 통증과 운동제한이 좋아진다. 그런 다음 운동치료나 물리치료를 꾸준하게 하면, 몇 주 내에 좋아질 수 있다. 만일 이런 관절가동술(관절 국소마취한 상태에서 움직이는 도수치료)을 하지 않으면 운동치료나 물리치료를 수 개월 또는 수 년 동안 해야 되는 경우도 있다.

• 회전근개 파열 혹은 극상근의 건초염, 석회성 건염: 이런 문제는 어깨를 고정하고 움직이게 하는 회전근개의 퇴행성변화, 미세한 파열, 염증이 그 원인이다. 회전근개가 위팔뼈(상완골)의 골두에 부착하는 곳의 힘줄은 혈액순환이 근육에 비해서 떨어지므로 중년 이후부터는 힘줄의 퇴행성변화가 잘 생긴다. 옷을 오래 입으면 소매나 팔꿈치게 헤지게 된다. 팔꿈치가 헤져서 구멍이 난 것을 그대로 기워도 다시 찢어진다. 여기에 다른 헝겊을 덧대서 기워야 하듯이 어깨 힘줄을 치료할 때도 그냥 물리치료나 운동치료를 하는 것보다는 손상자극을 줘서 재생하는 과정이 일어나게 해야 한다.

- 손상자극을 주는 방법은 고농도의 포도당을 주사하거나(증식치료, 프롤로테라피, prolotherapy), 체외충격파를 줘서 미세한 파열이 생기거나 염증이 생긴 부위에 미세한 외상을 줘서 그 외상에 대해 재생하는 과정이 생기게 만드는 것이다. 이것의 장점은 회전근개가 파열된 부위에 정상적인 콜라겐섬유(힘줄은 콜라겐섬유로 형성됨)가 생겨서 힘줄이 재생된다는 것이다. 단점은 주사 후에 며칠 동안 통증이 생기는 것이다.

• 어깨에 가는 신경은 목이나 등뼈에서 나오기 때문에 목과 등뼈의 미세한 뼈뚤어짐을 교정하는 것도 중요한 치료이며, 목디스크가 동반되어 있다면 이것을 해결해야 근본적인 치료가 된다. 평소 목에 통

증이 있다면 목뼈나 등뼈의 미세한 삐뚤어짐을 확인하고 교정하는 것이 어깨통증의 예방에 중요하다.

- 어깨관절을 따뜻한 물에 담그거나 뜨거운 찜질을 한 후에 운동이나 스트레칭을 하면 통증이 줄어들고 운동이 잘 된다.
- 물리치료나 운동치료를 전문적으로 꾸준하게 받는 것도 좋다.
- 좋아하는 운동을 계속하는 것도 중요하다.
- 충분한 수면을 취하고, 스트레스를 해소하거나 명상을 하는 것도 좋은 방법 중 하나다.
- 술, 담배, 카페인 음료, 정제된 탄수화물, 가공식품, 패스트푸드 등을 멀리하고 필수지방산이 풍부한 생선이나 야채를 많이 섭취하면 염증반응이 억제되고 관절에 영양공급이 잘 된다.
- 진통소염제는 급성 염증에 도움이 되지만, 근본적 원인은 퇴행성변화로 인한 것이 대부분이므로 장기적으로 복용하지 않는 것이 좋다.
- 어깨의 약해진 근육 위에 치료용 taping을 하는 것도 좋은 방법 중 하나다. 약해진 근육 위에 치료용 tape를 붙이면 그 근육이 강해져서 근육의 통증도 덜하고 관절이 안정되는 장점이 있다.

40~50대가 되면 어깨의 통증이나 운동장애로 고생하는 사람이 많아진다. 어깨를 움직이는 근육의 끝이 힘줄이 되어 위팔뼈(상완골)에 붙는 부위가 근육보다는 혈액이 풍부하지 못하므로 40대 이후에 퇴행성변화가 시작되거나, 스트레스로 인해서 부신의 기능이 떨어지면 그 힘줄이 약해지게 된다. 그러면 그 힘줄에 염증반응, 미세한 파열, 석회화 등이 생기게 된다. 관절 자체에 염증반응이 생기면 관절에 유착되어서 동결견(유착성

관절염, 오십견)이 생길 수도 있다. 다양한 문제와 질병이 어깨에 생기지만 근본적인 원인은 어깨의 힘줄이 퇴행성 변화로 닳고 약해지고, 그래서 염증반응이 생긴 것 때문이다. 평소에 건강관리를 잘 하는 사람은 어깨도 건강하다. 어깨의 이상은 전신의 문제와 관련이 있다고 할 수 있다. 좋은 음식, 편안한 마음, 적절한 운동, 명상 등을 통해서 몸을 잘 관리하면 어깨의 통증을 예방할 수 있다.

오십견(어깨의 유착성관절염)도
잘 치료된다

오십견(어깨의 유착성관절염, 동결견)이란?

어깨관절은 우리 몸에서 가장 운동범위가 큰 관절이다. 어깨관절의 관절막이 특별한 원인 없이 들러붙어서(유착) 운동범위가 점차 줄어들면서 통증이 생기는 것을 유착성관절염이라고 한다. 오십대에 잘 생긴다고 해서 오십견이라고도 하고, 관절이 얼어붙어서 잘 안 움직인다고 해서 동결견이라고도 한다. 40대 이후에 잘 생기고 간혹 젊은 사람에게도 생길 수 있다. 당뇨가 있으면 혈중 인슐린이 높아서 염증을 일으키기 때문에 어깨의 유착성관절염이 잘 생긴다.

증상

팔을 움직일 때마다 아프다. 팔을 앞으로, 옆으로 뒤로 돌릴 때 통증이 생기고 점차 관절의 운동범위가 줄어든다. 심한 경우는 팔을 뒤로 돌려서 엉덩이를 만지기도 힘들다. 밤에 자다가 돌아누울 때 아파서 깬다.

경과

약물치료는 진통소염제이므로 크게 효과가 없다. 물리치료를 해도 잘 낫지 않고 증상이 점차 더 심해지는 경우도 많다. 운동치료를 할 때는 극심한 통증으로 참을 수 없는 경우가 많다. 이렇게 치료가 힘들기 때문에 수개월 혹은 1~2년 동안 어깨의 통증과 운동장애로 고생을 한다. 오래 걸려서 통증이 좋아져도 어깨관절의 운동범위는 전보다 훨씬 줄어든다.

치료

관절의 유착부위에 국소마취제, 항염증제, 유착방지제를 주사한 후 도수치료(Brisement maneuver)를 한다. 어깨로 가는 신경을 국소마취한 다음 도수치료를 하므로 거의 통증이 없다. 도수치료하는 도중에 유착된 부위가 박리되는 '쩍쩍, 두둑, 지직' 등의 소리가 들리면서 관절의 운동범위가 정상으로 회복된다.

어깨관절 내에 유착을 방지하고 염증을 억제하는 주사를 놓고 도수치료 시술을 하기 때문에 다시 유착되는 것을 방지할 수 있다.

도수치료를 하고 나서 마취약의 효과가 사라지면 통증이 생기지만, 이 통증을 참고 정상 운동범위로 운동을 하면 다음 날부터 통증이 많이 없어지고 운동범위도 증가된다. 도수치료를 하고 나서부터 하루 동안 옆에서 다른 사람이 팔을 잡고 다양한 방향으로 운동을 시켜서 유착되는 것을 방지하는 것이 중요하다.

치료 횟수

한 번 혹은 두 번의 시술로 많이 호전된다. 몇 년 동안 통증으로 팔을 잘 사용하지 못하던 분도 한 번의 시술로 어깨관절을 시원하게 정상적으로 움직이게 되므로, 기적적인 치료라고도 한다. 이 시술을 한 후에 관절의 운동범위가 완전히 정상으로 회복될 때까지 물리치료와 운동치료를 병행하면 효과적이다.

치료의 효과

물리치료, 운동치료, 침치료, 수기치료, FIMS 등 다양한 치료법이 있지만, 이 도수치료가 가장 효과적으로, 단시간에 유착성관절염을 정상 관절로 회복시키는 방법이다. 재발을 방지하는 운동법을 계속하면, 유착성관절염, 오십견으로 다시 병원을 찾는 일은 없을 것이다.

평소에 어깨를 사용하는 운동을 꾸준히 하면 오십견을 예방할 수 있다. 만일 오십견이 생겨서 움직일 때마다 아프고 밤에 수면을 방해할 정도로 고생하신다면, 필자의 경험으로는 이런 도수치료가 가장 빠른 치료라고 생각한다. 🍀

디스크는
심각한 병이 아니다

많은 사람들이 디스크라고 하면 잘 치료되지 않는 질환이거나 수술을 해야 하는 것으로 알고 있다. 허리가 아프거나 다리가 당기는 사람들이 병원에 와서 디스크라는 진단을 받으면 아주 심각한 문제이거나 수술을 해야 하는 것으로 알고 걱정을 한다. 병원에서 MRI를 찍어보고 나서 디스크 판정(?)을 받았다는 분들도 있다. 디스크가 좋아지면 더 이상 디스크가 아닌데 어떻게 판정이라고 하나? 예를 들면 3급 장애판정이라고 할 때, 판정이라고 하면 더 이상 좋아지지 않는 상태를 말하지 않나? 지금은 디스크 즉 추간판탈출증으로 인한 신경압박이나 요통이 있지만, 치료하거나 적절히 대처하면 좋아질 수 있는 병이라고 하는 게 맞는 말일 것이다. 디스크는 95% 이상이 수술을 하지 않아도 잘 치료된다.

많은 분들이 관심을 가지고 있고 걱정하는 디스크는 무엇일까? 디스크는 원래 척추뼈 마디 사이의 물렁뼈를 말한다. 척추는 골반 위에 24개의 뼈로 되어 있으면서 머리를 받치는 역할을 한다. 이들 뼈 사이에 있는 물렁뼈를 디스크(추간판)라고 한다. 원래 디스크는 병명이 아니고 인체의 구조물, 즉 척추의 물렁뼈인 샘이다. 우리가 디스크라고 하는 것은 정확하게 disc herniation(디스크 탈출)인데, 좀 더 정확하게 말하면 Herniated Nucleus Pulposus(HNP)라고 한다. 디스크는 크게 3개의 구조물로 이루어져 있는데, 디스크의 중심에는 수핵(nucleus pulposus)이라고 하는 구슬과 같은 모양의 젤리가 있어서 디스크의 충격흡수, 움직임을 담당하는 부분이 있고 그 수핵을 둘러싸는 아주 단단한 섬유조직인 섬유윤이라고 하는 구조물이 있다. 이들 두 구조물을 아래 위로 덮고 있는 판을 디스크판이라고 한다. 수핵은 수분이 70~90% 정도 함유된 말랑말랑한 젤리상의 유연한 물질이다.

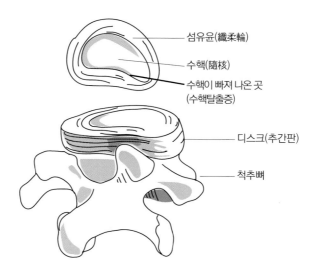

섬유윤(纖柔輪)

수핵(隨核)

수핵이 빠져 나온 곳
(수핵탈출증)

디스크(추간판)

척추뼈

디스크를 정확하게 수핵탈출증이라고 한다. 디스크의 중앙에 있는 수핵이 약해진 섬유윤을 통해 빠져 나와서 뒤쪽에 있는 신경을 압박하면 허리의 통증이나 엉덩이, 다리로 내려가는 방사통, 감각의 이상, 근육의 힘이 빠지는 등의 증상이 생기게 된다.

인체에서 디스크의 기능이 무엇인지 알면 디스크가 마디 사이에 빠져 나왔을 때 어떤 증상을 일으키는지 알기 쉽다. 디스크는 척추뼈 마디 사이에 있는 완충제로서 척추를 움직일 수 있게 하고 동시에 척추에 가해지는 충격을 흡수하는 작용을 한다. 만일 이 디스크가 없으면 허리를 굽히고 펴거나 목을 돌리는 등의 움직임을 할 수가 없다. 또한 외부에서 가해지는 충격이 척추뼈로 직접 전해져서 뼈가 매우 빨리 닳는 퇴행성 변화가 생길 것이다.

디스크의 움직임을 좀 더 자세히 살펴보자. 디스크의 중앙에 있는 젤리와 같은 수핵은 몸의 움직임에 따라 다양하게 변한다. 몸을 앞으로 숙이면 앞쪽의 수핵이 압박되어 뒤쪽으로 밀려나게 된다. 옆으로 몸을 숙이면 이 수분을 많이 함유한 젤리가 한쪽은 압박이 되게 반대쪽은 팽창하게 된다. 이런 현상이 척추운동의 유연성을 확보해 주고, 척추의 충격을 흡수한다. 건강한 디스크를 유지하기 위해서는 척추뼈 마디 사이의 정상적인 움직임이 매우 중요하다. 이런 움직임 속에서 디스크에 영양이 공급이 되기 때문이다. 스펀지를 눌렀다가 떼면 물이 스펀지로 빨려 들어가는 것처럼 디스크는 압박과 이완의 과정을 통해서 영양분을 빨아들이고 노폐물을 내보낸다.

수핵이나 섬유윤의 안쪽은 혈관이 거의 없기 때문에 혈액을 통해서 영양 공급을 받지 않고 움직임에 의한 압박과 이완의 과정을 통해서 영양공급을 받는다. 이런 관점에서 척추를 적절하게 움직이는 운동을 하는 것이 중요하다.

디스크의 진단과 치료

디스크의 이상은 디스크의 중심에 있는 수핵(젤리 같은 물질로 충격흡수, 운동성 담당)을 둘러싸는 섬유윤의 섬유 중 일부나 전부가 약해지는 것으로부터 시작한다. 이 섬유윤의 손상은 외상으로 인한 것보다는, 운동을 하지 않거나, 인체의 해독대사나 에너지대사가 떨어지거나, 부신스트레스증후군이 있을 때 더 많이 일어난다. MRI상에서 하얗게 보이는 수핵이 검게 혼탁된 것처럼 보이는 것을 디스크내장증이라고 한다. 이런 내장증에서부터 수핵이 섬유윤의 뒤쪽을 밀어서 약간 돌출된 것을 디스크 팽윤이라 하고, 아래의 그림처럼 섬유윤이 모두 터져서 뒤쪽의 척수나 신경뿌리 쪽으로 밀려나온 것까지 아주 다양하다.

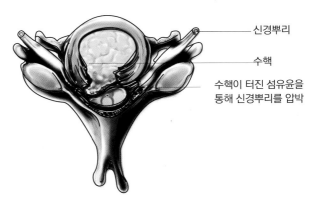

신경뿌리

수핵

수핵이 터진 섬유윤을
통해 신경뿌리를 압박

올바른 디스크의 진단은? 디스크의 진단을 할 때 MRI를 찍어서 디스크내장증인지, 팽윤인지, 혹은 수핵이 빠져 나온 정도를 보는 것은 중요하다. 또 디스크를 수술로 치료할 때도 MRI의 소견을 보고 하는 방식을 결정한다. 그렇지만 디스크의 진단에서 가장 중요한 것은 의사가 검사를 해서 신경뿌리의 압박이나 손상의 정도를 평가하는 것이다. 치료를 진행해

나감에 따라 좋아지는지 혹은 감각신경이나 운동신경의 이상이 더 나빠지는지를 보는 것도 필요하다.

MRI상에서 수핵이 아무리 심하게 빠져 나와도 검사에서 신경뿌리의 이상 소견이 심하지 않으면 수술하지 않고 보존적인 치료를 하는 것이 원칙이다. 디스크는 거의 대부분이 수술적인 치료를 하지 않고 보존적인 치료로 좋아진다.

디스크 수술 해야 하나?

얼마 전 고등학교 동기가 목디스크로 수술해야 한다고 진단을 받고 왔다. MRI에서는 경추의 7개 척추뼈 중에서 3, 4, 5, 6, 7번의 디스크가 퇴행성으로 닳고, 수핵이 빠져서 섬유윤이 밀려나온 것이 보였다. 아마도 그 병원에서는 이런 MRI 소견을 보고 디스크 수술을 하자고 권했던 것 같았다. 검사를 해보니 신경뿌리가 압박되는 소견이 심하지 않았고, 증상도 왼쪽 어깨 부위가 저릿저릿한 약한 통증만 있었다. 이런 증상이 생긴 지한 달밖에 안 된다고 했다. 필자의 경험으로는 이런 정도의 디스크 증상은 1~3개월 정도 보존적인 치료를 하면 호전된다. 그래서 그 친구에게 수술하지 않고 근처의 병원에서 치료받기를 권했고 한 달쯤 지나서 완쾌되었다.

척추의 통증이나 신경뿌리의 압박소견이 전혀 없는 사람 100명의 MRI를 찍어보면 30~40명은 심각한 디스크 이상 소견이 있다고 한다. 그러니까 MRI 소견만으로 수술 여부를 결정하는 것보다 신경학적 검사나 병력을 보고 판단하는 것이 아픈 사람에게 더 도움이 될 것 같다.

디스크로 인해서 신경뿌리가 압박을 받으면 어떤 현상이 생길까? 허리디스크의 경우는 다리를 들었을 때 엉덩이에서 다리로 내려가는 방사통이 느껴지며, 목디스크의 경우는 머리를 뒤로 젖히면 어깨나 팔로 내려가는 통증이 느껴진다. 이렇게 간단한 검사를 통해서도 디스크로 인한 신경의 압박을 알 수 있다.

MRI를 찍어보면 디스크의 모양이나 팽윤, 탈출, 파열 등에 대한 정보를 정확히 알 수 있다. 그렇다고 하더라도 신경압박으로 인한 통증, 감각이상, 근육마비, 반사의 소실 등은 의사가 환자를 직접 검사해야만 알 수 있다. 이렇게 진단한 결과가 환자의 경과를 예측하는 정확한 자료이며, 수술 여부의 결정도 의사의 직접검사를 기초로 하는 것이 바람직하다.

대부분의 사람들은 디스크라고 진단받으면 심각하게 받아들인다. 그 이유는 수술을 해야 할 수도 있고, 좀처럼 잘 낫지 않는 고질병이라는 생각 때문이다. 95% 이상의 디스크는 수술하지 않고 보존적인 치료로 좋아지고, 대부분 디스크는 시간이 걸려서 그렇지 잘 낫는다. 디스크를 수술한 경우와 아무런 치료를 하지 않은 집단을 2년 뒤에 평가했더니 결과가 비슷했다는 연구도 있다.

우리나라는 디스크 수술을 상대적으로 많이 하는데, 이는 수술치료에 대한 적용범위가 넓기 때문이다. 디스크로 진단 내려졌을 때 꼭 수술치료를 해야 하는 경우는 3가지가 있다.

- 첫째, 디스크가 허리의 자율신경을 눌러서 방광, 대변, 성기능 조절이 안 될 때, 이때는 응급수술을 해야 한다.
- 둘째, 디스크가 신경뿌리를 눌러서 시간이 갈수록 감각이 떨어지거나, 근육마비가 진행될 때이다.
- 셋째, 지속적인 통증으로 인해 견딜 수 없을 때다.

세 번째의 경우는 경막외주사(척수의 외막인 경막 바깥에 약물을 주입하여 신경뿌리 증상을 일시적으로 차단하는 주사)를 맞으면 방사통이 줄어들므로 이 주사를 맞고 기다려보는 것도 좋은 방법 중 하나다.

디스크의 수술을 결정하는 절대적인 적응증은 위의 3가지이지만, 일반적으로 MRI 사진에서 보이는, 디스크가 뒤쪽의 척수강 내로 돌출된 정도를 가지고 결정하는 것이 대부분이다. 그러나 MRI 사진이 수술의 절대적인 기준이 될 수 없다는 주장도 많다. 허리의 통증을 느끼지 않는 건강한 사람들도 MRI를 찍어보면 약 30% 정도는 심각한 정도의 디스크 이상을 보인다는 자료들이 있다. 결국 이는 MRI상 디스크의 이상 정도와 환자의 신경증상이 서로 일치하지 않는 경우가 많다는 사실을 뜻한다. 따라서 수술의 기준은 의사가 환자를 직접 검사한 후 내린 평가가 가장 중요하고 MRI는 참고자료로 이용될 수 있을 뿐이다. MRI 영상 소견이 매우 중요한 자료가 되는 것은 사실이다.

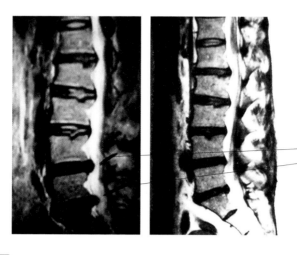

디스크의 수핵이 터진 섬유윤 사이로 빠져 나와서 척수강 내로 돌출된 MRI

그림 설명 카이로프랙틱 도수치료를 받기 전(左)과 후(右)의 MRI 소견이다. 심한 디스크라도 치료 6개월 혹은 1년 뒤 MRI를 찍어보면 좋아진 경우가 많다.

허리디스크나 목디스크로 진단받고 병원에서 수술치료를 권유받았던 많은 사람들이 수술 외의 일반적인 물리치료나 다른 여러 가지 치료를 받고 나서 좋아진 경우가 결코 적지 않다. 어떤 경우는 특별한 치료를 받지 않고도 저절로 증상이 좋아지기도 한다. '허리가 아프고 다리가 당기는 것이 좋아졌다'든가, '목이 아프고 움직이기 힘들고, 어깨, 팔이 저리고 아프던 것이 좋아졌다'라는 경험이 그것이다. 어떻게 이런 일이 있을 수 있을까?

디스크 내의 수핵은 물이 70~90% 함유되어 있는 젤리상의 물질이다. 이것이 섬유윤이 터진 사이로 척추강내로 돌출되면 돌출된 부위의 수분 함량이 감소한다. 수분함량이 감소되면 돌출된 부위가 줄어들어 신경의 압박이 줄어들게 된다. 그 외에 디스크에 영양공급이 잘 되도록 척추의 움직임을 정상화하거나 영양치료, 근육치료, 물리치료, 골반견인, 도수치료(카이로프랙틱), 주사치료 등을 통해서 신경의 압박을 더 줄이면 증상이 좋아지게 된다. 이런 이유로 가능하면 수술적 치료를 하지 말고 보존적인 치료를 먼저 해야 한다.

디스크의 이상에 대한 보존적인 치료

수핵탈출증(추간판탈출증, 디스크)으로 인한 가장 흔한 증상은 척추뼈 사이의 물렁뼈인 추간판(디스크)의 젤리 같은 물질인 수핵이 뒤로 밀려나와서 신경을 자극하거나 압박하는 것 때문에, 요통이나 팔, 다리로 내려가는 방사통이 생기는 것이다. 디스크에 이런 변형이 있으면 모두 통증이나 감각이상, 근육 약화 등의 신경증상이 생길까?

척추에 아무런 증상이 없는 일반 사람들에게 MRI를 찍어보면 약

30~40%는 디스크에 심각한 변화가 있다고 한다. 그러므로 MRI에서 보이는 디스크의 이상이 실제 척추의 기능적 이상이나 신경의 압박과 꼭 관련이 있다고 보기는 힘들다고 할 수 있다.

MRI상에 아무리 심각한 수핵탈출증이나 추간판의 섬유윤이 파열되어 수핵이 척추강 내로 흘러내렸더라도 가능하면 수술하지 않고 보존적인 치료를 먼저 하는 것이 원칙이다. 보존적인 치료를 하는 도중에 신경의 마비가 더 진행되면 그때 수술적인 치료를 고려해야 한다.

왜 디스크에 이상이 있을 때 가능하면 보존적인 치료를 해야 할까? 디스크 수술은 거의 대부분 디스크(추간판) 내의 젤리 같은 물질인 수핵을 제거하는 것이다. 이 수핵을 제거하면 디스크의 높이가 낮아져서 신경이 빠져 나오는 공간인 추간공이 좁아진다. 이 신경이 나오는 구멍이 좁아지면 척추관 협착이 생길 수 있다. 척추관 협착의 증상은 서 있거나 걸으면 종아리나 다리가 터질 듯 아픈 것이 특징이다. 이런 척추관 협착은 MRI로 진단하는 것보다는 서 있거나 걸어다닐 때 다리가 아픈 것으로 확인하는 것이 더 정확한 진단법이다. 100m 걸으면 아픈지, 버스 한 정거장은 걸을 수 있는지? 하는 것이 더 중요하다.

디스크 수술을 하고 나서 시간이 갈수록 충격을 흡수하는 수핵이 없음으로 인해서 충격이 바로 척추뼈로 전달되어 척추뼈가 닳는 현상, 즉 퇴행성변화가 진행되고 척추 신경뿌리가 나오는 추간공이 더 좁아져서 척추관협착증이 생기게 된다.

추간판탈출증이 여러 부위에 생겨서 두 곳 이상을 수술하게 되면 수술할 때 척추 뒤의 뼈를 부분 절개하면서 진행하므로 척추가 불안정해진다. 원칙적으로 이런 곳에는 수술한 부위의 아래와 위로 금속을 고정해서 안정시키는 수술을 병행한다. 이런 금속고정수술을 하지 않는 사람은 척추가 불안정해서 허리가 더 자주 아프게 되고 퇴행성변화가 더 진행된다는 단점이 있다. 그렇지만 금속고정을 한 경우에도 고정을 한 위 혹은 아래의 척추에 과도한 부담이 와서 그쪽의 디스크에 변형이 생길 가능성이 있다고 한다.

이런 이유로 인해서 디스크의 이상이 있을 때 가능하면 수술적인 치료보다는 보존적인 치료를 하는 것이 원칙이다.

디스크의 이상에 대한 보존적인 치료에는 어떤 것이 있을까?

1. 목이나 골반의 견인치료를 한다. 경추디스크는 위로, 허리디스크는 아래로 반복적으로 당기는 치료를 통해서 돌출된 디스크가 들어가게 하고, 신경뿌리의 압박을 줄이는 효과가 있다. 간혹 견인을 하고 나서 증상이 더 악화되는 경우도 있지만, 시간이 지나면 좋아진다.
2. 견인의 효과로 평행봉, 철봉, 꺼꾸리 등도 디스크 공간을 넓혀주는 효과가 있다.
3. 카이로프랙틱을 비롯한 도수치료는 척추의 미세한 삐뚤어짐을 교정해서 신경의 압박을 풀어주고, 디스크에 가해지는 스트레스를 감소시켜서 탈출된 수핵을 제자리로 들어가게 한다.
4. 척추신경 내측가지의 일시적인 신경차단을 이용한 척추교정을 통해서 디스크 치료에 도움을 줄 수 있다. C-Arm이라고 하는 X-ray 투시기를 보고 정확한 척추신경가지가 나오는 부위에 국소마취제를 놓고 교정을 한다.

5. 인대증식치료: 고농도의 포도당액을 척추의 인대에 주사하는 방법이다. 이것은 디스크에 직접적으로 영향을 주는 것은 아니고, 디스크 주위 조직을 안정시킴으로써 디스크에 도움을 주는 치료법이다. 또이 치료는 디스크 수술을 한 사람 중 척추가 불안정할 때 도움이 될 수 있다.

6. 경막외주사: 척추강 내의 척수를 둘러싸는 막을 경막이라고 하는데, 그 경막 위에 스테로이드호르몬과 국소마취제를 섞은 주사를 놓는 것이다. 신경뿌리 주변의 부은 조직을 감소시켜서 주사 맞고 신경압박 증상이 바로 좋아지는 것이 대부분이다. 그렇지만 스테로이드호르몬을 사용하기 때문에 반복해서 주사하는 것은 삼가야 한다.

7. 신경성형술: 꼬리뼈 부위부터 작은 관을 넣어서 스테로이드 주사와 국소마취제를 섞은 용액을 넣는 시술이다. 이 시술은 비싸고, 스테로이드호르몬을 사용하기 때문에 이 시술을 해서 도움이 될 것인지 잘판단해야 한다. 디스크 증상이 있다고 바로 이 시술을 하는 것보다는 다른 치료를 해보고 나서 증상이 호전되지 않을 때 고려하는 것이 좋겠다.

목과 허리에 디스크가 생기는 근본원인은?

카이로프랙틱이나 정골요법(Osteopathy)에서는 22개의 뼈로 구성된 두개골의 움직임을 손으로 느껴서 치료의 도구로 사용한다. 뇌와 척수를 둘러싸고 있는 뇌척수액이 뇌에서부터 꼬리뼈까지 움직이는 것 때문에 두개골과 골반에 미세한 움직임이 있다. 그 움직임의 이상이 디스크나 신경계의 이상을 유발할 수 있다는 것이다. AK에서는 근육검사를 통해서 미세한 움직임의 이상을 쉽게 진단할 수 있다.

두개골과 골반은 경막이라는 뇌와 척수를 둘러싸는 조직으로 연결되어 있다. 뇌척수액의 흐름에 미세한 이상이 생기면 두개골과 골반의 미세한 움직임이 떨어진다. 디스크가 있는 사람들을 검사해 보면 거의 대부분 이런 현상이 있다.

몸에 독소가 많거나 염증물질이 많으면 두개골과 골반의 움직임이 떨어진다. 몸의 독소나 염증물질은 담배, 술, 나쁜 음식, 숨겨진 알레르기를 일으키는 음식(밀가루, 우유), 그리고 스트레스 때문에 생긴다.

그래서 디스크를 치료할 때 구조적인 면만 치료하는 것보다 음식과 스트레스가 근본원인이라는 것을 고려하고 치료하면 효과적이고 재발을 방지할 수 있을 것이다. ✿

경추성
두통

두통은 우리가 살아가면서 누구나 겪을 수 있는 증상이다. 감기만 걸려도 두통이 생긴다. 좀 신경 쓰이는 일이 있어도 뒷골이 뻐근하다. 교통사고 나서 목을 다쳤는데, 며칠 지나니 뒷머리가 아프고 심하면 눈알이 빠질 듯 아프기도 하다. 이런 모든 증상을 일으키는 신경은 12개의 뇌신경 중에 5번 뇌신경인 삼차신경이다. 삼차신경이라는 말은 신경이 뇌에서 나오면서 눈과 이마의 감각을 담당하는 것, 얼굴의 감각, 그리고 턱과 목의 일부를 담당하는 신경 등 3개의 가지로 나누어지기 때문이다.

삼차신경통이라는 것은 삼차신경의 이상으로 인해서 안면부위에 극심한 통증을 일으키는 것을 말한다. 머리나 얼굴의 통증(정확하게 통각)을 전달하는 신경은 모두 삼차신경을 통해 대뇌로 전달되어 두통으로 인식되고 감정뇌(변연계, limbic system)에서 고통을 느끼게 된다.

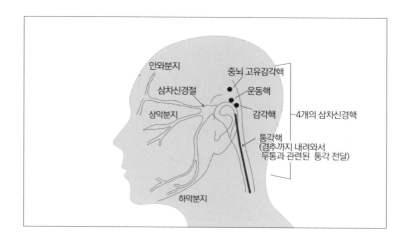

그림 설명 삼차신경은 위로는 중뇌(고유감각핵), 중간에 다리뇌(저작근을 담당하는 운동핵, 머리와 얼굴의 일반적인 감각을 담당하는 감각핵), 아래로 숨뇌와 경추부위의 척수까지 내려가는 통각핵 이렇게 4개의 신경핵으로 구성되어 있다. 경추성 두통이라는 것은 경추의 이상 혹은 턱관절의 이상이 통각핵을 자극해서 두통을 일으킨다는 것이다.

이 삼차신경의 핵은 중뇌에서 다리뇌, 숨뇌를 거쳐 경추의 척수까지 내려오게 된다. 신경핵이라고 하는 것은 신경세포가 모여 있는 곳을 말한다. 두통을 전달하는 신경인 삼차신경의 핵이 경추까지 내려오기 때문에 경추의 미세한 삐뚤어짐, 경추의 손상, 턱관절의 이상 등은 두통을 일으키는 원인이 될 수 있다.

스트레스로 인해서 뒷목의 근육이 긴장되어도 경추부위의 삼차신경핵을 자극해서 두통을 일으킬 수 있다.

두통 중에서 가장 잘 치료되는 것이 경추성 두통이다. 목뼈가 미세하게 삐뚤어진 것으로 인해서 두통이 생기는 것은 카이로프랙틱 도수치료나 주사치료로 쉽게 치료된다. 교통사고나 외상에 의한 통증의 경우 외상은 외상에 의한 통각메모리를 제거하고, 물리치료, 근육이나 인대를 강화하는 치료를 하면 좋아진다. 스트레스로 인한 뒷목의 긴장과 두통은 무의식에 깊이 박혀 있는 부정적인 정서를 분리하면 좋아진다. 스트레스로 인한 두통은 눈 주위의 통증이나 안구건조증을 동반하는 경우도 많다. 스트레스를 해결하고 목뼈의 미세하게 삐뚤어진 것을 교정하면 두통, 안구통증, 눈이 침침하고 뻑뻑한 안구건조증도 좋아진다. 평소에 뒷머리가 아프고 뒷목이 뻐근한 사람은 후두부의 아래쪽, 즉 머리카락이 끝나는 바로 위쪽 부위를 문질러주면 머리도 맑아지고, 안구건조증도 좋아지는 경우가 많다.

목뼈를 안정시키는 근육은 대체로 소뇌의 지배를 받기 때문에 평소에 운동을 규칙적으로 하면 소뇌 쪽으로 좋은 자극이 많이 가고 목의 근육이 강해진다. 팔, 다리를 움직이는 대부분의 운동은 목을 적절하게 움직이게 한다. 탁구, 농구, 축구 등 구기종목은 운동할 때 눈이 목표물에 따라 움직이게 되는데, 이것은 대뇌, 중뇌, 소뇌에 강한 자극이 되므로 경추의 건강에 도움이 된다. 수영도 목을 포함한 척추에 도움이 되는 좋은 운동이다.

두통 중에서 뒷머리에서 시작한 두통이 목이나 머리 앞쪽, 눈으로까지 뻗쳐오는 경우는 대부분 경추성 두통이다. 이 두통은 여러 가지 두통의 원인 중에 가장 흔하고 쉽게 치료된다.

외상은
기억된다

수술을 포함한 모든 외상은 중추신경계에 기억되어 통증이나 기능 이상을 일으킬 수 있다.

신호대기 중에 다른 차가 뒤를 들이받는 교통사고로 목을 다쳤는데 병원에서는 이상이 없다고 하지만 몇 년이 지나도 그 부위가 불편하다. 6년 전에 농구를 하다가 무릎을 바닥에 찧은 후부터 계속 그 부위가 아픈데, 종합병원에서 MRI를 찍어도 이상이 나오지 않는다. 대학교에 다니는 학생이 머리 뒤쪽의 두통이 중학교 때부터 지속된다고 했다. 같은 학교 아이들에게 집단 구타를 당하고 나서 치료하고 심한 통증은 없어졌고 뇌검사를 해도 이상이 없다고 하지만 간간이 두통이 생겨서 괴롭다고 했다. 이런 과거의 외상으로 인해 오랫동안 통증이나 기능 이상을 호소하는 사람은 많다. 의사협회 주최 도수치료 강의 도중에 외상에 대한 메모리에 대해 강의 실습할 기회가 있었는데, 목디스크 수술을 받은 의사가 있었다. 수술 후 목에서 팔로 내려가는 방사통은 좋아졌지만, 두통, 어지럼, 목의 통증으로 고생하고 있었다. 그러나 외상의 기억을 지우는 치료를 한 뒤 증상이 즉시 좋아졌다.

정통의학에서는 현재 정밀검사를 해도 이상이 없지만, 과거의 외상으로 인해서 통증이나 기능 이상이 생긴다는 것을 받아들이지 않는다. 필자도 응용근신경학(Applied Kinesiology)을 하기 전에는 '오래전에 있었던 외상은 현재의 증상과 관련이 없다'라고 생각했다. 병원에서는 대부분 이런 증상을 호소하면 진통소염제를 처방하거나 신경증(노이로제, neurosis)이라 생각해서 정신과 치료를 받게 한다.

Dr. Walter Schmitt는 '외상은 기억될 수 있다'고 주장한다. 그에 의하면 환자의 병력에서 외상이 가장 중요한 인자이며, 대부분의 외상은 중추신경계에 기억되어 통증이나 기능 이상을 유발한다. 외상의 기억은 수십 년이 지나도 계속 남아 있을 수 있다. 그리고 수술도 일종의 외상이기 때문에 수술 후에도 외상의 기억으로 유사한 문제가 생길 수 있다고 했다.

이 치료는 아주 간단하다. 의사가 외상이 있었던 부위를 만지고 발목을 가볍게 움직이거나 목과 머리가 만나는 부위를 부드럽게 굴곡시키면 된다.

몇 년 전에 내원했던 환자로 45세 남자인데 오토바이를 타고 가다가 봉고차가 오른쪽으로 급커브를 하는 바람에 오른쪽으로 미끌어지면서 오른쪽 손이 골절이 되고, 오른쪽 장딴지에 타박상이 생겨서 대학병원에서 치료를 받았다. 치료를 했는데도 계속 증상이 심해졌다. 오른쪽 장딴지가 당겨서 바로 걸을 수가 없고, 밤에 통증 때문에 거의 잠을 못 잤다. 오른쪽 다리가 아파서 왼쪽 다리에 힘을 주고부터 왼쪽 다리도 아프게 되었다. 왼쪽 다리의 대퇴골 상부에는 양성 종양으로 수술하고 금속으로 고정한 곳이 있는데, 원래 그곳도 통증이 있어서 왼쪽 옆으로는 누울 수가 없었다. 그 부위도 더 아프게 되었다. 계속 증상이 심해지니까 병원에서는 장딴지에 MRI까지 찍었다. MRI에서는 장딴지에는 이상이 없고 무릎 바깥 종아리뼈에 실금이 갔다고 했고 이것 때문에 심한 통증이 생기지는 않는다고 했다.

이분도 외상에 대한 기억 때문에 고생한 경우다. 외상에 대한 기억을 없애주는 간단한 치료로 바로 걸을 수 있었다. 5회 정도 치료를 하고 거의 대부분의 증상이 호전되어서 회사에서 일을 볼 수 있었다. 왼쪽 대퇴골 수술 후에 왼쪽으로 돌아 누울 수 없었는데, 이 간단한 치료 후에 왼쪽으로 돌아 누울 수 있게 되었다.

Dr. Schmitt가 외상의 기억에 대해 관심을 갖게 된 것은 족부의사(podiatrist)인 Dr. Bronston을 만난 이후였다. 환자들로부터 발을 치료하는 의사 중에 발목을 슬쩍슬쩍 만지기만 해도 신기하게 통증을 없어지게 하는 의사가 있다는 말을 들은 적이 있었다. 어느 날 Dr. Schmitt가 발을 삐어서 Dr. Bronston을 찾아갔는데 발목을 아주 가볍게 움직여주는 단순한 치료를 했다. 의학적으로 설명하면 발목의 정강이뼈와 복사뼈 안에 있는 목말뼈 사이를 약간 떼어놓는 것이다. 외상이 생길 때 그 부위가 과도하게 붙는다고 가정하고 행한 치료였다. 이때 Dr. Schmitt는 Dr. Bronston에게 외상의 기억에 대한 이론을 듣게 되었다.

외상을 입으면 반사적으로 발목관절의 정강이뼈와 목말뼈가 서로 붙게 되고, 목의 후두골과 목뼈 1번이 지나치게 뒤로 젖혀진다는 것을 발견하였다. 예를 들어 목이나 머리를 다친 경험이 있는 사람에게 그 외상의 기억이 중추신경계에 계속 남아 있어 통증이나 기능 이상을 유발시킨다고 하자. 이때 다쳤던 부위를 꼬집어서 외상을 입을 당시의 자극을 유발시킨 다음 머리를 뒤로 젖혀보아 처음에 강했던 근육이 약해진다면, 외상을 입은 기억이 중추신경계에 남아 통증이나 기능 이상을 유발시키는 것이 증명된다. 만일 머리를 뒤로 젖혔을 때 강했던 근육이 약해지지 않으면, 그 외상은 중추신경에 기억되지 않은 것이다.

외상이 기억되어 유발된 통증은 치료가 매우 간단하다. 다친 부위를 자극하거나 손으로 대고 목과 머리가 만나는 부위(후두골과 목뼈 1번 사이)를 부드럽게 굴곡시키면 된다.

목과 머리를 제외한 외상의 기억에 의한 통증이 있을 때는 다쳤던 부위를 자극하여 통증을 유발시킨 다음, 발목의 복사뼈를 위쪽으로 약하게 밀면 강했던 근육이 약해지는데, 이 반응은 통증에 대한 기억이 있는 것으로서, 발목관절의 아래쪽을 구성하는 목말뼈를 아래로 밀어주어 정강이뼈와 목말뼈 사이를 떼어주면 된다.

이런 치료를 받은 외상환자들은 오래전에 있었던 외상이 통증을 유발시킨다는 것에 놀라고, 또 매우 간단한 치료로 기능 이상이 완전히 없어지는 것에 더 놀라게 된다. 외상에 대한 기억은 X-ray나 근전도, MRI 같은 진단장비를 사용하여 객관적으로 보여줄 수 있는 것은 아니지만, 근육검사를 하면 아주 뚜렷하게 나타난다. 따라서 오래된 통증도 몇 차례의 간단한 치료로 해결되는 것이다. 이런 치료를 경험한 환자들은 현재 기능 이상이 유발되지 않은 다른 외상에 대한 기억까지 더듬어서 검사를 의뢰하기도 한다. 심지어 기억도 못하는 어린 시절의 사고에 이르기까지 확인검사를 받기도 한다.

특히 교통사고를 당한 후 방사선검사에서 큰 이상이 발견되지 않은 환자의 경우, 물리치료를 받아도 계속 통증이 있거나, 신경증상을 비롯한 기능 이상이 갈수록 심해진다면 외상이 중추신경계에 기억되어 나쁜 자극이 발생하고 있을 가능성이 많다. 누구나 외상에 대한 기억이 우리 몸에 영향을 줄 수 있다는 것을 한번쯤은 생각해 보는 것이 좋다. 🍀

통증의
기전(mechanism)

통증과 통각 그리고 그물망(그물체)

인간이 일생을 살면서 한번도 아프지 않고 살 수는 없다. 통증은 고통스러운 것이지만, 우리가 살아가는 데 꼭 필요한 것이다. 아프다는 것은 우리 몸에 뭔가 이상이 있다는 것을 보여주는 신호이며 더 이상 나빠지지 않게 해주는 경보장치의 역할도 하기 때문이다.

걸을 때 무릎이 아프면 무릎에 뭔가 문제가 있다는 것을 알려주는 신호인 것이다. 아프다는 정보가 감정뇌에 가면 고통을 느끼게 된다. 그러면 그 아픈 무릎을 쉬게 할 것이고, 뭐가 문제인지 찾아보려 할 것이다. 만일 고통을 느끼지 않는다면 인대나 연골의 손상이 있는데도 불구하고 뛰거나 달리기를 해서 그 손상이 더 심해질 것이다.

통각이라는 말이 있다. 통각은 통증을 일으키는 감각이고, 통증은 통각의 자극으로 인해서 고통을 느끼는 것을 말한다. 통각을 일으키는 센서는 우리 몸의 모든 부위에 있으면서 통각의 정보는 계속 뇌로 전달된다.

뇌로 전달되는 통각의 대부분은 대뇌로 가기 전에 뇌간에서 차단되고 아주 소수만 대뇌로 전달된다. 우리는 아주 많은 통각센서가 자극을 받아야 대뇌로 전달되어 아픔을 느낀다. 그래서 아프다는 것은 뭔가 문제가 있는 것이고 그 아픈 원인은 찾아야 한다.

대뇌와 척수 사이에 있는 구조물을 뇌간이라고 한다. 중뇌, 다리뇌, 숨뇌가 그것이다. 이 뇌간에는 그물망이라고 하는 중요한 신경핵들이 있다. 통각이 뇌간의 그물망(그물처럼 퍼져 있는 신경핵들의 모임)에 걸려서 더 이상 뇌로 전달되지 않게 하는 역할이 중요하다. 이 그물망은 대뇌피질의 영향을 많이 받는다. 만일 대뇌의 전체적인 활동이 떨어지면 통각을 조절하는 그물망이 제대로 작동하지 않기 때문에 실제 문제보다 더 많은 통증을 느끼게 된다. 그리고 이 그물망은 자율신경의 조절, 자세의 조절과 관련이 있다. 통증이 있을 때 눈물이 나거나, 식은땀이 나거나, 가슴이 뛰거나, 숨이 가쁘거나 한 것은 자율신경의 영향이고, 근육의 긴장도가 바뀜으로 인해서 자세의 이상이 생기기도 한다.

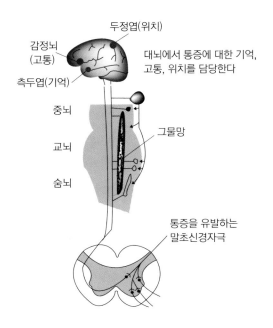

두정엽(위치)

감정뇌
(고통)

대뇌에서 통증에 대한 기억,
고통, 위치를 담당한다

측두엽(기억)

중뇌

교뇌

숨뇌

그물망

통증을 유발하는
말초신경자극

그림 설명 통각을 받아들이는 센서는 피부, 관절막, 각막, 골막에 많이 분포되어 있다. 주사를 맞을 경우 피부에 바늘이 들어갈 때 통증이 있고 피부 안의 근육이나 연부조직에는 이 센서가 적기 때문에 거의 통증을 느끼지 못한다.

통각센서에서 나오는 정보는 척수로 들어가서 위로 그물망(그물체)에 도달하여 2/3 이상이 소실된 뒤 대뇌로 전달된다. 감정뇌에 도달해서 고통을 느끼고, 두정엽에서 어디가 아픈지 위치를 감지하며 측두엽에서 그 기억이 저장된다.

검사로 나타나지 않는 통증이 많다

진료를 하다가 특별한 치료경험을 하게 되면 간혹 진료실 일기를 적는다. 통증에 대한 것을 쓰려고 진료실 일기를 뒤적이다 보니 2005년도 교통사고 환자의 기록이 눈에 보였다.

50대 중반의 남자분인데 한 달 반 전에 교통사고를 당했다. 차가 뒤에서 받아서 4중 충돌이 되었는데, 차는 거의 폐차될 정도였다. 바로 응급실로 가서 X-ray를 찍고 검사를 했지만 특별한 이상이 발견되지 않는다고 해서 집으로 왔다. 그런데 점차 목의 통증, 두통 등의 통증이 심해져서 다시 병원에 가서 입원을 하고 정밀검사를 했다. CT, MRI상에서 경추 4~5번에 디스크가 있다는 진단을 받고 퇴원했다.

그 후 목, 등의 통증, 두통이 심해지고, 가슴에 통증도 생기고, 안압이 높아지고 신문을 볼 수 없을 정도로 시력이 떨어졌다. 안과에서는 녹내장이 의심된다 하여 치료를 받고, 가슴 통증은 심장내과에서 치료를 받았다. 경추디스크는 수술하는 것이 좋겠다는 진단을 받고 고민 중에 소개받고 내원하였다.

교통사고를 당할 때 어떤 충격을 어느 방향에서 받았는가가 중요하다. 만일 다른 차가 내 차의 뒤를 받을 때는 먼저 머리가 과도하게 뒤로 젖혀진다. 그러면 목의 앞쪽에 있는 인대나 근육이 손상된다. 그리고 나서 곧 머리가 앞으로 꺾이면서 목 뒤의 인대나 근육이 손상되고 심하면 신경이나 척수도 손상될 수 있다. 이런 손상을 채찍질할 때의 채찍이 움직이는 것과 같다고 해서 채찍질 손상이라고 한다. 채찍질 손상은 X-ray나 MRI에 나타나지 않지만 그 증상이 오랫동안 지속되거나 번져갈 수도 있다.

검사를 해보니 경추에서 외상에 대한 메모리가 있었다. Dr. Schmitt가 발견한 외상에 대한 메모리는 외상이 중추신경에 기억되는 것으로 교통사고 손상으로 인한 것이 다 해결되어도 그 메모리에 의한 통증이나 기능 이상이 생기는 것을 말한다. 그 외에 목, 등의 척추뼈, 늑골, 흉골의 미세한 삐뚤어짐이 있었다.

외상에 대한 메모리를 치료하고 미세하게 삐뚤어진 것을 카이로프랙틱 도수치료로 교정하였다. 목과 등의 통증이 줄어들고 움직임도 좋아졌다. 눈이 밝아지고 신문의 글씨도 잘 보이고 두통도 좋아졌다. 한 달 반 동안 여러 병원을 다니면서 힘들어하고 걱정하던 것이 10분 만에 거의 해결된 것이다. MRI, CT, 근전도 검사 결과를 보니 수술 여부를 고민할 필요도 없었다. 교통사고 후에 이런 문제로 고생하는 사람들은 너무 많다. 목과 등의 통증은 정형외과 혹은 신경외과에서 치료하고 눈은 안과에, 가슴의 통증은 심장내과에 간다. 근본적인 문제는 목의 채찍질 손상과 통각의 메모리였는데도 주변만 도는 치료를 한 것이다.

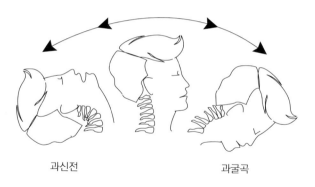

과신전   과굴곡

그림 설명 채찍질 손상으로 다른 차가 내 차의 뒤를 박으면 왼쪽 그림처럼 머리가 뒤로 젖혀지면서 목의 앞쪽 구조물과 턱관절이 다친다. 부딪힌 차가 앞으로 밀려서 앞차에 부딪히거나 정지하면 다시 앞으로 꺾여서 목과 머리 뒤쪽이 갑자기 늘어나면서 다친다. 이런 손상은 대체로 목을 안정시키고 치료를 잘 하면 한 달 내에 좋아지지만, 간혹 외상에 대한 것이 중추신경에 기억되면, 다양한 증상들이 지속되는 경우가 있다.

통각의 중심성 조절과 통증

통증은 주관적이고 사람마다 느끼고 호소하는 정도는 아주 다양하다. 이것을 통각의 중심성 조절로 설명할 수 있다. 말초신경을 통해서 통각이 중추신경으로 많이 전달되더라도 뇌간에 있는 그물망신경조직이 제대로 작동하면 통증이 그렇게 심하지 않지만, 그물망신경조직의 활동이 떨어지면 통증을 많이 느끼게 된다.

그물망신경조직에서 통각의 조절이 잘 안 될 때는 어떤 경우일까? 그물망은 대뇌피질과 소뇌에서 가장 많은 정보를 받으므로 대뇌와 소뇌의 기능이 좋아지게 해야 한다. 나이가 들면서 뇌의 기능이 떨어지고 잘 움직이지 못하면 통증을 더 많이 느끼는 것을 주변에서 본 적이 있을 것이다. 또 스트레스로 인해서 감정뇌에 부정적인 영향이 그물망에 전달되면 좀 더 통증을 느끼게 된다.

그물망의 기능은 통각의 조절뿐만 아니라 자율신경의 조절에도 관계한다. 통증이 심하면 심장이 빨리 뛰고 숨이 가빠지고 눈물이 나고 땀이 나는 것은 통각이 그물망에 작용해서 자율신경 중의 교감신경이 항진되는 것이다.

통각의 중심성 조절이 잘 되게 하려면 대뇌와 소뇌로부터 그물망신경조직으로 좋은 정보가 많이 전달되어야 한다. 운동을 규칙적으로 하고 바른 자세를 취하면 소뇌와 대뇌의 기능이 좋아진다고 앞에서 설명한 적이 있다. 책을 읽거나 외국어를 배우는 등의 대뇌를 활용하는 것도 좋은 방법이다. 뇌에 필요한 오메가-3와 같은 필수지방산도 충분히 섭취해야 한다. 스트레스는 그물망에 나쁜 영향을 주므로 스트레스에 잘 대처할 수 있도록 해야 한다. 또 뇌세포는 독소나 활성산소에 약하기 때문에 술, 담

배, 인스턴트 음식, 조미료나 아스파르탐(Aspartame)과 같은 첨가물 등을
피하는 것도 중요하다.

CHAPTER 04

전신에 영향을 주는
턱관절

턱관절은 왜 전신에 영향을 줄까? 턱관절은 머리뼈와 턱뼈가 만나서 이루어진 관절로 머리뼈와 턱뼈의 전후, 좌우, 양측 치아 교합의 높이 차이 등의 머리뼈와 턱관절 관계의 미세한 변화로도 뇌를 비롯한 신경계의 문제, 척추의 휘어짐, 스트레스, 내장의 이상, 호르몬대사, 설명할 수 없는 통증 등 인체의 전반에 영향을 줄 수 있다.

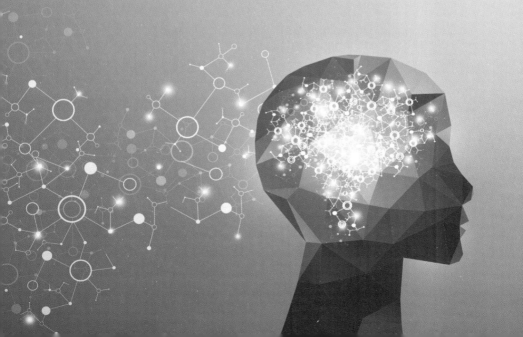

턱관절(머리뼈와 턱뼈의 관계)의
전인적 치료

턱관절의 문제나 기능적인 이상은 거의 대부분의 사람들이 가지고 있다고 해도 과언이 아니다. 입을 벌리고 닫을 때 턱관절에서 소리가 나는 것이나 턱관절 주변에 통증이 있는 것만 턱관절의 이상은 아니다. 턱관절은 우리가 일반적으로 생각하는 이상으로 인체에 큰 영향을 미치는 관절이므로, 모두가 여기에 꼭 관심을 가져야 한다.

턱관절은 왜 전신에 영향을 줄까? 턱관절은 머리뼈와 턱뼈가 만나서 이루어진 관절로 머리뼈와 턱뼈의 전후, 좌우, 양측 치아 교합의 높이 차이 등의 머리뼈와 턱관절 관계의 미세한 변화로도 뇌를 비롯한 신경계의 문제, 척추의 휘어짐, 스트레스, 내장의 이상, 호르몬대사, 설명할 수 없는 통증 등 인체의 전반에 영향을 줄 수 있다.

대학 입시생들 중에 체육교육과나 체육관련 대학에 입학하기 위해 실기시험을 준비하는 학생들을 많이 치료한 경험이 있다. 턱관절에 증상이 없어도 근육검사로 턱관절의 기능 이상을 보일 때, 턱뼈와 머리뼈의 관계를 좋은 위치에 둘 수 있는 마우스피스를 물게 하였다. 그리고 나서 며칠 뒤에 대부분의 학생들이나 그 학생들을 가르치는 선생님들이 경기력이나 기록이 많이 좋아졌다고 놀랐다는 말을 자주 듣는다. 소뇌와 대뇌로 전달되는 신경의 흐름이 좋아지고, 균형감각이 증가되며, 근육이 이완되고 수축되는 정도가 커지기 때문에 운동능력이 월등히 향상되는 것이다. 유명한 골프선수들이나 야구선수들이 턱관절의 기능을 좋게 하기 위해 마우스피스를 물고 경기한 결과 경기력이 좋아졌다고 알려진 것도 같은 이유다.

턱관절은 머리뼈와 턱뼈가 이루는 관절로서 머리뼈와 턱뼈의 관계가 좋지 않으면 신경계, 척추, 내장, 호르몬대사, 스트레스 등 여러 곳에 설명할 수 없는 이상을 유발시킬 수 있다. 거꾸로 난치성 질환이 있는 사람들에게 머리뼈와 턱뼈의 관계를 좋게 하면 연축성 사경증이나 떨림 같은 난치성 신경계질환이 완치되는 경우도 많다.

정통의학적인 관점에서는 턱관절이 뇌, 척추, 내장 등 인체 전반에 광범위하게 영향을 미치고 있다는 사실을 아직 받아들이지 않고 있다. 그렇지만 대한도수의학회에서는 '턱관절과 관련된 도수치료'라는 주제로 연수강좌를 하기 시작했으며, 두개골과 턱뼈의 관계를 좋게 하여 다양한 질병이나 기능 이상을 치료하는 방법을 강의하고 있다. 🍀

치아와 턱관절(악관절)이
전신에 미치는 영향

대한응용근신경학(Applied Kinesiology) 연구회에서는 매년 "턱관절의 전인적인 치료"라는 제목으로 의사, 한의사, 치과의사를 대상으로 하여 세미나를 진행하고 있다. 턱관절 세미나 내용 중에는 이 빠진 것을 오래 방치하면, 척추와 관절의 운동범위가 현저하게 떨어지는 것을 보여주는 예가 있다. 이가 빠진 곳에 단단한 솜을 채우면, 척추와 관절의 운동범위가 즉시 정상으로 회복되는 것을 보여준다. 이런 관점에서 보면, 치아의 이상이 인체 전반에 영향을 준다는 것이다.

턱관절은 하루 종일 말하고 음식을 씹고 장시간 반복된 스트레스를 받는 부위이다. 잠을 잘 때 이를 가는 경우는 더 심하다. 어금니를 꽉 무는 힘은 수십 킬로그램으로 누르는 힘과 같다고 한다. 이런 압박을 매일 지속적으로 받으면서도 턱관절이 수십 년간 별 탈 없이 움직이는 것은 정말 놀라운 인체의 신비가 아닐 수 없다.

턱관절(악관절, 측두하악관절, temporomandibular joint)은 두 개의 뼈가 만나서 이루는 관절이다. 머리뼈의 측면에 있는 관자뼈와 아래턱뼈가 만나서 이루는 관절이다. 턱관절을 전문으로 하는 진료의들은 오래전부터 턱관절의 기능 이상은 단순히 턱관절 이외의 여러 곳에 증상을 일으킨다고 말하고 있다. 두통, 어지럼증, 이명, 요통, 어깨의 통증, 목의 통증, 하지방사통, 내장의 이상, 호르몬대사의 이상 등의 증상들이 턱관절의 기능 이상을 치료하고 좋아지는 것을 흔히 경험하고 있다.

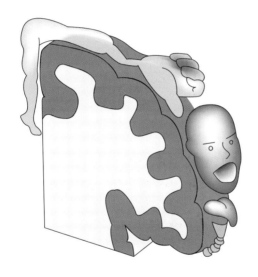

그림 설명 homunculus라고 하여 뇌의 활동빈도에 따라 만든 축소인간이다.

이 그림은 뇌의 중간을 잘라서 뇌의 운동, 감각을 담당하는 인체의 영역을 표시한 것으로 축소인간(homunculus)이라고 한다. 이 그림을 보면 뇌에서 차지하는 영역이 입과 얼굴, 손가락(엄지)은 아주 넓고 허리, 다리가 차지하는 영역은 아주 적다. 그래서 이와 턱관절에 미세한 이상이 있어도 이것이 뇌에 미치는 영향은 상대적으로 크다고 볼 수 있다. 뇌는 몸 전체의 근육 긴장도나 관절의 균형에 영향을 주고 자율신경을 조절하기 때문에 자율신경의 지배를 받는 내장기능에도 관계한다.

기능적인 뇌의 이상을 턱관절 치료를 통해 호전시킨 경우

58세 남자분이 3개월 전부터 왼쪽 팔에 힘이 없고, 얼굴이 떨리고, 머리가 아파서 내원하였다. 따님이 여기서 치료하는 도중에 아버지를 모시고 왔다. 뇌의 MRI, CT에는 특별한 소견이 없었다. 신경학적인 검사를 해봤더니 두 발을 모으고 눈을 감고 서 있을 때 균형을 잡기가 힘들었고, 손의 움직임이 둔하였다. 왼쪽 손의 움직임이 더 떨어졌다. 기능신경학적인 검사를 해보니, 우뇌의 기능적인 이상으로 진단되었다.

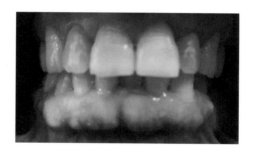

치아의 사진을 보면 중심이 맞지 않았다. 치아의 중심이 안 맞거나 턱관절에 기능적인 이상이 생기면 뇌로 전달되는 신경의 흐름이 떨어질 수 있다.

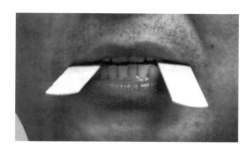

    1.6mm 두께의 설압자를 물리면서 치아의 중심을 맞추고 나서 두 발을 모으고 눈을 감고 서자 평형을 유지하기가 쉬워졌다. 왼쪽 손의 움직임이 둔하던 것이 좋아졌다.

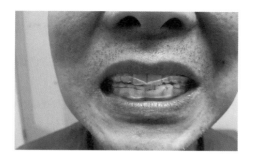

    환자는 치아의 중심을 맞춘 1.6mm 두께의 간단한 마우스피스를 물고 도수치료를 받은 후 증상이 호전되었다. 🍀

턱관절에서 나는
소리는 괜찮은가?

입을 벌리고 닫을 때, 음식을 씹을 때, 하품을 할 때 턱관절에서 소리가 나는 사람들이 있다. 소리가 좀 나도 괜찮다고 여기는 경우도 많이 있다. 정상적인 턱관절은 어떤 경우에도 움직일 때 소리가 나지 않는다. 가끔은 이 소리가 옆에 있는 사람들이 들을 수 있을 정도로 클 수도 있고 자신만이 느낄 정도로 약할 수도 있다. 하여튼 턱관절에서 '딱딱' 혹은 '찌지직' 소리가 나는 것은 턱관절이 정상이 아니라는 것을 알려주는 신호다.

턱관절은 관자뼈(머리의 관자놀이)와 아래턱뼈가 만나서 이루는 관절인데, 이 두 개의 뼈 사이에 호떡 모양의 디스크판이 있다. 중간은 얇고 바깥은 두껍게 되어 있다. 이 디스크는 섬유연골로 되어 있어서 이 두 뼈의 완충역할을 한다. 이것은 관절의 움직임을 따라 부드럽게 움직여야 하는데 이것이 손상, 변형되거나 디스크를 잡고 있는 인대가 늘어나면 정상적인 위치에서 이탈하게 되어 관절 잡음을 내게 된다.

턱관절의 위치

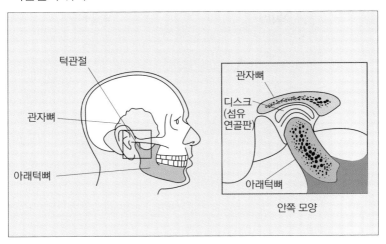

관자뼈

디스크
(섬유
연골판)

아래턱뼈

안쪽 모양

턱관절

관자뼈

아래턱뼈

위아래 두 그림은 머리뼈와 아래 턱뼈가 만나서 턱관절을 이루고 디스크(disk)가 그 사이에 있는 것을 보여준다.

정상적인 턱관절과 디스크

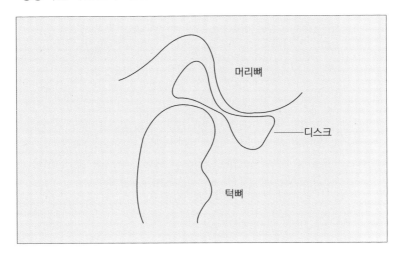

머리뼈

디스크

턱뼈

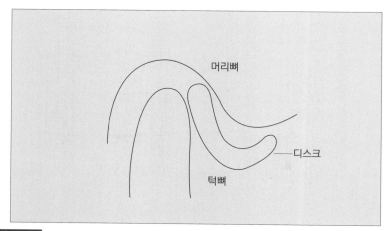

턱관절의 디스크가 앞으로 빠져서 입을 조금만 더 벌리면 딱 소리가 나게 되어 있다.

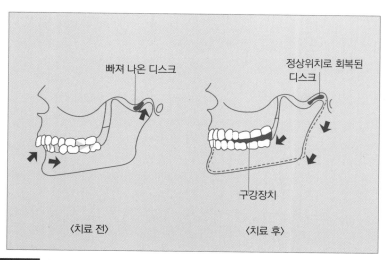

디스크가 앞으로 빠져 나와서 입을 벌릴 때나 다물 때 소리가 나게 되어 있다.(左)
입에 1.6mm 구강장치를 넣어 디스크가 정상위치로 회복된 모습(右)

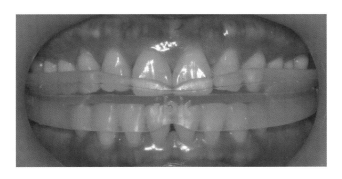

그림 설명 구강장치 착용모습: 아래위 치아 사이를 1.6mm 정도 띄워 놓는다.

턱관절에서 소리가 날 때 가장 좋은 치료법은 치아 사이에 1.6mm 정도 두께의 마우스피스(구강내장치)를 물게 해서 디스크가 잘 움직일 수 있는 공간을 확보하는 것이다. 25% 포도당 1cc를 턱관절 내에 주사하는 증식치료를 같이하면 더 효과적이다. 고농도의 포도당이 관절 안에 들어가 반응을 일으키면서 정상적인 콜라겐섬유를 만드는 것이다. 디스크를 구성하는 섬유연골의 대부분이 콜라겐섬유로 되어 있고, 디스크를 잡고 있는 인대 역시 콜라겐섬유로 되어 있다.

교합이 안 맞거나 씹는 근육의 과긴장이나 불균형이 원인이면 그 원인을 찾아서 해결해야 한다. 스트레스가 많으면 턱관절을 움직이는 근육에 이상이 잘 생기고, 밤에 잘 때 이를 가는 이갈이의 원인이 되기도 한다.

턱관절에서 소리가 나거나 기능 이상이 있으면 목뼈나 기타 전신에 영향을 주기 때문에 가능한 빨리 교정하는 게 좋다.

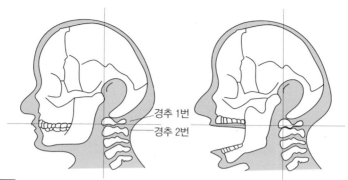

그림 설명 턱뼈의 회전운동 중심축은 경추 1번과 2번 사이를 지나기 때문에 턱관절의 이상은 목의 통증, 두통을 유발하거나 경추가 미세하게 삐뚤어질 수 있다.

상지와 하지의 경우 관절이 축이 되어 움직인다. 그런데 턱뼈 움직임의 축은 위의 그림에서 보듯이 턱관절이 아니고 위쪽 목뼈(경추 1~2번 사이)에 있다. 그래서 턱관절의 기능 이상은 목의 통증이나 두통을 일으킬 수 있다.

치아나 턱관절은 인체의 전신에 영향을 주기 때문에 평소에 음식을 먹고 나면 양치를 충분히 잘 하고, 얼굴 주위의 근육(씹는 근육)을 자주 마사지하면 좋다. 스트레스는 턱관절에 직접적인 영향을 주기 때문에 평소에 스트레스를 해소하기 위한 명상, 단전호흡이나 운동을 꾸준하게 해야 한다. 🍀

턱관절이상의
자가진단

세 손가락을 세로로 세워서 입안에 넣을 때, 세 개는 무리 없이 들어가야 한다. 세 손가락이 안 들어가면 턱관절에 운동장애가 있는 것이고, 네 개가 들어가면 관절이 불안정할 수 있다. 그리고 턱을 움직일 때 소리가 나는 것은 턱과 머리뼈 사이의 디스크가 자기 위치에 있지 않고 걸리는 것으로 턱관절에 문제가 있다는 신호다.

치아가 빠졌다면 가능한 빨리 임플란트나 기타 치과적인 치료를 해야한다.

밤에 잘 때 이갈이를 한다면 턱관절의 기능적인 이상을 의심해 봐야 하고 꼭 치료를 해야 한다. 그대로 두면 치아가 심하게 마모될 수 있고, 턱관절을 움직이는 근육의 이상, 턱관절 디스크의 손상, 뇌와 신경의 기능적인 이상을 초래할 수 있다.

또한 음식을 한쪽으로만 씹지 않는지 잘 살펴봐야 한다. 근육의 불균형과 턱관절 기능 이상의 원인이 될 수 있다. 🍀

턱관절은 전신에
문제를 일으킨다

턱관절의 미세한 이상은 머리를 받치고 있는 상부 경추를 삐뚤어지게
해서 거북목, 일자목, 자세이상, 목과 등의 통증, 허리디스크 등의 이상을
일으킨다.

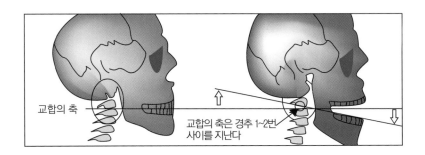

교합의 축

교합의 축은 경추 1~2번
사이를 지난다

앞의 그림을 보면 치아의 축은 턱관절을 향하지 않고, 경추 1~2번 사이, 즉 축추라고 하는 경추 1번 고리를 걸고 있는 2번 경추의 축으로 향한다. 그래서 치아의 이상이나 교합의 미세한 변화는 경추를 삐뚤어지게 한다.

나이가 들면 치아가 마모되기 때문에 누구나 턱관절에 미세한 기능 이상은 있다고 봐야 한다. 이런 턱관절의 기능 이상으로 인해서 상부 경추가 삐뚤어지면, 머리뼈 아래쪽의 큰 구멍을 통해서 뇌와 척수가 연결된 부위에 압박을 받게 되므로, 두통, 삼차신경통, 목의 통증, 디스크, 전신 관절통, 턱장애, 연축성 사경, 신경계 이상 등의 다양한 증상이 생기게 된다.

또 턱관절은 머리뼈(측두골)와 맞닿으면서 관절을 이루고 있기 때문에 머리뼈 기능 이상으로 인한 두통이나 신경이상 그리고 안면 비대칭 등의 문제를 일으킬 수 있다. 머리뼈는 경막으로 척수를 감싸고 엉치뼈에 붙기 때문에 골반에도 영향을 준다.

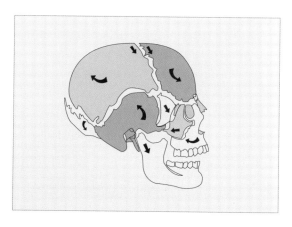

그림 설명 숨을 들이쉴 때 머리뼈는 화살표 방향으로 움직이고, 숨을 내쉬면 반대방향으로 움직인다. 인체의 머리뼈는 22개로 이루어져 있으며 미세하게 움직인다. 호흡에 따라 움직이기도 하고, 호흡과 관계없이 평생 움직이는 패턴이 있다. 턱뼈는 턱관절로 머리뼈와 연결되어 있어서 머리뼈와 턱뼈가 이상적인 위치에 놓이지 않으면 두통. 신경이상. 척추의 이상 등 설명할 수 없는 다양한 증상들이 생길 수 있다.

치료는 치아 사이에 젖병 재질의 특수하게 제작된 마우스피스(구강내장치)를 물게 하고 카이로프랙틱 도수치료로 경추를 포함한 척추와 골반을 교정하면 된다. 오래 되지 않은 통증은 몇 번만 치료해도 낫지만, 만성질환은 오랫동안 치료를 해야 한다. 잘 치료되지 않는 난치병이나 원인을 잘 모르는 신경계의 이상에는 이런 치료법이 효과가 있다.

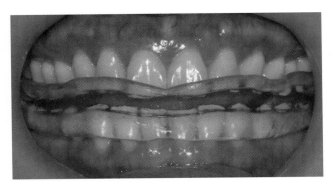

그림 설명 치아 사이에 간단한 마우스피스와 같은 구강장치를 착용하면 턱관절의 이상을 쉽게 치료할 수 있다. 아래위 치아의 중심이 안 맞을 때는 이런 형태의 구강장치를 착용시킨다.

연축성 사경증의 경우

연축성 사경증이란 영어로 cervical dystonia라고 하는데, 나의 의지와 상관없이 머리가 앞뒤, 좌우로 움직이는 난치성 질환이다. 머리가 오른쪽 왼쪽으로 돌아가기도 하고, 반복적으로 다양한 방향으로 움직이기도 한다. 수십 년 동안 머리를 숙여서 땅만 쳐다볼 수밖에 없는 사람도 있다.

현재 연축성 사경증의 치료는 보톡스 주사를 놓는 것이 일반적인 치료법인데, 2~4개월 지나면 재발하기 때문에 근본적인 치료법이라고 할 수는 없다. 뇌신경과 경추신경의 일부를 절단하는 수술적인 치료법도 있지만, 운동장애를 남기기 때문에 심각한 증상이 아니면 수술받기를 결심하기가 쉽지 않다.

43세의 여자환자가 5년 전부터 머리가 앞뒤, 좌우로 계속 움직이는 연축성 사경증으로 내원하였다. 대학병원 신경과의 여러 곳을 다니면서 약을 처방받아서 먹기도 하고, 보톡스 주사를 맞기도 하였지만 머리가 움직이는 것을 멈출 수가 없었다.

연축성 사경증이 생기는 근본원인은 대뇌의 깊은 곳에 있는 기저핵의 기능적 이상이라는 것이 지금까지 정설로 받아들여지고 있다. 이 기저핵의 이상으로 파킨슨병이 생기는 것으로 알려져 있다. 기저핵은 중뇌의 흑질(substantia nigra)과 밀접한 기능적인 상호관련이 있다.

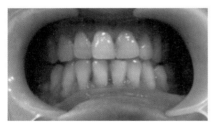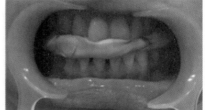

이 환자의 구강사진을 보면 앞니의 중심이 맞지 않다. 이 중심을 맞추는 구강장치를 하고, 소뇌, 대뇌, 중뇌에 자극을 줄 수 있게 척추와 늑골의 도수치료 및 운동치료를 하였다. 스트레스 치료도 하였고 단전호흡을 지속적으로 하도록 권했다.

치아와 턱관절이 뇌에 가해지는 자극은 주로 중뇌에 대한 자극이 크다고 알려져 있다. 위의 사진처럼 치아가 틀어지면 중뇌로 나쁜 자극이 올라가거나 정상적인 자극이 감소되어 중뇌의 기능이 떨어진다. 중뇌는 대뇌의 깊은 곳에 있는 기저핵과 밀접한 관련이 있기 때문에 기저핵에 영향을 주어서 부정교합은 연축성 사경증을 일으키는 요인이 될 것으로 생각해서 간단한 마우스피스를 물게 하였다.

연축성 사경증의 모든 환자들은 불편한 자리에 가거나 스트레스를 받으면 이 증상이 즉시 더 심해지는 경험을 가지고 있다. 스트레스를 다루는 감정뇌는 뇌의 중심부에 있으면서 기저핵을 둘러싸고 있다. 감정뇌를 좋게 하면 기저핵이 좋아진다. 다른 말로 스트레스를 해결하면 연축성 사경증이 좋아진다. 단전호흡은 스트레스에 크게 도움이 되므로 장기적인 관점에서 단전호흡도 연축성 사경증의 치료에 효과적이다.

6개월 정도 턱관절 이상에 대한 치료, 도수치료, 스트레스 치료, 단전호흡을 통해서 난치성 질환인 연축성 사경증이 완전히 좋아졌다. 🍀

턱관절과 교합 때문에
척추가 휘어진다

자세가 구부정하거나 틀어져 있는 경우에는 턱관절의 이상여부를 살펴보는 것이 중요하다. 치아가 빠졌는데 오랫동안 그 부위를 방치한 경우에도 턱관절의 이상으로 인한 다양한 문제가 생길 수 있다. 치아가 마모되어 턱관절이 후방 그리고 상방으로 압박을 받으면, 두개골의 기능 이상이 생기고, 상부 경추가 삐뚤어지면서 척추와 골반이 삐뚤어진다.

척추가 옆으로 휘어지는 것을 측만증이라고 한다. 이 측만증도 턱뼈와 머리뼈의 관계를 좋게 해주면 머리를 받치고 있는 상부 경추가 정렬되면서 척추가 교정되는 예가 많이 있다.

머리가 앞으로 가면서 등이 구부정한 나쁜 자세는 꼭 턱관절을 살펴봐야 한다. 척추나 자세교정을 할 때 턱관절을 좋은 위치에 두고 하면 훨씬 효과적이다. 자세가 나쁘거나 목과 허리에 통증이 있는 사람들은 평소에 운동을 꾸준히 해야 하는데, 이때도 턱관절을 편하게 해주는 구강장치를 물고 하면 도움이 된다.

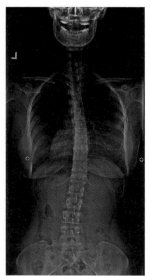

턱관절 치료 전의 척추측만증
(옆으로 휜 척추)

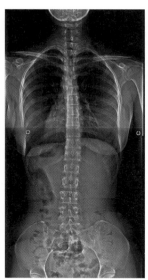

턱관절 치료 후에 교정된 척추

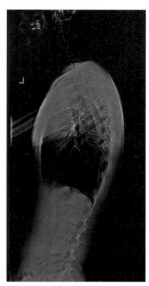

치료 전의 구부정한 척추

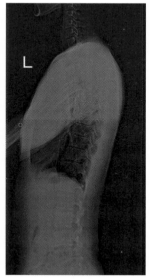

치료 후에 교정된 척추

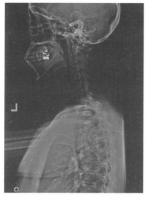

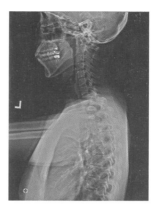

치료 전의 일자목

치료 후 교정된 정상 목

특발성 측만증의 치료 케이스

특발성 측만증이란 특별히 발병원인을 모르는 측만증, 즉 척추가 옆으로 휘어지는 변형을 말한다. 대부분 초등학교 고학년이나 중학생 때 발병하고 원인을 모른다. 대부분의 측만증은 여기에 속한다. 이 특발성 측만증을 턱관절 치료, 도수치료 및 스로스(Schroth)운동을 병행해서 치료하면 좋아지는 경우가 많다.

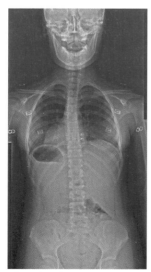

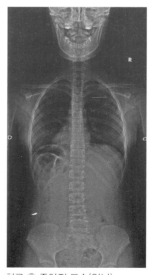

치료 전(언니)

치료 후 좋아진 모습(언니)

초등학교 3학년, 5학년 자매가 측만증으로 내원하였는데 모두 좋아졌다.

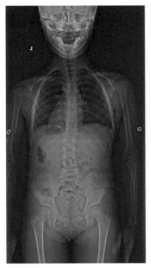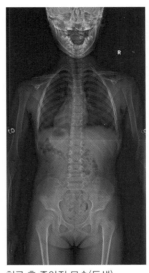

 치료 전(동생)   치료 후 좋아진 모습(동생)

나이가 많아도 나쁜 자세는 교정된다

58세 여자 환자로 평소에 목, 허리를 비롯한 전신에 통증이 심하고 만성피로를 호소하여 내원하였다. 자세를 분석해 보니 머리가 앞으로 가고 등이 구부정했다. 전장 X-ray를 봐도 자세가 나쁜 것을 누구나 알 수 있다.

턱관절을 치료하고 도수치료, 운동치료를 병행하고 나서 자세가 교정되었다. 자세가 좋아져서 뇌로 올라가는 신경의 흐름이 좋아지자 머리가 맑아지고 삶에 활력이 생기게 되었다. 사진에서 보듯이 폐가 차지하는 용적이 넓어져서 산소교환이 잘 되고 덜 피곤하며 운동을 잘 할 수 있게 되었다. 내장의 기능이나 호르몬대사 등 인체 전반의 기능이 좋아졌다.

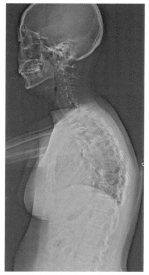
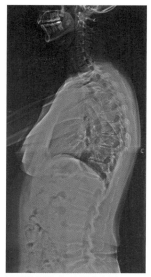

치료 전 나쁜 자세　　　　　　　턱관절 치료 후 교정된 척추

턱관절의 이상 원인

1. 누구나 미세한 턱관절의 이상을 가지고 있다. 치아의 마모나 이상은 누구나 있기 때문이다. 나이 든 사람은 누구나 치아가 마모되어 턱관절에 이상을 일으키고 목이 미세하게 삐뚤어진다.

2. 턱관절에서 소리가 난다.

3. 이갈이

4. 평소 잘못된 습관과 자세

5. 편측저작

6. 교통사고 등 외상의 병력

7. 위아래 이를 꽉 물었을 때 위아래 이의 중심선이 맞지 않는다.

8. 치과치료를 많이 받았다.

9. 교정치료를 받고 나서 몸이 불편하다.

10. 치아가 빠진 것을 오래 방치하고 있다.

턱관절 이상이 전신에 영향을 미치는 이유

1. 턱의 움직임은 턱관절을 축으로 움직이는 것이 아니라 음식을 씹을 때 이가 움직이는 축을 연결하면 경추 1~2번 사이가 된다. 즉 상부 경추가 턱이 움직일 때 축이 된다. 즉 턱관절의 이상이나 치아의 미세한 이상이 상부 경추가 삐뚤어지는 원인이 된다.

2. 턱관절은 머리뼈와 연결되어 있기 때문에 턱의 이상은 머리뼈 기능이상의 원인이 된다. 두통, 안구건조증, 신경이상 등의 증상이 생기고, 안면비대칭의 원인이 되기도 한다.

3. 상부 경추가 삐뚤어지면 거북목이 잘 생기고, 체형이 구부정해진다. 어깨의 높이도 달라지고, 등, 허리, 골반이 삐뚤어지게 된다. 허리디스크나 척추관협착증을 일으키는 원인이 되기도 한다.

4. 머리뼈는 경막을 통해서 엉치뼈와 연결되므로 머리뼈의 기능 이상이 골반의 불균형을 일으키는 원인이 되기도 한다.

5. 상부 경추가 삐뚤어지면, 대뇌에서 중뇌, 다리뇌, 숨뇌가 척수로 연결되는 부위에 압박이 생기게 되므로, 설명할 수 없는 통증, 자율신경의 이상, 뇌기능의 이상, 틱장애, 연축성 사경 등 난치병의 원인이 된다.

6. 턱관절은 아래의 턱뼈와 위의 머리뼈(측두골) 사이에 물렁뼈(디스크)가 있어서 완충작용을 하는데, 턱관절에 이상이 생기면 이 물렁뼈가 입을 벌리고 닫을 때 걸리게 되어 소리가 나게 된다. 턱관절에

서 소리가 나면 턱관절의 이상이고 장기적으로 디스크가 손상되어, 전신에 나쁜 영향을 주게 된다.

턱관절이상의 치료

1. 상악과 하악 사이, 즉 아랫니와 윗니 사이를 1.6mm 정도 띄워두는 것이 턱관절에 가장 편한 위치라고 한다. 그 정도 두께의 젖병재질 마우스피스를 물리는 치료를 한다. 그 두께나 모양은 환자의 증상이나 상태에 따라 다르게 적용한다.

2. 상악과 하악을 편안한 위치에 두고 두개골, 척추, 골반에 도수치료를 한다.

3. 입을 벌리고 닫는 데 관계하는 근육과 근막을 풀어준다.

4. 구강장치를 착용하고 운동을 하거나 자세교정 치료를 한다.

5. 턱관절에 잡음이 있을 때는 고농도 포도당 주사를 하는 증식치료를 병행하는 경우도 있다.

턱관절에 증상이 없어도 턱관절의 기능 이상으로 전신에 여러 가지 통증이나 불편한 증상, 기능 이상, 질병 등이 생길 수 있다. 연축성 사경, 설명할 수 없는 신경계이상 등의 난치병에도 턱뼈와 머리뼈의 관계를 좋게 해서 척수와 뇌의 통로를 원활하게 하면 치료효과가 있다. 머리가 앞으로 숙여지고 등이 구부정한 자세 등의 경우에도 턱관절의 문제인 경우가 대부분이다. 여러 병원을 다녀도 원인을 알 수 없는 통증에도 턱관절을 검사해 보는 게 좋다. 🍀

CHAPTER 05

스트레스

같은 스트레스도 우리의 스트레스에 대한 인식이나 생각에 따라 유스트레스도 되고 디스트레스도 된다.
그래서 고통스러운 상황도 즐기자고 하지만, 쉽지는 않다.

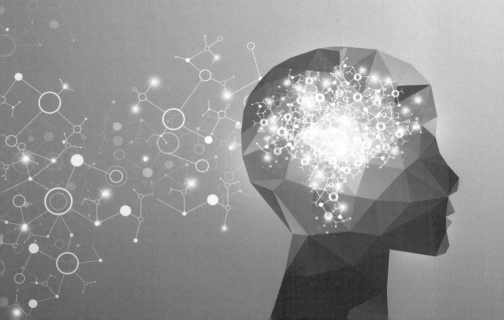

유쾌한 스트레스와 불쾌한 스트레스(Eustress vs Distress)

인간은 살면서 스트레스를 전혀 받지 않을 수는 없다. 인생을 苦海 (고해)라고도 한다. 누구나 스트레스라고 하면 정신적으로 괴롭고 견디기 힘든 것을 떠올린다. 1936년에 스트레스에 대한 이론을 처음 이야기한 사람은 Hans Selye로 오스트리아, 독일에서 의과대학을 마치고 캐나다에서 활동한 내분비학자이다. 그는 스트레스를 유스트레스와 디스트레스로 나누었다. 유스트레스(eustress, 유쾌한 스트레스)는 적절한 자극을 통해서 긍정적인 마음으로 동기유발을 일으키며 육체적으로 원활한 활동을 하게 한다. 반면에 디스트레스(distress, 불쾌한 스트레스)는 정신적·육체적으로 인체에 나쁜 영향을 미친다. 이 두 가지를 구분할 수 없는 경우도 있다. 같은 스트레스도 개인의 관점에 따라 유스트레스도 되고 디스트레스도 된다.

회사에서 늦게까지 야근을 자주 해야 할 정도로 일이 많은 사람이 있다고 하자. 늦게까지 많은 일을 하는 것이 나와 회사의 발전에 도움이 된다고 생각하면 유스트레스가 된다. 그렇지 않고 업무량이 많은데 야근까지 해야 하니 쉬거나 운동할 시간이 없다고 짜증을 내면 디스트레스가 된다. 같은 스트레스도 우리의 스트레스에 대한 인식이나 생각에 따라 유스트레스도 되고 디스트레스도 된다. 그래서 고통스러운 상황도 즐기자고 하지만, 쉽지는 않다.

정신적인 스트레스가 심하면 괴롭고 고통스럽다. 이 고통을 느끼게 하는 부위는 어디일까? 그것은 우리 대뇌의 중심부에 있는 가장자리계통(변연계, limbic system)이다. 이 부위를 감정뇌라고도 하는데, 부정적인 정서만을 경험하는 것이 아니고 기쁨, 즐거움, 만족감, 안락, 안정감, 쾌락 등의 좋은 감정을 느끼는 곳이기도 하다.

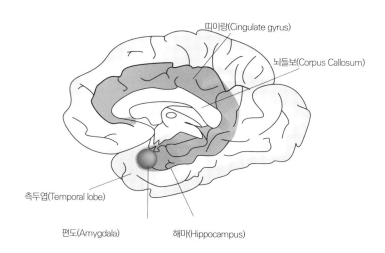

띠이랑(Cingulate gyrus)

뇌들보(Corpus Callosum)

측두엽(Temporal lobe)

편도(Amygdala)

해마(Hippocampus)

그림 설명 대뇌의 중심부에 있는 띠이랑, 측두엽, 해마, 편도와 같은 대뇌피질과 시상하부 등이 변연계(가장자리계통)로서 감정뇌라고 한다.

감정뇌란? 가장자리계통 혹은 변연계(limbic system)라고 하는 뇌의 중심부에 위치하며 띠이랑 대뇌피질, 해마, 편도, 시상하부 등으로 이루어져 있다. 이곳을 통해서 우리는 기쁨, 슬픔, 즐거움, 쾌락, 괴로움, 슬픔, 분노 등의 좋은 감정 혹은 불쾌한 감정을 느낀다. 이 감정뇌의 변화는 정서적인 문제를 초래할 뿐만 아니라 자율신경, 호르몬대사, 통증, 에너지대사, 자세의 이상을 일으킬 수도 있다.

정서적인 스트레스를 받으면 감정뇌에 영향을 준다. 특히 어릴 때의 정신적인 충격 혹은 어른이 되어서 감당할 수 없는 스트레스를 받으면 그런 것이 무의식적으로 감정뇌의 해마나 측두엽에 기억되어서 지속적으로 자율신경의 기능을 떨어뜨려 소화장애, 만성피로, 해결되지 않은 통증의 원인이 되기도 한다.

스트레스를 해결하는 다양한 방법이 있지만, 다음에 자세히 언급하기로 하고 여기서는 간단한 방법을 소개하겠다. 스트레스도 우리가 어떻게 생각하느냐에 따라 디스트레스를 유스트레스로 바꿀 수가 있다.

- 십대 자녀가 반항을 하면, 그것은 아이가 거리에서 방황하지 않고 집에 잘 있다는 것이고
- 지불해야 할 세금이 있다면, 그것은 나에게 직장이 있다는 것이고
- 파티를 하고 나서 치워야 할 것이 너무 많다면, 그것은 친구들과 즐거운 시간을 보냈다는 것이고
- 옷이 몸에 잘 낀다면, 그것은 잘 먹고 잘 살고 있다는 것이고
- 깎아야 할 잔디, 닦아야 할 유리창, 고쳐야 할 하수구가 있다면 그것은 나에게 집이 있다는 것이고

- 주차장 맨 끝 먼 곳에 겨우 자리가 하나 있다면 그것은 내가 걸을 수 있는 거리에 차를 둘 수 있다는 것이고
- 난방비가 너무 많이 나왔다면 그것은 내가 따뜻하게 살고 있다는 것이고
- 세탁하고 다림질해야 할 일이 산더미라면, 그것은 나에게 입을 옷이 많다는 것이고
- 온몸이 뻐근하고 피로하다면 그것은 내가 열심히 일했다는 것이고
- 이른 새벽 시끄러운 자명종 소리에 깼다면, 그것은 내가 살아 있다는 것이지요.
- 정신을 차리고 보니 주변은 당신에게서 받은 고마운 마음으로 가득합니다.

-설기문 박사, NLP강의록에서

보왕삼매론도 디스트레스를 유스트레스로 바꾸는 좋은 내용이다.

몸에 병 없기를 바라지 마라. 몸에 병이 없으면 탐욕이 생기기 쉽나니. 세상살이에 곤란 없기를 바라지 마라. 세상살이에 곤란이 없으면 업신여기는 마음과 사치한 마음이 생기나니… 중략.

화나는 마음, 분노가 마음 속에 있다면 이 분노를 일으키는 대상을 용서하고 사랑하는 마음을 가져야 한다. 나는 절대 용서하지 못한다는 사람이 있다. 용서하지 못하면 스트레스로 감정뇌의 기능이 떨어져서 전신에 많은 질병이 생긴다. 아픈 것이 나을까? 용서하고 사랑하는 것이 더 나을까?

어떤 일을 잘 할 수 있을까에 대한 걱정이 앞서고 압박감이 아주 심하면, 편안한 자세로 앉아서 그 일을 성공적으로 완수한 뒤의 미래로 가보

는 상상을 하면 도움이 된다. 그리고 예전에 어떤 일을 잘 했을 때, 어려운 것을 잘 극복했을 때의 자신감을 같이 떠올려본다.

스트레스에 도움이 되는 일반적인 방법은 단전호흡이다. 의식을 배꼽 아래와 엉치뼈 사이 그리고 항문 위의 주먹만한 공간에 두고 그곳으로 공기를 넣는다는 생각으로 호흡을 한다. 숨을 들이마시면 배가 나오고 내쉬면 들어간다.

좋아하는 운동은 소뇌의 기능을 좋게 하고 소뇌의 자극은 중뇌를 거쳐서 변연계 즉 감정뇌의 활동을 좋게 하여 스트레스를 해소시킨다. 그리고 운동은 유쾌한 호르몬이나 신경전달물질을 많이 만들어서 스트레스에 잘 대처하게 한다. 🍀

우리 몸에 가장 큰 영향을 주는 스트레스는 어떤 것인가?

거의 모든 사람들은 스트레스를 받고 있다. 어떤 정신적 스트레스가 우리 몸에 영향을 줄까? 대부분은 지금 경험하고 있는 문제들, 예를 들면 못살게 구는 직장상사, 말 안 듣는 자식들, 주식투자로 인한 손실, 실연, 가까운 사람의 상실… 등으로 힘들다고 한다. 지금 의식하고 있는 괴로운 감정과 생각이 우리 몸에 영향을 주지만, 스트레스로 인해서 우리 몸의 자율신경, 호르몬대사, 통증, 에너지대사, 자세의 이상을 초래하는 근본적인 원인은 무의식의 깊은 곳에 깔려 있는 해결되지 않은 억눌린 부정적인 정서 혹은 나를 제한하는 결심이다. 이것은 무의식의 깊은 곳에 깔려 있기 때문에 평상시에 스트레스나 괴로움으로 인식하지 못하는 경우가 많다.

스트레스와 관련된 의식과 무의식

의식은 크게 의식과 무의식으로 나눈다. 의식은 10% 정도만 차지하고 무의식 혹은 잠재의식이 90% 정도의 큰 영역을 차지하고 있다. 우리가 의식에서 감당할 수 없는 정도의 큰 스트레스를 경험하게 되면 그 스트레스, 즉 부정적인 정서(감정)는 의식의 영역에서 무의식 영역으로 내려가게 되고 무의식의 깊은 곳에서 해결되지 않고 억압된 상태로 있게 된다.

인생에서 가장 큰 영향을 미치는 스트레스는 대체로 어릴 때 생긴다. 그 이유는 어릴 때는 아는 것과 경험이 별로 없기 때문에 큰 부정적인 정서가 다가오면 그것을 의식의 영역에서 다룰 수 있는 힘이 없어서 무의식으로 내려보낸다.

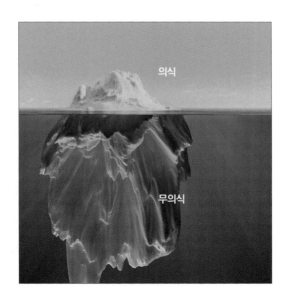

예를 들면 초등학교 1학년 딸에게 아빠가 초콜릿을 사오라고 심부름을 시켰다. 아빠는 네모난 초콜릿을 사올 거라 생각했는데, 딸은 동그란 게 먹고 싶어서 그것을 샀고 오다가 넘어지면서 봉지가 찢어졌다. 아빠에게 가져가니까 "너 이거 먹었지!"라시며, "왜 네모난 걸 안 사오고 동그란 걸 사왔니!"라고 하셨다. 이 아이는 너무 억울해서 의식의 영역에서 이 부정적인 정서를 감당할 수 없어서 무의식의 깊은 곳으로 이 억울한 감정을 내려보냈다. 이 해결되지 않은 부정적인 정서는 계속 해결의 목적으로, 이 아이가 50세 어른이 될 때까지 계속 분노, 불안, 강박, 자기 비하 등의 정서적인 장애, 자율신경의 이상으로 인한 소화장애, 다양한 부위의 설명할 수 없는 통증, 근골격계 이상 등의 다양한 증상으로 영향을 미쳤다.

스트레스와 관련된 가장 중요한 사건은 그 사람의 인생에서 최초로 일어난 그것이 문제인 경우가 대부분이다. 그래서 어릴 때의 스트레스가 중요하다. 어른이 되어서 생각해 보면 의식의 영역에서 충분히 이해하고 받아들일 수 있는 것이지만 그 당시의 어린 나이에는 의식에서 해결하지 못하고 무의식으로 내려보내서 계속 남아 있는 것이다. 위와 같은 아이의 예에서도 나이가 50이 되고 아버지는 돌아가셨는데도 최면을 통해 그때의 시간, 공간, 감정으로 돌아가면 눈물이 나고, 심장이 뛰고, 표정이 바뀐다.

스트레스를 잘 받고, 불안이나 두려움이 많은 사람은 대부분 어릴 때 부모님이 자주 싸운 경우가 많다. 그때 부모님이 싸우는 광경을 본 아이들은 불안이나 두려움이 너무 커서 그것을 의식에서 다룰 수 없어서 무의식으로 내려보낸다. 그런 부정적인 정서는 나이가 들어도 계속 남아 있다. 그래서 진료실에서 스트레스를 다룰 때 가장 먼저 물어보는 것이 '어릴 때 부모님 사이가 괜찮았습니까?'이다. 이것은 나에게도 해당되는 질문이다.

어릴 때 큰 문제가 없었던 사람 중 나이 들어 큰 스트레스를 경험하면 그 스트레스를 감당할 수 없어서 무의식의 영역으로 내려보내서 지속적으로 정신적 · 육체적인 고통을 겪는다. 심하면 당뇨, 고혈압, 암, 디스크 등의 심각한 질병을 유발하기도 한다.

　대부분의 경우에서 심각한 스트레스는 하나 혹은 둘 정도 나타난다. 이 중요한 스트레스를 제거하면 다른 스트레스는 저절로 좋아지고, 기타 신체증상도 호전된다.

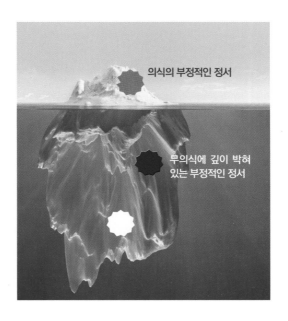

몸에 영향을 주는 스트레스는 시간, 공간, 원인이 되는 사람과 사건의 확실한 틀이 있다

　"나는 그냥 특별한 이유 없이 스트레스를 잘 받아. 어떤 일이 닥치면 잘 안 될까봐 쉽게 불안하고, 겁이 나고, 화가 치밀어 오른다"라고 하는 경우가 있지만, 그렇게 되는 확실한 원인이 있다. 우리 몸에 영향을 주는 스트레스는 그 스트레스의 원인이 되는 정확한 시간, 공간, 사람, 사건으로 이루어진 틀이 있다. 그러한 틀을 없애면 그 스트레스로 인한 부정적인 감정, 생각은 사라지게 되고 여러 가지 신체증상도 호전된다.

편안한 자세를 취하고 그 당시의 시간, 공간, 사람 혹은 사건을 떠올리면 감정뇌의 활동이 달라지고 그 뇌의 영향을 받은 근육의 힘이 바뀐다. 응용근신경학(Applied Kinesiology)으로 근육의 변화를 검사해 보면 정확한 원인을 찾을 수 있다.

우리 몸에 영향을 주는 스트레스 해소하기

우리 몸에 영향을 주는 스트레스는 시간, 공간, 사람, 사건의 확실한 틀이 있다고 했다. 스트레스를 해소하는 좋은 방법은 이 틀을 깨는 것이다. 아래처럼 해보면 해결될 수도 있다.

과거에 스트레스를 받았던 그 시간, 공간으로 가보고, 그때 사건을 감정적으로 떠올려본다. 나에게 상처를 주었던 사람도 떠올린다. 감정은 다양한 방식으로 바꿀 수 있다. 특히 오감을 통해서 좋은 모습으로 색칠 할 수 있다. 내가 좋아하는 색깔, 냄새, 맛, 향기, 음악, 내가 평소에 하고 싶고 하면 기분 좋은 것을 떠올려서 그 시간·공간에 가득 채운다. 그리고 나를 힘들게 한 사람을 이해하고, 용서하고, 사랑하는 마음을 가져본다. 이것이 힘들 수도 있다. 잘 안 되면 전문가의 도움을 받아야 한다. 이렇게 부정적인 정서를 오감을 이용해서 좋게 만들어본다. 그런 다음 그 공간을 빠져나간다. 공중으로 하늘 높이 날아 올라가는 상상을 한다. 거기서 이런 사건이 생기기 전 과거에 행복했던 어느 순간으로 가본다.

그 다음 현재의 위치로 돌아오는 상상을 한다. 이런 치료는 Tad James가 시간선치료(Time Line Therapy)로 소개를 하였다. 이 치료를 최면상태에서 하기도 한다.

관점 바꾸기, 즉 디스트레스(distress)를 유스트레스(eustress)로 바꾸면 도움이 된다. 이것을 NLP(Neuro Linguistic Programming)에서는 관점 바꾸기(reframe)라고 한다. 내가 지금 힘들고 괴로운 상황에 있어도 생각하는 관점을 조금만 바꾸면 유스트레스로 바꿀 수 있는 경우가 대부분이다. 책을 쓰는 것이 힘들지만, 이것이 나와 주변에 도움이 된다고 생각해 보면 즐겁고 보람된 유스트레스인 것이다.

나를 힘들게 했던 모든 존재들을 이해하고 용서하고 사랑하는 마음을 가져야 한다. 편안한 자세로 앉아서 허리를 곧게 하고 가슴을 편 다음 호흡을 배꼽 아래와 엉치뼈 사이 항문 위의 주먹만 한 공간으로 숨을 들이쉬고 내쉬면서 하면 더 도움이 된다. 숨을 들이쉬면 배가 나오고 내쉬면 들어가게 해야 한다. 단전호흡이다.

좋아하는 운동을 하면 소뇌의 기능을 좋게 하고 소뇌의 자극은 중뇌를 거쳐서 변연계, 즉 감정뇌의 활동을 좋게 하여 스트레스를 해소시킨다. 그리고 운동은 유쾌한 호르몬이나 신경전달물질을 많이 만들어서 스트레스에 잘 대처하게 한다.

의식하든 의식하지 못하든 간에 중요한 스트레스는 감정뇌와 자율신경을 통해서 매우 다양하게 우리 몸에 영향을 준다. 오랫동안 아프거나, 기능 이상, 질병 등으로 고생하시는 분들의 대부분은 몸에 영향을 주는 의미있는 스트레스가 있다. 가능하면 이런 스트레스를 좋은 스트레스로 바꾸려는 마음이 필요하고, 스트레스를 해소할 수 있는 여러 가지 노력을 하면 삶이 편해진다. 🍀

정신적인 스트레스는
몸에 어떤 영향을 주는가?

무의식에 깊이 들어 있으면서 해결되지 않은 부정적인 정서, 부정적인 생각 혹은 자신을 제한하는 결심은 뇌의 중심부에 있는 가장자리계통(limbic system, 변연계), 즉 감정뇌가 제대로 작동하지 못하게 한다. 감정뇌는 크게 두 곳에 영향을 준다. 첫째, 감정뇌는 뇌줄기(brain stem, 뇌간)에 신경핵들이 그물처럼 퍼져있는 그물체(reticular formation, 망상체)에 연결되어 자율신경, 중심성 통증 조절기능과 자세 조절에 영향을 준다. 둘째, 감정뇌는 시상하부와 뇌하수체에 연결되어 호르몬대사에 영향을 준다.

무의식에 깊이 억눌려 해결되지 않는 부정적인 정서는 감정뇌의 기능을 떨어뜨리기 때문에 작은 스트레스에도 다양한 부정적인 감정의 변화로 고통을 느끼게 하고, 자율신경의 기능이 떨어져서 장의 기능과 해독능력이 저하되고 호르몬대사의 이상으로 인한 증상과 면역기능이 떨어지며, 통증 조절능력이 저하되어 통증을 많이 느끼고, 자세가 나빠지고, 횡격막의 기능이 떨어져서 다양한 증상을 호소하게 된다.

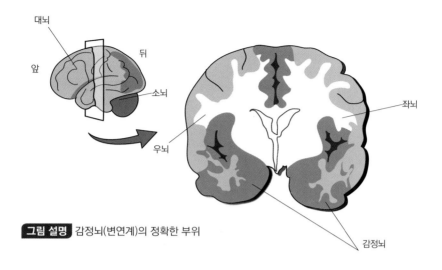

그림 설명 감정뇌(변연계)의 정확한 부위

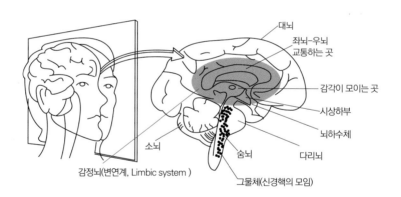

그림 설명 **감정뇌와 자율신경** 감정뇌는 뇌간에 있는 그물체신경핵에 영향을 주어서 자율신경, 통증의 조절, 자세의 이상에 관여하고 시상하부와 뇌하수체에 자극을 주어서 호르몬의 조절에 관여한다.

스트레스로 생길 수 있는 기능 이상과 질환들

- **통증:** 만성통증(중심성 통증), 두통, 편두통
- **어지럼증**
- **척추와 관절:** 어깨나 목의 통증, 요통, 척추디스크, 오십견, 극상근증 후군, 회전근개 손상, 흉곽출구증후군(팔과 손의 저림), 족저근막염, 족무지외반증, 무릎의 통증이나 관절염
- **정서장애:** 불안, 공포, 공황장애, 우울증, 틱장애, 불면증
- **만성피로증후군**
- **해독기능 저하**
- **면역계통의 이상(알레르기)**
- **내장:** 역류성 식도염, 과민성대장증상, 내장의 통증, 소화장애, 변비 중심성비만
- **고혈압, 심장질환**
- **당뇨**
- **빈뇨**

스트레스와 통증 및 두통

스트레스로 인하여 감정뇌의 기능이 떨어지면 뇌줄기의 그물체신경핵의 기능이 떨어진다. 그물체신경핵은 통증을 억제하거나 통각을 조절하는 기능을 하는데, 이 기능이 떨어지면 두통이나 통증을 느끼게 된다. 만성통증으로 고생하는 사람들은 대부분 이런 문제가 있다고 생각한다. 또 자율신경의 조절능력이 떨어져서 교감신경이 항진되는 경향이 있기 때문에 뇌혈관이 수축되어 인해서 잘 생긴다.

스트레스와 어지럼증

감정뇌는 도피질(島皮質, insular cortex)이라고 하는 평형을 담당하는 대뇌피질에 영향을 주어서 어지럼증이 생기는데, 이때 생기는 어지럼증은 내가 도는 듯하거나, 공중에 붕 뜬 느낌, 걸을 때 스펀지를 밟는 느낌 등 이상한 어지럼증이 특징이다. 식사시간에 식당에서 잘 어지럽고, 사람이 많은 지하철 같은 곳에서 특히 어지럼증을 잘 느끼게 된다.

이런 어지럼증의 특징은 뇌나 평형기관 검사에 대한 정밀검사를 해도 이상 소견이 보이지 않는 것이 특징이다. 이때 어지럼증을 억제하는 약을 장기간 먹게 되면 뇌의 기능이 더 떨어지기 때문에 증상이 더 악화되거나 회복하기 힘든 경우도 생기게 된다.

스트레스와 목, 어깨 통증

스트레스가 지속되면 횡격막의 기능이 떨어진다. 횡격막은 호흡에 주로 사용되는 주 호흡근이다. 이 주 호흡근의 기능이 떨어지면, 액세서리 호흡근(부호흡근)이 많이 사용된다. 이 액세서리 호흡근은 원래 어깨나 목을 안정시키는 근육이므로 이 근육들이 호흡에 과다하게 사용되면 어깨와 목이 부실해진다. 이 근육은 흉곽과 팔 사이에 주로 있기 때문에 이 근육이 과긴장되면 흉곽에서 팔로 가는 혈관과 신경이 눌리는 흉곽출구증후군이 생겨서 팔이 저리거나 테니스관절이 잘 생긴다. 오십견, 회전근개파열, 극상근의 석회화, 염증, 목의 통증, 목디스크도 스트레스와 횡격막의 관계로 생기게 된다.

스트레스와 무릎, 족저근막염

스트레스가 오래 지속되면 부신의 기능이 떨어진다. 부신은 스트레스 상황일 때 스트레스를 극복하기 위해서 스트레스호르몬인 코르티졸, 아드레날린 등의 호르몬을 분비한다. 스트레스가 오래되면 부신의 기능이 떨어지게 되므로 부신과 관련된 뒤정강근이 약해진다. 이 뒤정강근은 발바닥의 아치를 유지시켜 주는 역할을 하는데, 이 근육이 약해지면 발바닥의 족저근막이 당겨서 족저근막염이 생기고 무릎에 영향을 주어서 무릎의 통증이나 관절염을 일으킨다.

스트레스와 역류성 식도염

무의식에 깊이 박혀서 몸에 영향을 주는 심각한 스트레스는 횡격막의 기능을 떨어뜨린다. 횡격막을 관통하는 구조물 중에 식도가 있다. 식도는 입으로 씹은 음식물과 물이 위장으로 내려가게 하는 기다란 관이다. 음식물은 식도의 움직임과 원웨이밸브(one way valve) 때문에 아래로 내려가게 된다. 물구나무를 서서 물을 마셔도 물은 식도를 통해서 위장으로 내려간다. 이런 작용을 하는 데 관계하는 가장 큰 구조물은 횡격막이다. 식도가 횡격막을 관통하는 부위가 일종의 one way valve다. 아래로는 내려가고 위로 역류되는 것을 방지하는 밸브인데, 스트레스로 인해서 횡격막의 기능이 떨어지면 이 밸브가 약해져서 위장 속에 있는 음식물이 역류하게 된다. 그러면 위장 속의 내용물은 강한 산성이므로 식도나 목의 점막을 상하게 한다.

역류성 식도염의 근본원인은 거의 대부분 스트레스와 밀접한 관계가 있다. 역류성 식도염을 치료할 때 속쓰림과 같은 증상만 치료하는 것보다는 횡격막의 기능 이상이나 스트레스와 같은 근본적인 문제를 다루면 결과가 더좋다.

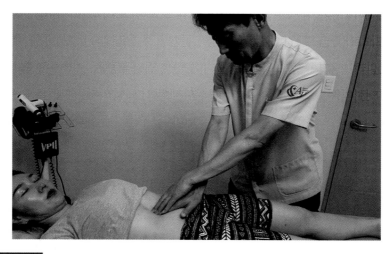

그림 설명 **역류성 식도염 도수치료** 위장이 있는 부위에 치료자의 두 손을 포개서 놓는다. 환자에게 숨을 크게 들이쉬었다가 내쉬게 한다. 환자가 숨을 내쉴 때 두 손을 약간 누르면서 아래로 당긴다. 이런 동작을 4~5회 한다. 숨을 내쉴 때 횡격막이 올라가고, 두 손으로 위장을 아래로 당기면 식도와 위장 사이의 밸브기능이 좋아진다. 역류성 식도염에 대한 간단한 도수치료법이다.

스트레스와 내장기능의 이상:
과민성대장증상, 내장의 통증, 소화장애, 변비

스트레스와 관련된 감정뇌^(변연계, limbic system)는 자율신경의 조절과 밀접한 관계가 있다. 내장은 자율신경, 즉 교감신경과 부교감신경에 의해 조절되므로, 스트레스는 내장의 기능을 떨어뜨린다. 장의 운동이 느려지면 변비가 되었다가 갑자기 빨라지면 설사가 생기는 것을 과민성대장증후군이라고 하는데, 이것은 자율신경의 균형이 깨졌기 때문이다. 거의 대부분은 스트레스와 관련이 있다. 술, 담배, 밀가루, 우유, 커피, 정제된 당, 자극적인 음식 등은 이런 증상을 더 악화시킨다.

스트레스로 인한 빈뇨

스트레스로 인해서 감정뇌가 제대로 작용하지 못하면 감정뇌 중에서 띠이랑의 기능이 떨어지는데 그러면 바로 곁에 있는 배뇨중추의 기능이 떨어진다. 즉 배뇨중추가 민감해진다. 그러면 방광에 소변이 조금만 차도 방광벽에서 전달되는 미세한 신경자극이 배뇨중추에 전달되어 방광의 근육으로 내려가는 운동신경에 명령을 내려서 방광근육을 수축해서 소변 보고 싶은 느낌이 생기게 한다. 실제로 화장실에 가보면 소변이 조금밖에 나오지 않는다. 소변이 방광에 거의 없는데도 소변을 자주 보러 가게 된다. 스트레스나 뇌의 기능 이상으로 생기는 빈뇨의 특징이다.

해독기능의 저하와 만성피로증후군

스트레스로 인해서 자율신경의 조절기능이 떨어지면 내장 즉 간의 해독기능이나 장의 활동이 떨어진다. 장에서 음식을 분해하는 능력이 떨어지면 인체에 유익한 균보다는 유해한 균들이 많이 번식하게 된다. 유해한 균들은 독소나 염증물질을 만들어내기 때문에 간으로 많은 양의 독소를 보내게 된다. 간의 해독기능이 떨어진 상태에서 많은 양의 독소가 가기 때문에 독소나 염증물질은 몸 전체에 영향을 준다. 특히 세포에서 에너지를 만들어내는 미토콘드리아(mitochondria)의 활동을 떨어뜨리므로 에너지가 부족해져서 쉽게 피곤해진다. 뇌세포에서 이런 현상이 생기면 우울하거나 의욕이 떨어진다. 만성피로증후군이 된다.

면역계통의 이상(알레르기)

면역은 우리 몸에 나쁜 균이나 나쁜 물질이 들어오면 면역세포를 보내서 죽이거나 몸에 나쁜 영향을 주지 않게 하는 방어기전이다. 이 면역계통이 과도하게 반응해서 정상적인 세포나 시스템을 공격하는 것을 면역질환이라고 한다.

우리 몸에서 면역에 관여하는 가장 큰 장기는 소장과 대장이다. 면역의 60%가 장과 관련이 있다고 한다. 그 외에 부신, 흉선, 비장, 골수 등이 관여한다.

스트레스로 인해서 장의 기능이 떨어지고 염증물질과 면역을 과도하게 흥분시키는 물질들이 많이 만들어지면 면역질환이 생기게 된다. 알레르기가 있는 대부분의 사람들은 무의식에 감추어진 스트레스가 있게 마련이다.

스트레스와 중심성비만

염증이나 알레르기의 치료에 스테로이드(steroid)호르몬을 장기간 사용하는 경우가 있다. 스테로이드란 부신의 피질(겉)에서 나오는 호르몬이어서 부신피질호르몬이라고 한다. 이 호르몬을 장기간 사용하면 배, 몸통, 골반 부위에 살이 찌고 팔, 다리는 가늘어지는 사과형 비만, 즉 중심성비만이 생기게 된다.

스트레스가 지속되면 부신에서는 그 스트레스를 극복하기 위해서 스트레스호르몬인 부신피질호르몬을 과도하게 분비하게 된다. 중심성비만이 생기게 된다. 중심성비만이 있는 사람들의 대부분은 내장 사이에 지방이 많이 낀 내장지방이 동반되고 장에서 독소가 많이 생기므로 초음파를 해보면 대부분 지방간이 발견된다.

스트레스와 고혈압 및 심혈관계 질환

스트레스가 지속되면 교감신경이 흥분되고 부신의 활동이 쓸데없이 증가하는 경향이 있다. 교감신경에서는 노르아드레날린(noradrenalin)이 분비되고 부신 수질(속질)에서는 아드레날린(adrenalin)이 분비된다. 아드레날린은 혈관을 수축하는 작용을 하므로 장기간 과도하게 분비되면 혈관이 두꺼워져 고혈압이 생긴다. 과로하거나 스트레스가 심하면 아드레날린이 많이 분비되어 혈관이 수축된다. 평소에 좁아져 있던 심장혈관(관상동맥, 심장을 움직이는 근육이 혈액을 공급하는 혈관)이 있다면 관상동맥이 막히게 된다. 급성심근경색이다. 호흡곤란이 생기고 혈압이 떨어지며 심장이 멈출 수 있는 급박한 상황이 생길 수 있다. 🍀

스트레스는
통증을 몰고 다닌다

50대 초반의 여성이 두통, 얼굴의 통증, 왼쪽 아래 이의 통증으로 치료를 받으러 내원했다. 여러 가지 검사를 해도 통증을 일으킬 만한 질병이나 기능 이상이 보이지 않았다. 여러 병원에서 이에 대한 검사와 치료를 했지만, 원인을 찾을 수 없었고 통증은 점차 더 심해졌다.

이분의 남편은 목사인데 홀어머니 밑에서 성장했기 때문에 어머니를 생각해서 신도들 중에 특히 과부의 어려운 점을 잘 살펴주었다. 목사님의 부인이 보기에는 나쁜 의도를 가지고 교회에서 잘못한 일도 많은 여자를, 단지 과부라고 해서 남편인 목사님이 따뜻하게 보살펴주는 것이 못마땅해서 남편에게 이야기했더니 남편이 왜 불쌍한 사람을 감싸주지 못하느냐고 화를 냈다.

그 뒤부터 머리가 아프고 얼굴과 이가 아프기 시작했다. 교회일과 관련된 생각을 하면 증상이 더 심해졌다. 부정적인 정서는 시간, 공간, 특정한 사람 그리고 사건의 틀 속에서만 존재한다.

이 부인에게 그런 부정적인 정서의 틀을 제거하는 시간선치료(Time Line Therapy)를 한번 하자 증상이 많이 좋아졌다. 그리고 남편에게 자기의 마음고생을 제삼자의 스토리를 말하듯 담담하게 들려주었다. 그러자 남편이 더 놀라면서 그렇게 힘들었는지 몰랐다면서 따뜻하게 대해주었고 증상은 씻은 듯이 좋아졌다. 이런 경우에도 남편이 인간성 나쁜 과부 신도를 잘 보살펴주는 것에 의한 스트레스를 해소하지 않은 채, 통증의 원인을 찾는다면 그 원인을 찾을 수도 없고 증상은 계속되었을 것이다.

스트레스는 감정뇌의 기능을 떨어뜨리고 감정뇌는 통증을 조절하는 중심신경핵인 그물체신경핵의 활동을 감소시키기 때문에 전반적인 통증에 대한 민감도가 높아진다. 그래서 통증으로 느끼지 않을 것도 통증으로 느끼고 그 통증에 대한 고통도 더 커진다.

통증 전달하는 감각을 통각이라고 한다. 이런 통각이 많이 전달되어도 인체에서 통증으로 덜 느끼기도 하고, 통각이 적게 전달되었는데도 통증을 더 심하게 느끼거나 더 고통스러워하기도 한다. 이것은 무엇 때문일까? 통각이 감정뇌 즉 변연계(가장자리계통)에 도달하면 고통을 느끼고 두정엽(마루엽)에 도달하면 통증의 위치를 인지하게 된다. 그래서 감정뇌의 상태에 따라 고통을 심하게 느낄 수도 있고 고통을 거의 느끼지 않을 수도 있다. 위의 경우는 심한 부정적 정서로 인해 감정뇌에서 통증을 심하게 느끼게 된 것이다. 또 통각은 뇌간에 있는 그물체를 통해서 많이 걸러진다. 그물체는 감정뇌의 영향을 많이 받는다. ♣

두드리면 스트레스도 해소하고
통증도 없앨 수 있다

두드리기만 해도 스트레스도 좋아지고, 통증도 없어진다면 얼마나 좋을까? 두드린다고 모든 스트레스와 통증이 좋아지는 것은 아니지만, 좋아질 수도 있는 이유를 신경학적인 설명을 통해서 풀어가고자 한다.

미국의 Dr. Schmitt는 얼굴의 경혈점(시작과 종지점)을 두드리면 통각을 조절하는 센터인 뇌간의 그물체(reticular formation)에 자극을 주어서 통증을 줄여준다는 이론을 처음으로 이야기하였다.

여기서 통각과 통증의 차이에 대해서 잠시 언급하고자 한다. 통각은 통증을 느끼는 신경에 자극을 주는 것이고 통증은 그런 통각이 신경계에 전해져서 우리가 고통 혹은 괴로움을 느끼는 것을 말한다. 그래서 통각이 크면 통증도 비례해서 커질 수도 있지만, 항상 그렇지는 않다. 왜냐하면 통각의 많은 부분은 위에서 말한 그물체라는 신경조직에서 걸러지기 때문이다. 거기서 걸러진 통각이 감정뇌로 충분히 전달되어야 통증을 느끼는 것이다. 또 감정뇌가 정상적이지 않거나, 스트레스가 많으면 통증을 좀 더 느낀다. 나이가 들어서 뇌의 기능이 떨어지면 통증을 더 많이 느끼는 것도 이런 이유에서다.

미국의 Dr. Blaich는 로스앤젤레스에서 응용근신경학(Applied Kinesiology)을 오랫동안 강의했다. 강의를 듣는 사람 중에 임상심리학자인 Dr. Callahan이 있었다. Dr. Callahan은 두드리는 치료법을 단순히 통증에만 사용하지 않고 공포증, 불안증, 공황장애 등에 적용하였다. 또 그런 치료를 방송에 나와서 직접 시연하면서 유명해졌다. 그의 책 *Tapping the healer within*은 우리나라에서 『TFT 5분 요법』으로 번역되었다.

Dr. Callahan은 이 치료법을 TFT(Thought Field Therapy)라 하고 더욱 발전된 치료법으로 환자를 치료하고 세미나를 하였다. 그렇지만 필자의 경험으로는 그의 책에 나와 있는 두드리는 치료만으로 다양한 공포증이나 불안증 나아가서 공황장애에 효과적인 경우는 그리 많지 않았다.

Dr. Callahan의 강의를 들은 Gary Craig는 90년대 초에 EFT(Emotional Freedom Technique)를 만들었다. TFT는 부정적인 정서를 떠올린 다음 두드리는 치료를 하는 반면에, EFT는 그런 부정적인 정서를 말로 하면서 두드리는 치료를 하는 것이 차이점이다. 우리나라에서도 http://eftkorea.net로 들어가보면 EFT에 대한 일반인을 위한 강좌가 개설되어 있다.

Schmitt, Blaich, Callahan, Craig로 이어지는 두드림의 치료법을 만든 사람들의 이야기를 간단히 엮어봤다.

두드리는 것이 왜 스트레스와 통증의 해소에 도움이 될까?

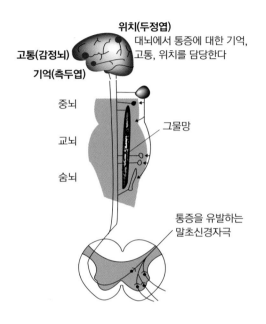

이 그림에서 보면 통증을 유발하는 말초신경자극 즉 통각은 척수를 따라서 뇌간으로 올라간다. 뇌간의 그물체에는 행복호르몬인 세로토닌 (serotonin)이라는 신경전달물질이 나와서 거의 대부분의 통각을 조절 혹은 억제한다. 이것을 통과한 통각이 감정뇌에 전달되면 고통 즉 통증을 느낀다. 두정엽에서는 고통의 부위를 알려주고, 측두엽에서는 그 고통을 기억한다.

얼굴이나 가슴의 두드리는 부위(경혈점)를 두드리면 뇌간의 그물체에 자극을 준다. 그물체의 기능을 활성화시킨다고 보고 있다. 그물체의 활동이 증가되면 통각이 감정뇌나 대뇌로 전달되는 것을 방해하기 때문에 통증이 줄어들거나 없어진다.

그러면 스트레스는 어떻게 해소될까? TFT나 EFT에서는 다르게 설명하지만, 필자는 기능신경학적인 관점에서 설명하고 그것을 두드림 치료에 적용해 볼까 한다. 안면의 경혈점을 두드리면 뇌간의 그물체에 있는 신경세포집단의 활동이 증가된다. 이 그물체의 신경세포는 주로 세로토닌과 엔도르핀이라는 행복 신경전달물질을 분비한다. 그리고 그물체는 통증신경에서 올라오는 통각만 조절하는 것이 아니라 감정뇌를 비롯한 뇌 전반에 영향을 준다.

정신과에서 가장 많이 사용하는 약이 항우울제다. 항우울제란 세로토닌의 수치를 높게 유지시켜서 뇌에서 세로토닌이 계속 작용하게 하는 것이다. 그래서 기분이 좋아지고 통증도 줄어들게 한다. 그러므로 두드리면 스트레스도 해소될 수 있다.

어떻게 하면 효과적으로 스트레스를 줄이고 통증으로부터 벗어날까?

먼저 스트레스가 있는 경우부터 시작해 보자. 아래의 1~3번을 순서대로 하면 된다.

1. 자신이 겪고 있는 부정적인 정서를 떠올린다. 불안, 두려움, 혹은 분노 등. 그리고 그런 스트레스를 준 사람, 사건, 시간, 공간도 떠올린다. 그리고 나서 " 나는＿＿＿＿＿ 때문에 화가 나고 힘들지만, ＿＿＿＿＿＿을 이해하고, 용서하고, 사랑합니다. 라는 말을 하면서 5번째 손가락이 손바닥과 만나는 2센티미터 위의 손금이 있는 부위를 20회 정도 두드린다. 이곳은 소장경의 후계라는 경혈점이다. 다음 그림의 12번이다. 내용을 구체적으로 말하는 것이 중요하다. 그리고 진심으로 용서하고 사랑하는 마음을 가져야 한다.

2. 부정적인 정서를 말로 하면서 얼굴의 경혈점과 쇄골과 흉골이 만나

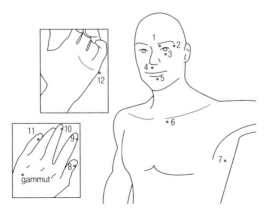

는 경혈점 즉 신장경락의 마지막 경혈점인 수부(6번) 그리고 비장의 마지막 경락인 대포혈(7번)을 두드린다. 만일 불안, 두려움이 있다면 이것을 말로 하면서 1, 2, 3, 4, 5, 6, 7을 두드린다. 8, 9, 10, 11 손가락을 두드릴 수도 있다. 각각의 경혈점을 5~7회 정도 두드린다.

3. 뇌조율과정이라고 할 수 있는데, 4번째와 5번째 손가락 사이의 손등을 두드린다. 위의 그림에 Gammut라고 표시된 곳이다. 이때 아래의 8가지를 하면서 두드린다.

① 눈을 감는다.

② 눈을 뜬다.

③ 왼쪽 아래를 내려다본다.

④ 오른쪽 아래를 내려다본다.

⑤ 눈을 시계방향으로 크게 한 바퀴 돌린다.

⑥ 눈을 시계반대방향으로 크게 한 바퀴 돌린다.

⑦ 1, 2, 3, 4, 5 숫자를 센다.

⑧ 학교종이 땡땡땡 어서 모이자 허밍을 하거나 좋아하는 노래를 부른다.

⑨ 눈을 위로 끝까지 올려다본 다음 아래로 내려본다.

통증이 있을 경우에는 어떻게 할까?

1. 아픈 부위를 떠올리고 아프게 된 사건이 있다면 그 사건, 사건이 일어난 시간, 공간, 사람 등을 떠올린다. 없다면 그냥 아픈 부위만 떠올린다. 그런 다음 '나는 ＿＿＿＿＿＿＿가 아프고 괴롭지만, 내안의 치유하는 힘이 ＿＿＿＿＿＿＿의 고통을 해결해 줄 것이라고 믿습니다'라고 하면서 12번을 두드린다. 이때 고통의 부위, 정도, 양상을 아주 구체적으로 말한다.

2. '＿＿＿＿＿＿＿부위가 아프다'라고 하면서 1~7번까지 두드린다. 이때도 고통의 양상을 구체적으로 말한다.

3. 뇌 조율과정은 앞의 3번과 같다.

이렇게 두드리는 치료법이 모든 통증과 스트레스에 효과가 있는 것은 아니지만, 누구나 쉽게 해볼 수 있다는 것이 좋은 점이다.

통증에는 통증이 생기게 되는 정확한 원인이 있다. 그 원인을 찾아서 근본적인 치료를 하는 것이 원칙이다. 그 원인을 알고 치료 중인데, 통증을 좀 더 빨리 줄여주는 방법으로 이것을 이용할 수 있다. 예를 들면 오른쪽 발목을 삐었을 때, 발목에 석고 고정을 하거나, 보호대를 3주 이상 하고 물리치료를 했는데도 계속 붓고 통증이 있다면, 발목을 움직여서 통증을 유발한 다음 앞 그림의 2번을 100~200번 정도 두드리면 신기하게 좋아진다.

스트레스도 마찬가지로 부정적인 정서나 나를 제한하는 결심 등을 일으키는 근본적인 틀이 있다. 전문가의 도움을 받아 그 틀을 찾아서 분리하는 것이 근본적인 치료지만, 그렇게 할 상황이 못 되면 위의 방식으로 집에서 쉽게 해볼 수 있다. 또는 스트레스 치료를 받고 나서 부가적으로 집에서 두드리는 치료법을 해볼 수도 있다.

스트레스 치료 전과 후의 치료효과를
알 수 있는 심박변이도(Heart Rate Variability, HRV)

스트레스를 객관적으로 평가할 수 있는 것 중 가장 신뢰도가 높은 것이 심박변이도이다. 심박변이도는 심장이 규칙적으로 뛰고 있지만 아주 미세하게 그리고 규칙적으로 뛰는 속도가 바뀌는 것을 말한다. 부정맥은 심장이 아예 불규칙적으로 뛰는 것을 말하지만 심박변이도는 심장 박동수가 미세하게 변화되는 패턴이 규칙적으로 반복되는 것을 말한다.

심박변이도가 높으면 정서적으로 안정된 것을 말하고, 심박변이도가 낮으면 스트레스가 많다는 것을 보여준다. 감정뇌는 자율신경을 통해서 심장에 영향을 주기 때문에 스트레스가 많으면 심박변이도가 떨어지고 정서적으로 안정되면 심박변이도가 높아진다.

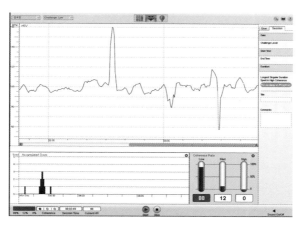

그림 설명 37세 남자. 심한 두통, 왼쪽 얼굴의 저림, 어지럼증으로 내원함. 가족 간에 스트레스가 잠재되어 있었고, 최근 회사에서 혼자 감당할 수 없는 중요한 일을 해야 하는 압박감으로 불안감이 생기면서 이런 증상이 유발되었다. 심박변이도가 불규칙함.

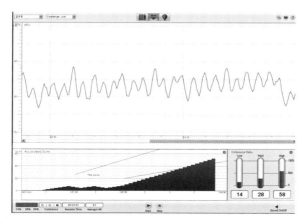

그림 설명 치료 후 심박변이도가 불규칙한 패턴에서 규칙적인 패턴으로 바뀐 것을 알 수 있다.

인생에서 성공하려면 심리적 역전이 없어야 한다

2002년부터 AK의학 세미나가 매월 마지막 주 일요일 서울에서 개최되고 있다. 약 100여 명의 의사, 한의사들이 참석한다.

이 세미나에서 심리적 역전에 대한 이론을 배우고, 그것을 처음 실습하는 의사들은 어처구니없는 결과에 웃음을 터뜨리게 된다. "나는 건강하고 즐겁게 살고 싶고, 환자를 많이 보면서 훌륭한 의사가 되고 싶다"라고 말한 후 근육검사를 했더니 강했던 근육에 힘이 쭉 빠지는 경험을 하게 된다. 반대로 "나는 몸이 좀 아프고, 좋은 의사가 되지 않아도 된다"라고 말한 후 검사를 하면 약한 근육이 강해지는 것이었다. 긍정적인 생각이나 말을 하면 근육의 힘이 약해지고, 부정적인 생각이나 말을 하면 근육의 힘이 강해지는 것을 '심리적 역전'이라고 한다.

이 심리적 역전에 대한 이론은 미국의 유명한 임상 심리학자인 칼라한 박사가 정립했는데, 그는 AK의학을 최초로 심리치료에 응용했다. 그는

*Tapping the healer within*이라는 저서에 경락점을 두드려서 스트레스 치료하는 법을 기술하였다.

칼라한 박사가 심리적 역전을 처음으로 관찰하게 된 것은 수년간 다이어트를 했으나 계속 실패한 여성 환자에게서였다. 그는 그 여성에게 스스로가 원하는 만큼 날씬해진 자신의 모습을 상상해 보라고 한 후 근육검사를 했는데 근육이 약해졌다. 반대로 지금보다 15kg 정도 더 살찐 모습을 상상해 보라고 하자 근육이 현저하게 강해진 것을 볼 수 있었다. 그녀에게 '나는 살이 더 찌고 싶다'라고 말하게 하자 그녀의 근육이 더 강해졌는데, 그러한 반응은 그 여성이 날씬하고 성적으로 매력적인 사람이 된다는 것에 대해 어떤 두려움을 가지고 있기 때문이라는 것을 알게 되었다. 그녀는 어릴 때 성폭력을 당한 경험이 있었다. 날씬해지면 다시 성폭력을 당할 것 같은 불안이 무의식에 잠재되어 있었다.

심리적 역전은 한 사람의 삶에 영향을 미치는 모든 것과 관련되어 있다. 따라서 이런 문제가 있다면 빨리 치료를 받아야 한다. 자신이 선택한 직장이나 사업에서 계속 실패하는 사람들은 심리적 역전에 대한 검사를 받는 것이 좋다. 사업이나 직장에서 실패하는 시점에 심리적 역전상태에 놓여 있는 경우가 매우 많기 때문이다. 무의식적으로 부정적인 에너지가 강하기 때문에 하고자 하는 일이 뜻대로 되지 않는 것이다. 심리적 역전의 문제를 치료해서 인생에서 위기가 닥쳤을 때 긍정적인 방향으로 헤쳐 나가는 지혜를 모을 수 있게 해야 한다.

심리적 역전은 어떻게 치료하는가? 심리적 역전이 있는 사람은 무의식에 중요한 부정적 정서가 깊이 묻혀 있다. 본인은 해결된 스트레스라고 생각할 수도 있다. 어릴 때 있었던 일이어서 기억이 잘 나지 않을 수도 있다. 그렇지만 이런 사건들은 무의식 속에서 지속적으로 육체적, 정신적으로 영향을 주게 된다. 이런 무의식에 들어 있는 중요한 부정적인 정서는 AK근육검사로 쉽게 찾아낼 수 있다. 치료는 Tad James의 시간선치료(Time Line Therapy)로 쉽게 치료된다. 필자는 거의 대부분의 만성통증, 어지럼증, 만성질환자에게 이런 검사와 치료를 한다.

심리적 역전은 소장과 관련되어 있다

심리적 역전(psychological reversal)이라는 것은 무의식 속에 부정적인 에너지가 강하기 때문에 이것을 가지고 있는 사람들은 자기가 하고자 하는 일들이 뜻대로 되지 않는다. 직장이나 사업에서 계속 실패하는 사람들은 심리적 역전이 있는 경우가 많다. 실패하는 시점에 심리적 역전상태에 놓여 있기 때문이다.

Dr. Callahan은 심리적 역전을 경혈점을 이용해서 치료할 때 소장의 경혈점인 후계(새끼손가락에서 위로 올라올 때 처음 만나는 손금부위-감정선의 시작부위)를 두드리기도 한다.

Dr. Wally Schmitt는 심리적 역전이 실제로 소장 이상의 원인이 되는 경우가 많다는 임상결과를 발표했다. 심리적 역전을 가진 사람들을 치료할 때 무의식에 감추어진 부정적인 정서를 찾아내서 치료할 뿐만 아니라 소장의 기능적인 이상을 치료하는 것이 효과적이라고 하였다.

심리적 역전이라고 의심되면 나쁜 음식은 삼가고 좋은 음식을 먹는 것이 중요하다. 술, 담배, 카페인음료, 밀가루, 유제품, 가공식품, 청량음료, 초콜릿과 같은 단 음식 등은 소장의 기능을 떨어뜨려 심리적 역전의 원인이 되거나 더 악화시키는 요인이 될 수 있다.

만성통증, 만성피로, 디스크, 만성질환, 이상한 어지럼증 등의 치료를 할 때 무의식에 깊이 박혀 있는 부정적인 정서(자신이 모를 때도 많다)를 치료하지 않고는 어떤 치료를 해도 효과가 없거나 재발한다. 이런 부정적인 정서는 대뇌의 중심부에 있는 감정뇌(변연계, limbic system)에 나쁜 영향을 주어 뇌간에 있는 신경핵 집합체인 그물체로 전해져서 통증의 조절, 근육의 긴장도, 자율신경의 조절에 나쁜 영향을 준다. 그러면 통증 조절이 안 되므로 쉽게 통증을 느끼고 원래 있던 통증이 잘 치료되지 않는다. 자율신경의 기능이 떨어지므로 내장의 이상이나 해독능력이 떨어지고, 쉽게 피로해진다.

심리적 역전이 의심되면 어떻게 스스로를 다스려야 할까? "나는 내 자신의 모든 문제와 단점을 철저히 마음속 깊이 받아들인다"라고 말하게 하면서 심리적 역전에 대한 근육검사를 해보면 좋은 반응이 보인다. 그리고 나서 에밀 쿠에가 말하는 자기 암시 "나는 모든 면에서 날마다 더 나아지고 있다"라고 말하면서 그런 상상(중요함)을 하면 도움이 된다. 그리고 Dr. Schmitt가 말하는 소장의 이상과 관련되어 있는 경우가 거의 대부분이므로 먹고 마시는 데 관심을 가져야 한다. ♣

명상은 누구에게나
도움이 된다

최근 명상에 대한 관심이 많아지고 여러 단체에서 명상방법이나 효과에 대한 이야기를 많이 하고 있다. 명상은 어떤 것이고 우리 몸에 어떤 영향을 줄 수 있는지 살펴보자.

명상이란 어떤 특정한 대상(신체, 소리, 물체, 문장)에 집중하는 명상, 즉 대상이 있는 명상이 있고, 깊은 경지에 이르면 대상 없이 명상(대상이 없는 명상)에 들 수가 있다. 숨을 들이쉬고 내쉬는 호흡에 집중하는 호흡명상, 음악에 집중하는 음악명상 등은 대상이 있는 명상이다.

명상에 대한 의학적 효과를 다룬 논문이 2012년에만 500여 편 정도 주요 의학 저널에 발표되었다. 이것은 1985년부터 2000년까지의 논문 숫자보다 더 많다. 명상을 하면 장수 유전자인 telomere가 길어진다 하고, 불안증의 심리적인 치료(인지행동치료)에도 이용되고, 당뇨, 암, 만성피로, 심장병, 통증, 면역질환 등 다양한 인체의 이상에도 효과가 있다고 한다. 노인들의 면역력이 좋아진다는 논문도 있다. 많은 분들이 명상에 관심을 가지고 참여한다면 지금보다 더 건강하고 행복해지리라 생각한다.

필자는 국선도 단전호흡을 2002년부터 하고 있기 때문에 명상이 뇌를 비롯한 인체에 주는 영향에 대해 관심을 가지고 있다. 2009년에는 Mingyur Rinpoche의 제자이신 나옹루둡(용수) 스님의 티베트명상(Samatha)에 대한 강의와 수련지도를 받은 적도 있다. Mingyur Rinpoche는 *The Joy of Living*과 *Joyful wisdom*(『티베트의 즐거운 지혜』로 번역됨) 등의 베스트셀러 저자이기도 하다.

명상이 뇌, 장수 유전자, 통증에 미치는 영향

최근에는 명상의 효과에 대한 다양한 논문들이 발표되고 있다. 명상이 뇌에 주는 좋은 영향에 대해서 뇌-fMRI 촬영을 통해서 과학적으로 검증한 것들이나 장수 유전자인 telomere를 길게 한다는 등의 다양한 효과들을 이야기하고 있다.

명상이 뇌에 영향을 줘서 통증을 줄일 수 있다는 논문이 발표되었다. 마음챙김 명상(mindfulness meditation)을 4일 동안 하게 한 후 통증으로 인한 불편한 느낌이 57% 감소되고 통증의 강도는 40% 정도 줄었다고 한다. 그리고 명상하는 동안의 뇌의 활동을 fMRI를 통해서 관찰하고 그 뇌의 활동이 통증의 감소와 어떤 관련이 있는지를 연구하였다.

명상할 때 뇌의 앞쪽 중심부에 있는 감정뇌, 즉 띠이랑 대뇌피질(anterior cingulate cortex)과 섬이랑 대뇌피질(anterior insula)의 활동이 증가해서 통증을 줄이고, 안와전두엽(orbitofrontal cortex)의 활동을 증가시켜서 불편한 느낌을 감소시킨다는 것을 fMRI로 분석하였다. 명상이 주로 감정뇌와 전두엽에 영향을 주어 통증과 관련된 증상들을 감소시키고 편안하게 해준다는 것을 실제로 증명한 것이다.

또 명상을 하면 장수 유전자인 telomere가 길어진다는 논문도 발표되었다. 이것이 짧아지면 세포 수명이 얼마 안 남았다는 것을 말한다. 노화가 빨리 일어나는 것을 말한다. 이것이 길어지면 건강하게 장수할 수 있다.

명상을 하는 간단한 방법

명상은 크게 어떤 대상에 집중하는 '대상이 있는 명상'과 '대상이 없는 명상'으로 나뉜다. 대상이 있는 명상 중에는 호흡에 집중하는 명상이 가장 기본적이고 어떤 형태의 명상에서든지 다루고 있기 때문에 호흡명상하는 방법을 소개하겠다.

① 눕거나, 의자에 앉거나 가부좌를 해도 좋다. 등과 가슴을 펴고 머리를 반듯하게 하고 어깨에 힘을 뺀다.

② 눈은 감거나 편안하게 코끝을 바라봐도 된다.

③ 배꼽 아래와 엉치 사이 그리고 항문 위의 주먹만 한 공간(단전)에 의식을 집중하고 숨을 들이쉴 때 배가 나오고 숨을 내쉬면 배가 들어가게 하면 된다. 그 주먹만 한 공간으로 공기를 넣는다고 생각해도 된다.

④ 호흡과 단전에 의식을 집중한다.

⑤ 마음이 호흡으로부터 벗어나서 잡생각이 들면 잡생각이 들었구나 알아차리고 다시 호흡과 단전에 의식을 집중하면 된다.

⑥ 이런 호흡명상을 하루에 30분 이상 하면 대뇌와 감정뇌의 기능이 좋아져서 통증 조절능력이 좋아지고 마음이 편안해진다.

참고문헌

F. Zeidan,1 K.T. Martucci,1 R.A. Kraft,2 N.S. Gordon,3 J.G. McHaffie,1 and R.C. Coghill1
Brain Mechanisms Supporting Modulation of Pain by Mindfulness Meditation.
J. Neurosci. 2011 April 6; 31(14): 5540–5548.

마음챙김 명상과 자기 치유(존 카밧진 지음), 학지사.

Loving-Kindness Meditation practice associated with longer telomeres in women.
Hoge EA, Chen MM, Orr E, Metcalf CA, Fischer LE, Pollack MH, Devivo I, Simon NM.
Brain Behav Immun. 2013 Apr 19.

명상을 통해서 부정적인 에너지를 창조적인 에너지로 바꿀 수 있다

분노는 계속해서 분노를 낳게 된다. 누군가를 미워하는 사람은 그 미움을 되돌려 받게 된다. 분노를 드러내는 사람은 그 분노를 되돌려 받게 된다. 분노, 두려움, 불안, 미움, 슬픔 등의 부정적인 정서는 에너지 상태로 없어지지 않고, 억압된 상태로 무의식에 저장된다.

에너지는 결코 나쁜 것도 좋은 것도 아니다. 심지어 분노의 에너지조차 좋지도 않고 나쁘지도 않다. 모든 것은 어떻게 사용하느냐에 달려 있다. 분노의, 욕망의, 섹스의, 미움의 에너지를 사용하는 방법을 바꾸어야 한다. 창조적인 방법으로 사용하라. 고약한 냄새가 나는 썩은 퇴비가 나무를 통해 꽃의 향기를 만들게 하듯이, 명상을 통해 부정적인 에너지도 창조적인 에너지로 변형시킬 수 있다.

우리 안에서 일어나는 어떤 에너지도 거부하면 안 된다. 에너지는 축복이다. 우리는 이 에너지를 변형시키고자 노력해야 한다. 모든 에너지는 변화될 수 있으며 변형되어야만 한다. 그리고 겉보기에 나쁘고 악취를 풍기는 것이 사실은 향기롭고 아름다운 것으로 변형될 수 있다.

종족 유지 본능으로부터 창출되는 섹스 에너지는 이 지구상에서 가장 강한 에너지다. 사람들의 관심은 대부분 섹스이다. 섹스는 거대한 에너지다. 섹스만큼 인간에게 동력을 제공하는 에너지가 없다는 것을 알 것이다. 그러나 섹스 에너지 그 자체는 사랑으로 변형되어야 한다. 그리고 거기서 변형이 일어나면 똑같은 에너지가 깨달음으로 가는 길이 될 수 있다고도 한다. 금욕은 섹스의 반대가 아니며 섹스의 변형이 일어난 상태를 말한다. 섹스의 에너지가 神聖의 에너지로 변형을 이룰 수 있다. 아래로 흐르는 에너지가 위쪽으로 상승할 수 있다면, 우리는 각성된 의식의 궁극적인 상태에 도달할 수 있게 된다. 이러한 에너지는 명상을 통해서 사랑으로 변형될 수 있다.🍀

참고문헌

명상의 길, 오쇼 라즈니쉬의 강의, 마 디얀 프라풀라 역. 지혜의 나무.

최면에 대한 진실

필자는 최면을 치료 목적으로 다양하게 활용하고 있다. 스트레스의 근본 원인을 찾아서 치료할 때, 잘 치료되지 않는 이상한 어지럼증, 만성통증, 나쁜 습관의 교정, 알레르기, 빙의(spirit possession syndrome) 등 여러 문제를 최면상태에서 치료할 때가 있다.

최면은 영어로 hypnosis인데, Hypnos 즉 잠의 신에서 유래한 단어로 영국 의사인 James Braid가 만든 용어다. 실제로 수면과는 관계가 없지만, 잠든 것처럼 보인다고 해서 이런 용어가 만들어진 것이다. 최면이란 심신이 고도로 이완된 집중의 상태 또는 몰입의 상태라고 할 수 있다. 재미있는 TV 프로에 집중해서 누가 불러도 안 들릴 때, 재미있는 책을 읽을 때, 깊은 명상에 들었을 때 등 다양한 형태의 몰입도 일종의 최면이라고 할 수 있다. 그래서 우리는 평소에도 최면상태에 들었다 나왔다 하는 것이다.

최면은 의식과 잠재의식(무의식)이 공존하는 상태다. 최면상태에서도 각성상태가 유지되는 경우가 대부분이므로 최면에 들어갔는지 아닌지 구분이 잘 안 될 때도 많다. 최면으로 치료를 받고 나서 대부분의 사람들은 최면에 안 들어간 것 같다고 한다. 최면에 들어가면 의식이 없어지거나 아주 몽롱한 상태에 빠져들 것이라고 생각했는데, 의식이 있으니까 최면에 안 들어갔다고 느낄 수도 있다. 깊은 최면에 들어가면 아주 몽롱해져서 최면에 들어갔다고 느끼기도 한다.

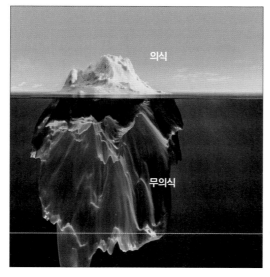

의식과 무의식을 빙산에 비유할 수 있다. 수면 위에 드러난 빙산을 의식이라 하면 수면 아래 잠겨 있는 90%를 무의식이라고 할 수 있다. 우리들의 모든 경험, 감정, 지식, 행동양식 등은 거의 대부분 무의식에 저장되어 있다. 특히 어릴 때 스트레스로 인한 부정적인 정서는 무의식에 깊이 감추어진 경우가 대부분이어서 성인이 되어서도 감정적인 면에서뿐만 아니라 자율신경이나 호르몬대사를 통해서 인체에 여러 이상이나 질병을 초래하기도 한다. 최면은 그림처럼 수면을 아래로 내려서 빙산, 즉 무의식을 거의 대부분 노출시키는 것과 같다. 이렇게 무의식을 노출시키는 효과가 있으므로 최면상태에서는 그때의 부정적인 정서를 고스란히 그대로 느끼기도 하지만, 좋은 방향으로 쉽게 변화시킬 수도 있다.

최면은 잠재의식 혹은 무의식이 활성화되므로 과거의 사건이지만, 감정(정서)적인 느낌이 지금 바로 경험하는 것과 같다. 최면상태에서 20년 전 몰디브로 신혼여행 갔을 때로 되돌아가 보면 그때의 그 환상적이고 달콤한 감정을 그대로 느낄 수 있다. 최면 속에서 어릴 때 부모님이 심하게 다투시거나 폭력을 경험했을 때로 가보면 그때의 공포를 고스란히 그대로 느낀다. 스트레스를 치료할 때, 공포를 느꼈던 그때로, 분노를 끓어오르게 했던 그 공간으로, 가서 그 감정을 그대로 느끼게 하는 것이 중요하다. 최면에서는 그것이 가능하기 때문에 부정적인 감정을 좋은 방향으로 이끌어내기가 쉽다. 최면 속에서 스트레스나 정서적인 문제를 좋게 할 수 있는 것은 그런 것을 쉽게 노출시키고 변화시킬 수 있기 때문이다.

최면은 이렇게 좋은 점이 있음에도 불구하고 일반인들이 불안해 하거나 오해하는 점이 있다. 최면이 끝난 후 최면 중에 일어났던 일에 대해 알지 못하거나 기억하지 못할 거라는 불안이 있지만, 최면 중의 모든 것을 다 기억할 수 있다. 또 자신의 의지와 관계없이 타인에 의해서 조종 혹은 통제될 것이라는 불안이 있지만, 의식과 무의식이 공존하기 때문에 그렇게 조종되지는 않는다. 부끄러운, 수치스러운, 무서운, 자신이나 남이 알아서는 곤란한 과거가 드러날 것이라는 불안, 귀신이 달려들 것이라는 불안 등이 있지만 최면은 그런 것과는 상관이 없다.

최면은 자신의 마음의 힘, 잠재의식의 힘을 최대한 이용하는 것이라고 할 수 있다. 모든 최면은 자기 최면이라는 말이 있다. 어떤 최면에서든 스스로 최면에 들어가고자 하는 자기동기가 있어야 한다. 최면에 들어가고 싶지 않은데 억지로 최면을 걸 수는 없다. 그러므로 자기 최면은 모든 최면의 전제 혹은 기초가 된다고 할 수 있다. 필자가 자주 이용하는 에밀 쿠에의 말 "나는 모든 면에서 날마다 더 나아지고 있다"는 자기 최면의 시초이다. 잠들기 전에 20번, 잠에서 깨어날 때 20회씩 하면 좋다.

최면과 잠재의식(무의식)

빙산 그림은 의식에서 표면의식과 잠재의식(무의식)을 쉽게 이해하게 해준다. 의식에서 잠재의식이 거의 대부분을 차지하고 있기 때문에 잠재의식에 대해서 제대로 이해하면 일상생활에 도움이 될 것이다.

① 최면(트랜스trance)상태에서 보다 쉽게 무의식으로 접근할 수 있다. 어릴 때 공포, 두려움, 슬픔 등의 정서적인 상처를 크게 받은 사람은 그 부정적인 정서가 잠재의식에 그대로 저장된다. 그뿐만 아니라 살아가면서 정서적, 육체적으로 우리 몸에 지속적으로 나쁜 영향을 미치게 된다. 어릴 때 불안의 부정적인 정서가 저장된 사람은 작은 일에도 불안해지고, 어릴 때 분노를 심각하게 경험한 사람은 쉽게 분노가 끓어 오르게 되고, 몸에 독소가 잘 생긴다. 이런 부정적인 정서는 최면 속에서 좋은 방향으로 쉽게 변화시킬 수 있다.

② 잠재의식은 부정문을 해독하지 못한다. 골프를 칠 때 캐디가 왼쪽은 OB이고 오른쪽은 Hazard라고 말해주면, 왼쪽으로 공을 안 보내야지 하면 왼쪽으로 공이 날아가서 OB가 난다. 벙커에 안 빠져야지

하면 공이 벙커로 들어가는 경우가 많다. 그래서 잠재의식의 메커니즘을 잘 알게 된다면 캐디에게 치면 안 될 곳을 말하지 말고, 공을 좋게 보낼 수 있는 곳만 알려달라고 해야 하지 않을까? 잠재의식은 부정문을 해독하지 못하기 때문에, OB 있는 곳으로 안 쳐야지 하면 그 쪽으로 공이 날아갈 수 있으므로.

③ 잠재의식은 정서의 영역이라고 한다. 잠재의식 속에 감정이나 정서가 녹아 있다. 해결되지 않은 부정적인 정서가 의식으로 표출되지 않도록 억압하고 있다.

④ 잠재의식에서는 해결되지 않은 억압된 부정적인 정서의 기억을 해결의 목적으로 드러낸다. 주전자에 물을 끓일 때 주전자 위의 뚜껑에 구멍이 있는데, 물을 끓이면 그 구멍으로 김이 새나간다. 만일 그 구멍이 막히면 주전자 뚜껑이 열릴 것이고, 뚜껑까지 완전히 막힌다면 결국 펑 터질 것이다. 해결되지 않은, 억압된 부정적인 정서가 무의식에 저장되어 있다면, 해결의 목적으로 주전자 뚜껑에서 새는 김처럼 슬플 때 눈물이 나고, 긴장하면 식은땀이 나며, 분노가 심하면 두통, 어깨, 허리 통증, 혈압이상, 소화장애 등 다양한 증상이 생긴다. 이런 다양한 증상이나 기능 이상은 잠재의식에서 해결되지 않은, 억압된 부정적인 정서의 기억을 해결의 목적으로 드러내는 것이다.

모든 중독증, 알레르기, 심인성 질환, 암은 잠재의식에 저장된 억압된 부정적인 정서의 기억이 해결의 목적으로 드러내는 것이라고 할 수 있다. 그렇지 않으면 주전자가 폭발하듯이 몸이 살아갈 수 없을 지경이니까 이런 증상이나 기능 이상 혹은 병을 만들게 하는 것이다. 그러한 증상은 나를 살리기 위한, 폭발 방지를 위한 퓨즈라고 생각하면, 그 증상에 감사해야 할 것이다. 그리고 해결되지 않은 억압된 부정적인 정서의 기억을 최면이나 충분히 이완된 상태에서 분리하면 된다.

⑤ 잠재의식은 기억을 저장하고, 연합을 하며 학습을 빨리 하게 한다.

⑥ 잠재의식은 본능을 유지하고 습관을 만들어낸다. 잠재의식의 본질은 해오던 것을 그대로 하려 하고, 불편한 것을 싫어하며 편한 것을 찾는다. 그래서 습관을 바꾸려면 큰 결심이나 결정적인 동기가 필요하지만, 최면 속에서는 습관의 변화를 이끌어내기가 쉽다.

⑦ 잠재의식은 모든 것을 개인적인 것으로 받아들인다. 그래서 개개인의 개성은 잠재의식과 관련이 있다.

⑧ 그 외에도 잠재의식은 신체를 운용하는 기능에 관여하고, 에너지를 생산, 저장, 분배하는 기능에도 참여한다.

잠재의식 혹은 무의식은 프로이트가 말하듯이 어릴 때의 성적인 것이 잠재되어 있는 것 외에도 다양한 기능이 있고, 이곳을 최면상태나 이완된 상태에서 좀 더 쉽게 변화시킬 수 있다. 특히 만성질환, 만성통증, 이상한 어지럼증, 중독증, 심인성 질환 등은 잠재의식 속에 깊이 감추어진 부정적인 정서가 있으며 이런 부정적인 정서를 찾아서 분리하면 본질적인 문제가 해결될 수 있다.

최면의 응용

최면에 쉽게 걸리는 사람이 있고 최면 속에 들어가보려 해도 잘 안 되는 사람이 있다. 이것을 최면의 감수성이라고 한다. 최면에 잘 걸리는 사람은 대체로 감정표현을 잘 하는 사람, 집중력이 강하고, 상상력이 풍부한 사람, 지적인 사람, 기억력이 좋은 사람, 책, 강연, 영화에 쉽게 몰입하는 사람, 최면에 대한 기대를 하는 사람 등이다. 최면에 부적합한 사람은 뇌기능에 이상이 있는 사람, 비판적이고 회의적인 사람, 정서보다 논리적인 사람, 언어 이해력이 낮은 사람들이다. 대체로 예술적인 성향이 강한 사람은 최면에 쉽게 들어갈 수 있고 논리적, 분석적, 비판적인 사람은 잘 안 되는 경향이 있다. 최면에 들어가는 정도는 주변환경이나 개인의 심신상태, 최면을 유도하는 사람과의 신뢰관계 등 다양한 요인들과 관련이 있다.

최면을 유도하는 사람과 신뢰하는 관계라면 깊은 최면에 쉽게 들어가는 경향이 있다. 최면은 무의식을 열게 하는 효과가 있다고 앞에서 얘기하였다. 신뢰하는 관계에서는 무의식적 교감이 쉽게 일어나고 정서적인 면을 비롯해서 뇌가 원하는 방향으로 쉽게 변화될 수 있다. 이런 효과를 이용해서 최면을 치료에, 학습에 응용하고 있다.

Dr. Erickson은 대화하는 도중에 최면에 걸리게 하거나, 자기가 최면에 걸린 것도 모르게 최면에 빠지게 해서 치료나 변화를 이끌어내기도 하였다. 이것을 에릭슨의 최면화법이라고 한다. 어떤 사람이 에릭슨에게 와서 치료를 받다가 어떤 방법을 해도 최면에 걸리지 않았다. 집으로 돌아가려고 문 앞에서 악수를 하다가 최면에 걸린 경우도 있다. 이렇게 최면은 눈앞에서 물건을 흔들거나 최면 유도하는 암시를 길게 주지 않아도 순간적으로 최면상태에 빠지게 할 수도 있다.

최면은 잠재의식(무의식)의 영역을 열어서 그 부분의 변화를 쉽게 이끌어낼 수 있다. 잠재의식은 정서, 습관성(중독), 습관적 행동, 창의성, 영성, 직관, 초논리성, 예술성의 영역이다. 최면 혹은 트랜스(Trance)는 깊이 이완된 상태에서의 집중으로 의식과 무의식 사이를 왔다 갔다 하는 것이다. 이것은 깊은 명상에 들었을 때와 같다. 뇌파에서 알파파가 활발한 상태를 말한다.

깊은 명상은 자기 스스로 최면에 들어간 것과 같다. 또 몸과 마음이 이완된 상태, 잠들기 전 졸리는 때, 잠에서 막 깨어나려고 할 때 최면과 마찬가지로 잠재의식이 열린다. 그래서 에밀 쿠에는 잠들기 전에 그리고 잠에서 깨어날 때 "나는 모든 면에서 날마다 더 나아지고 있다"를 20회씩 하라고 했다. 잠재의식이 열리고, 그때 뇌의 변화를 쉽게 이끌어낼 수 있기 때문이다.

뇌는 현실과 상상을 구분하지 못한다는 말이 있다. 현실을 인식하고 받아들이는 것과 상상하는 것이 뇌에서 크게 차이가 없다는 것이다. 암시가 효과를 발휘하기 위해서는 "나는 어떤 것을 해야 한다"라는 의지보다는 "나는 모든 면에서 날마다 더 나아지고 있다"라는 상상을 해야 한다는 것이다. 그래야 잠재의식에서의 변화가 더 쉽게 일어난다는 것이다. 의지보다는 상상의 힘이 더 세다고 할 수 있다.

최면은 고도로 이완되고 집중된 상태이며 명상상태와 같고 좋아하는 것에 몰입하는 것과도 같다. 이때 무의식이 열리고 원하는 방향으로 변화를 이끌어낼 수가 있다. 치료, 학습, 행동변화, 중독증 등 다양한 곳에서 최면, 명상, 무의식의 개념을 이용하고 있다. 자기 최면을 통해서 행복, 건강, 성공을 위한 자기 암시를 해보면 좋겠다. "나는 모든 면에서 날마다 더 나아지고 있다."

Erickson 최면

Dr. Milton Erickson은 정신과의사이면서 심리학자로서 독특한 형태의 간접최면을 통해서 다양한 심리적 문제를 치료하였다. 그의 치료사례를 읽어보면, 몇 마디 말로써 또는 간단한 행동으로써 상대방을 긍정적으로 변화시키고 치료하는 지혜로운 깨달은 자의 면모를 보여주고 있다.

한 엄마가 에릭슨을 찾아왔다. 14세 된 딸이 발이 너무 커서 친구들이 놀리기 때문에 학교도 안 가고 외출도 안 한다고 했다. 딸은 자기 발의 문제에 대하여 누구와도 이야기를 나누려고 하지 않았고 의사를 만나려고 하지도 않았다. 엄마가 딸에게 네 발은 큰 것이 아니라고 아무리 설득을 해도 소용없었고, 아이는 더욱더 은둔생활을 하게 되었다.

에릭슨은 엄마에게 다음날 마치 감기가 걸린 것처럼 앓아 눕고는 아이에게 아파서 의사가 방문할 것을 알리라고 했다. 다음날 에릭슨이 방문했을 때 엄마는 침대에 누워 있었다. 에릭슨은 엄마를 조심스럽게 진찰했다. 아이도 거기에 있었다. 그는 아이에게 수건을 가져다줄 것을 부탁했다. 그리고 또다시 필요한 일이 있을지도 모르니 곁에 있어 달라고 했다. 아이는 엄마의 건강에 관심이 많았다. 그는 아이를 관찰할 수 있는 기회를 잡았다. 아이는 약간 살이 찌기는 했지만 발이 큰 것은 아니었다.

에릭슨은 몸을 낮추어서 엄마를 관찰한 후에 천천히 일어나면서 뒷걸음질을 치다가 뒤에 있는 아이의 발을 세게 밟았다. 그리고 화를 내면서 말했다. "네 발이 너무 작아서 내가 네 발을 밟았구나. 만약 네 발이 컸다면 내가 그것을 보았을 거고, 그럼 안 밟았을 텐데." 아이는 혼란스러워하면서 그를 쳐다보았다. 에릭슨은 엄마에게 필요한 약을 처방해 주고는 아이에게 약국에 다녀오도록 시켰다. 그날 저녁 아이는 영화구경을 가도 되는지 엄마에게 물어보았다. 수개월 만에 처음 있는 일이었다. 3개월간의 은둔생활에 종지부를 찍었다.

살찐 여자가 부모의 학대로 혼자 살다가 심리적 불안으로 에릭슨을 찾아왔다. 에릭슨은 그녀에게 진짜로 살쪘다고 솔직히 말해주면서, 자신은 다른 사람과 달리 솔직하다는 인상을 심어주었다. 그러면서 우선 그녀에게 도서관에 가서 인류학 책에서 왜 살이 찌는지를 찾아보라고 했다. 2주마다 에릭슨을 찾아오면 도서관에 가서 이 책 저 책을 보게 하면서 6개월을 도서관에 가서 헤매게 만들었다. 나중에 그녀는 살찐 이유를 못 찾겠다고 했는데 그 과정에서 이미 그녀는 책에 신경 쓰느라 살이 많이 빠졌다. 그리고 공부에 관심을 갖게 되면서 곧장 대학에 진학하게 되었다.

엄마가 손가락을 자주 빠는 어린 딸을 데리고 찾아왔다. 에릭슨은 부모에게 앞으로 어떤 일이 일어나도 자신만을 믿고 그냥 놔둘 것을 다짐 받았다. 그리고 딸을 따로 불러 매일 저녁 아빠가 신문을 보고 있으면 그 옆에 가서 20분씩 손가락을 빨고, 다시 엄마가 바느질을 하고 있으면 그 옆에 가서 다시 20분을 빨도록 지시했다. 진료를 받고 돌아온 날부터 딸의 증세가 더 심각해지자 부모는 당황했지만 에릭슨과 약속한 대로 가만히 두고 볼 수밖에 없었다. 며칠 지나자 조금씩 빈도수가 줄어들기 시작했다. 그러더니 얼마 안 가 손가락 빠는 게 귀찮아서 더 이상 빨지 않게 되었다.

에릭슨은 17세 때 소아마비로 전신이 마비되었다. 눈과 귀를 빼고는 거의 모든 신체기관이 마비되었고 간신히 말을 조금 할 수 있을 뿐이었다. 마비된 날 의사는 오늘 밤을 넘기기 힘들 것이라고 어머니에게 말하는 것을 엿들었다. 그는 하루만 더 석양의 노을을 바라보는 목표를 세웠다. 어머니에게 서쪽 창을 통해서 밖을 볼 수 있게 침대를 옮겨 달라고 했다. 그리고 한번 더 해가 지는 것을 보지 않고는 결코 죽지 않을 것이라고 다짐했다. 그는 3일 동안 혼수상태에 빠졌지만, 강한 용기와 인간의 자가치유력과 본성에 대한 믿음으로 극복했다.

그는 미국 위스콘신주의 어느 농부의 아들이었는데, 전신이 마비된 채로 농장을 내려다보면서 움직일 수 있기를 절실히 바랐다. 그의 강한 소망은 자신도 모르는 사이에 아주 미세한 근육의 움직임을 만들어낸다는 것을 알 수 있었다. 그리고 1년 만에 지팡이를 짚고 걷게 되는 기적을 이룰 수 있었다. 이러한 것이 잘 치료되지 않았던 많은 환자들이 가진 한계를 극복할 수 있다는 에릭슨의 신념을 형성하는 계기가 되었다. 전신마비의 후유증으로 인하여 힘을 쓰는 농부는 될 수 없어도 의사가 될 자신감이 생겼다.

그는 막내 여동생이 기어 다니고 걸음마 배우는 과정을 관찰하면서 자신의 걸음걸이와 균형 잡는 방법을 재학습했다. 이런 자세한 관찰과 주의 집중은 에릭슨의 회복에 결정적이었다. 그리고 마음속에 존재하는 의식 외에도 무의식적인 정보를 활용할 수 있는 도구로 최면에 관심을 가지는 계기가 되었다.

대학 1년을 마친 후 건강을 위해서 다리는 힘이 없어서 사용할 수 없어도 할 수 있는 운동을 해보라는 의사의 권유를 받았다. 그는 2달러 32센트의 돈을 가지고 3개월 동안 카누를 타고 미시시피강과 호수 등 1,200마일을 여행했다.

그는 다른 사람들에게 도움을 청하지 않았지만 사람들이 자발적으로 그에게 도움을 주지 않을 수 없도록 주변상황을 조정했다. 그는 고깃배

가까이 노를 저어갔다. 몸은 햇빛에 검게 타고 매듭 있는 수건을 머리에 둘러 썼기 때문에 어부들은 그에게 호기심을 가졌다. 어부들이 궁금해하면 자신이 위스콘신대학교의 의과대학생인데 건강을 위해서 카누여행을 하고 있다고 했다. 그러면 틀림없이 어부들은 헤어질 때 그에게 생선을 주곤 했다. 그는 스스로의 노력으로 카누여행을 마쳤고, 자신의 한계를 극복할 수 있었다.

그는 51세에 다시 소아마비를 경험하게 되면서 죽는 순간까지 고통을 겪으며 살았는데, 그러한 장애경험이 의사로서 환자를 치료하고 변화시키려는 자세와 태도에 큰 영향을 미쳤다.

에릭슨의 무의식관은 프로이트와는 달리 창조적이며, 문제에 대한 답을 가질 뿐만 아니라 자기 치유적인 속성을 가지고 있다.

에릭슨의 최면은 전통적 최면과는 달리 위의 글에서 보듯이 일상적인 대화나 접촉에서 자연스럽게 이루어지는 것이다. 그러한 에릭슨 최면의 독특한 비지시적인 최면적인 언어 패턴은 일반 심리치료에서 효과적인 치료의 원리와 방법으로 활용되어 단기간에 치료의 효과를 극대화할 수 있는 길을 열어놓았다.

무의식은 우리들을 좋은 방향으로 변화시킬 많은 자원을 가지고 있고 그 자원을 활용하는 한 가지 방법으로 최면이 있다. 에릭슨은 일상적인 대화나 접촉을 통해 무의식을 이용해서 어려운 심신 장애인들을 회복시킨 깨달음의 경지에 이른 분이었다고 생각한다. 🍀

CHAPTER 06

뇌를 젊게 하려면

뇌가 적절하게 잘 활동하려면 에너지원인 충분한 산소(호흡이 중요)가 필요하고, 혈액공급을 통해서 양질의 필수지방산, 미네랄, 비타민 등이 공급되어야 한다. 인체의 모든 기관들이 마찬가지이지만, 뇌도 적절하게 사용해야 한다.

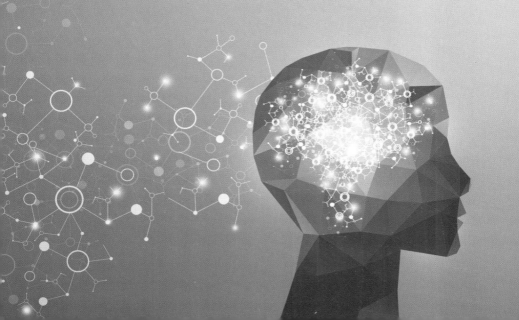

뇌를 젊게
하려면

뇌는 사람 체중의 2%에 불과하지만, 뇌가 활동하기 위해서는 체내 혈액의 20%가 필요하다. 단위면적당 가장 많은 혈액을 사용하는 기관이다. 다시 말하면 에너지 소비가 가장 많다는 것이다. 뇌가 적절하게 잘 활동하려면 에너지원인 충분한 산소(호흡이 중요)가 필요하고, 혈액공급을 통해서 양질의 필수지방산, 미네랄, 비타민 등이 공급되어야 한다. 인체의 모든 기관들이 마찬가지이지만, 뇌도 적절하게 사용해야 한다.

대뇌는 좌뇌, 우뇌로 구분된다. 그 사이에 뇌량이라는 통로가 있다. 네 발로 기는 동물은 좌뇌와 우뇌의 차이가 없는 것으로 알려져 있지만, 사람의 뇌는 매우 발달해서 왼쪽 뇌의 활동과 오른쪽 뇌의 활동이 다른 부분이 있다. 좌뇌는 뇌를 가속시키는 가속페달 같은 기능을 한다. 우뇌는 뇌를 진정시키는 브레이크 역할을 한다. 주의력결핍, 과잉행동장애는 우뇌의 기능 이상으로 발생한다. 브레이크가 없으니까. 좌뇌는 대체로 언어의 영역, 즉 말하기, 쓰기, 생각하고, 분석하고, 판단하는 구체적이고 세세한 부분을 담당한다. 우뇌는 공간감각, 길 찾기, 그림 그리기, 음악, 전체적인 이해, 새로운 것을 받아들이는 영역 등이다.

사람보다 뇌가 더 큰 동물도 많다. 그러나 단위 체중당 뇌의 크기는 사람이 가장 크다. 뇌가 성장하고 생존하는 데 필요한 3대 요소는 ① 포도당 ② 산소 ③ 자극이다. 3가지 요소 중 하나라도 부족하면, 뇌기능이 떨어지고 기능 이상이 생긴다. 그래서 뇌기능을 좋게 하려면, 잘 먹어야 하고, 단전호흡이 도움이 되며 뇌에 자극을 주기 위해서 운동을 하거나, 늘 새로운 것을 배우려는 자세가 중요하다. 나이가 들어서도 외국어를 새롭게 배우는 것도 뇌에 좋은 자극이라고 한다. 음악, 음식의 냄새, 맛 등도 뇌를 자극하는 것이다.

사람의 뇌에는 약 1,000억 개의 뇌신경이 있다. 남자의 뇌세포 수는 여자보다 10%가 많다. 그러나 여자의 뇌세포는 세포 간의 연결이 더 많아 정보 처리에 더 효과적이다. 1초마다 1개의 뇌세포가 사멸하는데, 하루에 자그마치 86,000개가 없어진다. 고지혈증, 당뇨병, 조절되지 않는 고혈압, 중금속, 흡연, 과음, 독소(숨겨진 음식 알레르기로 인한 원인), 가공식품의 과도한 첨가물, 운동부족 등은 신경세포의 손상을 일으키는 주 원인이다. 특히 밀가루가 맞지 않는 사람은 밀가루 속의 gluten이 glutomorphin의 형태로 뇌에 영향을 주며, 우유가 맞지 않는 사람은 우유 속의 casein이 장에서 casomorphin으로 되어 뇌에 독소로도 작용하고 유제품을 계속 먹고 싶은 생각이 들게 한다. 연구에 따르면 백인의 81%가 밀가루의 단백질 성분인 gluten에 부작용을 나타낸다고 한다.

한 사람의 뇌세포를 모두 일렬로 세우면 약 18만km에 달하며, 지구 적도부위를 자그마치 다섯 바퀴나 돌 수 있다. 이렇게 많은 신경세포가 있기 때문에 어느 정도 뇌세포가 없어진다고 해도 우리가 그 변화를 잘 느낄 수는 없다. 뇌기능이 갑자기 떨어졌다면, 어떻게 될까? 기억력이 갑자기 떨어지거나, 단어가 잘 안 떠올려지거나, 평형감각이 떨어지거나, 음식을 점차 짜게 먹게 되거나, 냄새를 잘 못 맡게 되거나, 했던 말을 자꾸 반복하게 되면 의심해 봐야 한다.

평형감각을 가지고 뇌기능을 평가하는 법이 있다. 한쪽 다리를 들고 정면을 보고 서 있어 보라. 나이에 관계없이 잘 서 있어야 된다. 그리고 나서 눈을 감아보라. 넘어져도 다치지 않게 주변을 잘 살펴서 해야 한다. 50세까지는 30초, 60세까지는 20초, 70세 10초, 80세까지는 5초 정도 비틀거리지 않고 버틸 수 있어야 한다.

뇌기능을 좋게 하려면 단전호흡, 운동, 음식, 외국어, 자극 등 다양한 방법을 고려해 봐야 한다. ✤

호흡과
뇌와 건강

우리는 잠시도 쉬지 않고 숨을 쉬고 있지만, 호흡이 중요하고 관심을 가져야 한다고 생각하지는 않는다. 기관지가 안 좋거나 천식이 있거나 기침, 가래가 자주 생기거나, 감기로 기관지염이 잘 생기는 경우, 폐결핵 후유증으로 폐의 상당부분이 석회화되어서 기능을 못할 때에는 호흡 혹은 폐에 관심을 가지고 걱정을 한다.

호흡은 단순히 이산화탄소를 내뱉고 산소를 받아들이는 것 이상의 중요한 것이 있다. 호흡은 뇌의 활동, 스트레스, 기의 흐름, 통증, 역류성 식도염 등 인체의 많은 기능에 관계한다.

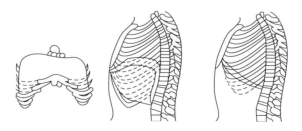

그림 설명 왼쪽의 두 그림은 숨을 내쉰 상태로 횡격막이 이완된 상태이다. 오른쪽 그림은 횡격막이 수축한 상태로 돔 모양의 횡격막이 평평해지면서 흉강 내에 음압이 생겨서 폐 속으로 공기가 들어간다. 약간 과장해서 그렸지만 일반인들이 이해하는 데는 도움이 될 것 같다.

호흡과 뇌의 관계

우리 몸에는 중요한 근육이 두 개 있다. 하나는 심장 근육이고 다른 하나는 호흡을 하게 하는 횡격막이다. 횡격막은 폐와 심장이 들어 있는 흉강과 장, 간, 췌장, 방광 등이 들어 있는 복강을 나누는 가로막을 말한다. 실제로 이것은 '막'이라기보다는 '근육'이다. 횡격막이 수축하면 위로 볼록하게 돔 모양을 하고 있다가 펴지면서 아래로 내려간다. 그러면 흉강에 음압이 생기면서 공기가 폐로 들어간다. 다시 횡격막이 이완되고 복근이 수축하면 공기가 폐에서 밖으로 나가게 된다.

뇌의 기능을 좋게 유지하려면 두 가지가 있어야 한다. 하나는 연료이고, 다른 하나는 적절한 자극이다. 연료는 산소와 포도당이다. 호흡은 뇌에 산소를 공급하기 때문에 중요한 뇌의 연료 공급원이다. 또한 뇌의 기능에 따라 호흡의 길이와 빠르기가 달라진다.

호흡과 뇌는 서로 밀접하게 영향을 주고 있다. 호흡의 길이와 호흡 수가 적절하면 뇌에 충분한 산소가 공급되고 좋은 자극이 뇌로 전달된다. 만일 호흡이 너무 얕고 빠르거나 횡격막을 많이 사용하지 않는 흉식호흡을 하게 되면 뇌의 기능이 떨어진다. 왜? 뇌에 산소 공급이 떨어지고, 적절한 자극이 줄어들기 때문이다.

뇌의 기능이 떨어지면 호흡은 어떻게 되나? 뇌는 우리 몸 전체를 볼 때는 자기만을 위하는 탐욕스러운 지배자라고도 한다. 특히 뇌의 기능이 떨어졌을 때는 더 그렇다. 뇌의 기능이 떨어지면 뇌는 더 많은 산소를 가져오기 위해서 뇌간에 있는 호흡중추를 닦달해서 호흡을 가쁘게 한다. 호흡 수가 증가하면 오히려 이산화탄소-산소의 교환이 충분히 이루어지지 않는다. 그 결과 뇌로 가는 산소 공급이 줄어들게 되고, 뇌는 산소를 더 많이 가져오기 위해서 호흡중추를 더 닦달하게 된다. 뇌에 산소량이 부족하면 호흡을 더 빨리하도록 명령하지만, 호흡 수가 증가되면 오히려 산소공급이 줄어드는 악순환이 반복된다. 그러면 뇌기능은 더 떨어진다.

어떻게 호흡을 하면 뇌기능이 좋아질까? 단전호흡을 해야 한다.

환자치료 예

연축성 사경이라는 난치성 질환이 있다. 머리나 목이 의지와 상관없이 움직이는 것으로 심하면 한쪽 방향으로 머리가 돌아가기도 한다. 수십 년 동안 머리를 들지 못하는 사람도 있다. 이 질환은 뇌의 깊은 곳에 있는 기저핵의 기능 이상으로 생긴다고 알려져 있다. 뇌 MRI나 모든 검사를 해도 나타나지는 않지만 치료가 잘 안 되는 난치성 질환이다. 뇌의 신피질이나 감정뇌의 기능 이상이 오래되면 잘 발병하는 경향이 있다. 불편한 자리에 가면 감정뇌에 나쁜 영향을 줘서 머리와 목이 더 심하게 삐뚤어지거나 움직인다.

이런 사람들에게 공통적으로 하는 처방은 단전호흡이다. 단전호흡을 통해서 위에서 언급한 뇌와 호흡의 관계를 좋게 하여, 뇌에 충분한 산소가 공급되도록 한다. 또 단전호흡은 명상의 효과가 있어 이를 통해 스트레스가 줄어들면 감정뇌(변연계)의 기능이 좋아지고 연축성 사경에 장기적으로 큰 도움이 된다.

스트레스와 밀접하게 연결되어 있는 호흡

대뇌를 수박 자르듯 좌우의 뇌를 가르면 그 중심에 있는 부위가 감정뇌(변연계)다. 이 감정뇌는 사람이 살아가는 데 필요한 기본적 욕구인 식욕,

수면욕, 종족보존을 위한 성욕과 고통, 통증을 느끼게 하고, 슬픔, 분노, 기쁨, 행복감 등의 감정을 담당하는 곳이다. 호흡은 이 감정뇌의 활동에 따라 달라진다. 통증이 심하거나 섹스를 할 때 호흡이 빨라지는 것은 감정뇌가 호흡중추를 자극하여 빠르게 만드는 것이다.

스트레스를 받거나 무의식에 자기도 모르는 스트레스가 있다면 감정뇌의 영향으로 호흡이 빨라지고, 충분한 산소가 뇌로 전달되지 못하기 때문에 뇌의 기능이 떨어진다. 전체적인 뇌의 기능이 떨어지면 더 쉽게 스트레스를 받게 되고 다시 호흡은 더 빨라지고 뇌와 몸의 조직에 산소 공급이 떨어진다.

스트레스를 받을 때, 한숨을 쉬는 것은 이 스트레스가 호흡에 영향을 주어서 충분한 산소가 전달되지 못하는 것으로 인한 뇌의 반사적인 작용이다. 스트레스를 받으면 호흡이 나빠지고, 뇌기능이 떨어진다. 역으로 호흡이 얕고 빠르면 쉽게 스트레스를 받고 뇌의 기능도 떨어진다. 어떻게 하면 스트레스도 덜 받고, 호흡과 뇌기능이 좋아질까? 단전호흡이 답이다.

호흡과 기(氣)의 흐름

기는 실제로 있는가? 기라는 것이 보이는 것도 아니고, 느낄 수도 없으니 대부분의 사람들은 기의 실체를 믿지 못하거나 관심이 없을 것이다. 응용근신경학을 창시한 Dr. Goodheart는 주 호흡근인 횡격막의 기능이 떨어진 사람의 임맥(任脈)과 독맥(督脈)이 만나는 입술 위에 납을 올려놓으면 근육이 약해지는 것을 밝혀냈다. 이때 의식을 단전에서 항문으로, 척추로, 머리로, 얼굴 중심을 지나서 가슴과 배의 중간으로 독맥과 임맥을 따라가게 하였다. 이것을 몇 차례 하고 나서 다시 근육검사를 하니 근육이 강해졌다. 필자도 의사, 한의사를 대상으로 한 응용근신경학 세미나에서 실제로 이것을 여러 번 시연해 보인 적이 있다.

의식이 가는 곳에 기가 간다고 한다. 의식을 단전에서 독맥, 임맥으로 따라가면 기가 순환되는 것이다. 이렇게 기 순환을 하고 나서 횡격막의 기능이 강해졌다는 것을 보면, 기가 실제로 있는 것이고, 이 기의 흐름 특히 임맥-독맥의 순환(소주천)은 호흡에 영향을 준다는 것을 의미한다. 다시 말하면 호흡이 충분히 깊고 길면 기의 흐름도 좋고 건강해진다는 것이다. 호흡을 잘 하려면 단전호흡을 해야 한다.

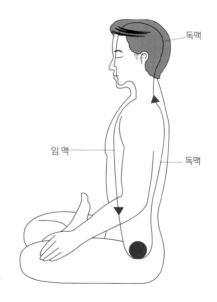

독맥

임 맥

독맥

그림 설명 아래쪽의 동그란 파란색이 단전이다. 기는 화살표 방향으로 회전한다. 이런 기 회전을 소주천(小周天)이라 한다. 허리와 가슴을 펴고 의식을 단전에 두고 호흡을 하면 건강에 좋다. 복식호흡 즉 단전으로 공기를 넣는다는 생각으로 숨을 들이쉴 때 아랫배가 나오고 내쉴 때 배가 들어가게 하면 된다. 처음에는 가볍게 시작해야 하고, 익숙해지면 호흡을 깊고 길게 할 수 있다.

스트레스와 단전

횡격막은 호흡을 하는 주 호흡근의 역할 외에도 기의 축적과 흐름에 관계한다. 사람의 몸에서 기가 가장 많이 축적되어 있는 곳이 단전이다. 단전은 배꼽 아래와 엉치뼈 사이, 항문의 위 그리고 방광 근처의 주먹만 한 부위라고 하면 그 위치를 모두 알 수 있을 것이다.

몸에 심각한 영향을 주는 스트레스가 있을 때, 앞머리의 튀어나온 부위에 손을 대고 근육검사를 하면 약해진다. 이때 의식을 단전에 집중하고 근육검사를 하면 약해진 근육이 강해진다. 이런 사람에게 의식을 단전에 두게 하고 복식호흡, 즉 단전호흡을 하게 하면 스트레스를 쉽게 해소할 수 있다.

호흡과 통증

호흡기능이 떨어지면 통각을 받아들이는 척수의 신경세포가 민감해지기 때문에 작은 자극이나 몸의 이상에도 쉽게 통증을 느끼게 된다. 만성 통증이 있는 사람들의 대부분은 호흡이 빠르고 얕다.

횡격막이 주 호흡근인데 호흡의 기능이 떨어지는 경우는 횡격막의 활동이 떨어지는 경우다. 횡격막의 기능이 떨어지는 것은 대부분 뇌의 기능이 떨어지거나 스트레스로 인해 감정뇌가 제대로 작동하지 못하기 때문이다.

횡격막의 기능이 떨어지면 어깨, 목, 가슴, 머리를 지지하는 액세서리 호흡근(부호흡근, accessory respiratory muscle)이 과도하게 활동해서 어깨, 목, 가슴의 통증이나 두통이 생기게 된다. 어떤 통증이든지 호흡기능을 좋게 하는 단전호흡과 과도하게 긴장된 액세서리 호흡근을 문지르면 통증해결에 큰 도움이 된다. 필자가 운영하는 의원에서는 도수치료를 할 때 중요한 항목으로 단전호흡과 긴장된 액세서리 호흡근 문지르기를 하고 있다.

일반인들도 겨드랑이, 쇄골 아래 부위, 뒷머리 아래쪽을 문지르면서 단전호흡을 하면 머리, 목, 어깨의 통증에 도움이 될 수 있다.

호흡과 역류성 식도염

식도는 입과 위장을 연결시켜 주는 관이다. 음식을 먹으면 식도의 연동운동에 의해 위장으로 내려가서 소화가 시작된다. 이 식도와 위장 사이에는 밸브가 있다. 이 밸브는 내려가게만 하고 위장에서 식도로는 못 올라오게 하는 one way valve로 되어 있다.

이 밸브는 식도가 횡격막을 뚫고 지나가는 곳에 있다. 호흡기능이 떨어지고 횡격막이 약해지면 이 밸브가 약해져서 음식물이 위에서 식도로 올라오게 된다. 위장에 있는 음식물은 강산인 위산이 섞여 있기 때문에, 이 음식물이 식도로 역류하게 되면 산에 취약한 식도의 점막이 손상된다. 그래서 상복부의 통증이나 갑갑한 느낌이 들고 심하면 목의 점막까지 손상되어서 목 안이 붓고 아프기도 하다. 이것을 역류성 식도염이라고 한다.

역류성 식도염의 근본적인 치료는 이 밸브를 제대로 작동하게 하는 것이다. 이 밸브가 원활하게 움직이려면 횡격막이 강해져야 한다. 스트레스가 많거나 뇌의 기능이 떨어지면 횡격막이 약해지고 역류성 식도염이 생긴다. 역류성 식도염을 치료하려면 스트레스를 줄이고, 뇌기능을 향상시켜야 하며 횡격막을 강화하는 단전호흡을 해야 한다.

지금까지 나열한 것 외에도 단전호흡으로 인해서 몸에 도움이 되는 것은 아주 많다. 단전호흡이 만병통치는 아니지만, 우리가 건강하고 행복하게 살기 위해서는 확실히 좋은 심신수련임에는 틀림이 없다.

단전호흡을 하는 간단한 방법

1. 편안한 자세로 앉거나 눕는다. 앉을 때는 허리와 가슴을 펴고 머리를 반듯하게 세워야 한다. 눈은 감거나 가볍게 떠서 코끝을 향한다.
2. 숨을 들이쉴 때 가볍게 아랫배가 나오게 한다. 공기가 아랫배의 단전으로 들어간다고 생각하면 쉽다.
3. 숨을 내쉴 때는 복근에 가볍게 힘을 주어 배를 들이민다.
4. 처음에는 가볍게 약 5초 정도 들이쉬고 5초 내쉬는 것을 반복한다. 5초가 힘들면 더 줄여도 좋다.
5. 의식은 단전에 두어야 한다.

우리 민족은 호흡이 건강에 중요하다는 것을 알고, 삼국시대 이전부터 단전호흡을 심신 수련의 중요한 항목으로 여겼다고 한다. 현대의학의 관점에서도 위에서 언급한 것처럼 호흡이 스트레스와 건강에 깊이 관여하고 있다. 많은 사람들이 단전호흡을 생활화하면 좀 더 건강한 사회가 될 것으로 확신한다. ♣

뇌에 대한
새로운 관점

뇌의 이상에 대한 특별한 치료를 ABC방송의

Nightline News에서 다루었다

2012년 8월 17일 미국 ABC 방송의 nightline news에서 Juju Chang 기자가 Dr. Carrick이라는 카이로프랙틱 의사가 잘 치료되지 않는 뇌의 이상을 성공적으로 치료하는 과정을 소개하였다.

거기에 나오는 환자 중에 윌 알랜(17세, 남)은 아이스하키 경기 도중 머리를 부딪혀 뇌진탕이 심해서 왼팔을 못 움직이고, 눈이 심하게 부셔서 하루 종일 선글라스를 써야 했다. 칼로 찌르는 듯한 편두통이 있고 서 있기도 힘들었다. 평소에 활동적이고 학업성적도 모두 A인 우수한 학생이었는데, 이 사고로 학교를 다닐 수도 없었다.

이 학생은 캐릭 박사에 의해 약이나 수술이 아닌, 뇌를 자극하는 치료를 통해서 완전히 회복되어 다시 아이스하키를 할 수 있게 되었고, 더 이상 선글라스가 필요 없게 되었다. 원래처럼 열심히 운동하고 공부하면서 학교생활을 즐겁게 하고 있다.

하키의 슈퍼스타인 시드니 크로스비는 심각한 뇌진탕으로 고통을 겪고 있을 때 캐릭 박사가 고쳐줌으로 인해 하키선수의 생명을 지속할 수 있었다며 캐릭 박사를 위해 기도한다고 했다.

스테이시 하버드라는 두 아이의 엄마인 주부는 감기 같은 열이 나는 증상이 있은 후 세상이 빙글빙글 돌기 시작했다고 했다. 그 뒤 이 주부는 10주 동안 침대에서 일어날 수가 없었다. 평형을 담당하는 기관인 귀 안에 있는, 전정기관의 기능이 떨어졌다고 의심되는 것 외에는 병원검사에서는 뚜렷한 이상이 나타나지 않았다.

이 주부도 위의 두 사람처럼 뇌에 자극을 줘서 뇌를 자극(re-programming)하는 치료를 통해 완전히 회복되었고, 아이들과 함께 행복한 가정으로 돌아가게 되었다.

뇌에 대한 새로운 관점

일반적으로 뇌에 이상이 생기면 약을 투여하거나 수술적인 치료를 하거나 재활운동을 한다. 그렇지만 이번에 ABC방송에서 소개한 것은 다양한 방식으로 뇌에 자극을 주어 뇌를 re-programming해서 뇌가 원래의 기능을 되찾을 수 있게 하는 것이었다. 쉽게 말하면 적절한 자극을 통해 뇌의 기능을 좋게 하였다는 것이다.

이런 개념이 뇌에 이상이 생긴 사람들뿐만 아니고 현재 문제가 없는 우리들에게도 적용될까? 된다!!! 우리의 뇌는 다양한 자극에 반응하면서 역동적으로 그 기능이 좋아지기도 하고 나빠지기도 한다. 술, 담배, 음식첨가물 같은 독소에 의해서 뇌세포의 기능이 떨어지기도 하고, 뇌를 다쳐도

당연히 문제가 생긴다. 충분히 잠을 자지 못하거나 휴식을 취하지 못해도 뇌의 기능이 떨어진다. 좋은 음식을 먹고, 편안하게 쉬고, 스트레스를 줄이고, 적절한 운동을 하면 뇌의 기능이 좋아진다.

뇌신경생리를 좀 더 파헤쳐보자. 뇌를 향해 들어가는 신경을 들신경이라 하고 뇌에서 나오는 신경을 날신경이라고 한다. 뇌는 들신경의 적절한 자극과 연료로 살아간다. 적절한 자극이 없으면 뇌신경세포는 점차 퇴화되거나 사라진다. 연료가 없으면 에너지를 못 만들기 때문에 뇌세포가 살아갈 수 없다. 연료는 산소와 포도당인데 혈액을 통해서 공급받는다. 산소는 호흡을 통해서 그리고 포도당은 음식 섭취를 통해서 뇌에 연료를 공급한다. 적절한 영양소를 섭취하는 것도 뇌에 좋은 영향을 준다. 그러면 뇌에 가해지는 좋은 자극이란 어떤 것일까?

뇌로 들어가는 자극은 눈으로 보는 시각자극, 귀로 듣는 청각자극, 맛을 보는 미각자극, 냄새를 맡는 후각자극, 피부의 감촉을 느끼는 촉각자극 등 5감을 들 수 있다. 이것보다 더 큰 자극이 있다. 뇌로 가는 자극의 거의 90% 이상을 차지하는 큰 자극이 있다. 신경은 굵기에 따라서 신경전도속도가 빠르고 많은 정보가 전달된다. 고압의 전류를 보내려면 전선이 굵어야 하는 것과 같다. 가장 굵은 신경은 무엇일까? 근육, 힘줄, 인대, 척추, 관절 (여기에 있는 센서를 고유감각수용체라고 함) 등에서 올라가는 신경이 가장 굵다. 그중에서 목, 턱관절에서 올라가는 신경이 뇌에 영향을 많이 준다. 여기에 있는 센서들이 잘 작동해서 뇌로 적절히 자극을 보내야 하는 것이다. 그래서 좋은 자세가 중요하고, 운동이 뇌에 영향을 주며, 관절의 유연성이 좋아지면 뇌의 기능도 좋아지는 것이다.

캐릭 박사의 치료도 이런 개념을 이용한 것이다. 1996년 캐릭 박사의

학위논문은 소뇌에 대한 "neurophysiological implications in learning"으로 척추나 관절의 자극을 통해서 소뇌가 바뀐다는 것이다. 소뇌는 대뇌와 바로 소통을 하기 때문에, 오감을 통해서 뇌에 자극을 주는 것도 중요하고, 근육, 힘줄, 인대, 척추, 관절의 센서를 통한 소뇌와 대뇌의 자극이 뇌의 기능유지에는 필수적이다.

기능신경학(Functional Neurology)

필자는 1994년 캐릭 박사가 미국 텍사스 댈러스에 있는 파커카이로프랙틱대학에 와서 뇌경색으로 마비된 사람의 척추에 자극을 줘서 몇 주 내에 회복되는 과정을 찍은 비디오를 보여주면서 설명하는 것을 처음으로 보게 되었다. 치료 전후의 과정을 보고 결과가 좋아졌다는 것을 알 수는 있었지만, 뇌를 비롯한 신경생리에 대한 치료기전을 설명하는데, 전혀 알아들을 수가 없었다.

의과대학을 졸업하고 정형외과 전공의 수련을 마친 뒤 정형외과의원을 개업하여 3년 동안 진료하다가 다시 학생으로 공부를 하게 되었는데, 잘 이해가 되지 않은 것은 영어가 안 들려서만은 아니었다. 그래서 이 과정을 30년 이상 계속 공부하고 환자치료에 이용하고 있다. 1997년부터 2001년까지 도쿄와 서울에서 매월 의사, 한의사, 카이로프랙틱 의사들을 대상으로 강의를 했다.

뇌기능을 좋게 하려면 어떻게 하는 게 좋을까?

뇌는 들신경을 통해서 정보를 받고 그 정보를 처리해서 날신경을 통해 내보내는 과정을 통해 그 기능을 한다. 여기에는 에너지가 필요하기 때문에 적절한 연료를 공급해야 한다. 뇌의 기능을 좋게 하는 것은 센서를 적절하게 잘 자극해서 들신경의 양이 충분히 많아서 뇌가 많은 정보를 처리하게 하고 적절한 연료를 공급해서 뇌가 그 정보들을 잘 처리할 수 있게 해주면 된다.

뇌로 들어가는 들신경의 자극을 충분히 주어야 한다. 시각, 청각, 미각, 후각, 촉각 등의 5감을 즐기는 것도 뇌에 도움이 된다. 좋아하는 그림을 보는 것, 들으면 편안해지는 음악, 맛있는 음식, 좋은 향기, 기분 좋은 촉감 등은 모두가 뇌기능을 좋게 하는 것이다. 이 5감보다 더 중요한 것은 척추, 관절, 근육의 센서(고유감각수용체)를 통한 뇌의 자극이다. 바른 자세를 하고 좋아하는 운동을 즐기는 것이 뇌를 좋게 하는 좋은 길이다. 바른 자세를 하고 단전호흡과 명상을 하는 것도 뇌기능을 좋게 한다.

인간의 뇌가 동물보다 더 발달한 이유

인간이 동물보다 더 발달된 뇌를 가진 이유에 대해 기능신경학의 관점에서 풀어보기로 하자. 우리가 어떻게 이 작은 두 발로 서서 평형을 유지할 수 있나? 가만히 생각해 보면 놀라운 일이다. 특히 하이힐을 신고 걷는다는 것은… 그러나 이것은 근육, 힘줄, 인대, 관절에 있는 센서가 뇌와 많은 정보를 빠른 시간 내에 주고받으면서 이루어진 결과다. 이런 정보를 주고받는 신경의 흐름은 통증을 전달하는 신경의 흐름보다 약 240배 빠르다. 중력 아래에서 평형을 유지하는 것이 뇌에 큰 자극을 준다는 것이다. 그래서 자세가 나쁘거나, 척추에 미세한 삐뚤어짐이 있다면 척추관절의 센서에서 뇌로 올라가는 신경의 흐름이 떨어지므로 뇌기능이 나빠질 수 있다.

우리 인간은 두 발로 서서 움직이기 때문에 손을 이용해서 다양한 활동을 할 수 있게 되었고, 손이 뇌에서 차지하는 영역이 몸통이나 다리보다도 크기 때문에 손을 이용한 취미생활이나 운동을 통해 뇌의 기능을 좋게 유지할 수 있다.

네 발로 기는 동물과의 비교를 통해서 자세를 바르게 하는 것, 척추와 관절의 운동범위를 늘리는 것, 손을 다양하게 사용하는 것이 뇌기능을 좋게 한다는 것을 살펴보기로 하자.

비교해부학과 뇌의 발달

비교해부학이라는 학문이 있다. 동물 간의 해부학적(구조적) 비교를 통해 같은 점과 다른 점의 차이를 분석하는 학문이다. 기능신경학의 아버지라 불리는 Dr. Carrick은 뇌의 기능을 이해하고 평가하는 데 있어 비교해부학의 중요성을 강조하고 있다.

네 발로 기는 동물과 두 발로 걷는 인간의 차이를 뇌의 발달 관점에서 분석하였다. 왜 네 발로 기는 동물보다 두 발로 걷는 인간의 뇌가 더 발달했을까? 이것을 두 가지 관점에서 설명하고 있다. 첫째는 척추의 작용이고 둘째는 손의 사용이다.

척추를 옆에서 보면 두 개의 S커브를 이룬다

먼저 척추의 발달과정을 살펴보자. 어머니 배 속에서 태아의 척추는 C자형으로 되어 있다. 그런데 태어나서 3~4개월 정도 되면 머리를 가누기 시작하면서 목의 뼈가 앞쪽으로 휘어지는 현상이 생긴다. 만 1세 정도가 되어 일어서서 걷기 시작하면 허리뼈가 앞쪽으로 휘어지게 된다. 척추는 목에서부터 엉치뼈와 꼬리뼈까지 한 개의 뒤로 휘어지는 C자형에서 목에서 앞으로 휘고, 허리에서도 앞으로 휘어지는 4개의 C자형 휘어짐이 생긴다. 다시 말하면 두 개의 S자형으로 변하게 된다. 우리 인간은 7개의 목뼈는 앞으로, 12개의 등뼈는 뒤로, 5개의 허리뼈는 앞으로, 엉치와 꼬리뼈는 뒤로 휘어지는 척추를 가지게 되었다. 이런 정상적인 척추의 휘어짐과 24개 척추뼈의 움직임, 늑골과 사지관절의 움직임은 뇌의 상태와 밀접한 관계를 가지고 있다는 것이 기능신경학의 기본적인 개념이다.

두 발로 서 있는 인간은 네 발로 기는 동물, 즉 한 개의 C자형으로 휘어진 척추를 가진 동물보다 더 크고 발달된 뇌를 가지고 있다. 인간도 갓 태어나서는 한 개의 C자형으로 휘어진 척추였다가 점차 뇌가 발달함에 따라 4개의 C자형으로 휘어진 척추가 되면서 두 발로 선 자세를 가질 수 있다. 그러다가 나이가 들어 뇌의 기능이 떨어지면 다시 허리가 굽고 머리가 앞으로 숙여짐에 따라 척추도 태어날 때처럼 하나의 C자형 휨으로 다시 돌아가게 되는 것이다. 이와 같이 정상적인 척추의 휨은 뇌의 발달 및 기능과 밀접한 상관관계가 있다고 볼 수 있다.

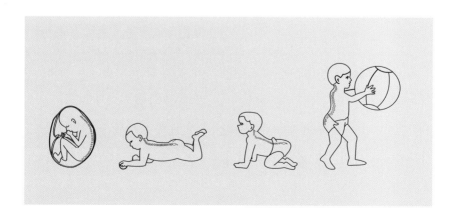

태아 때는 척추가 한 개의 뒤로 볼록한 C자형 커브에서 생후 3~4개월부터 머리를 들면서 목이 앞쪽으로 볼록한 커브가 생기고 1세 때 일어서면 허리가 앞으로 향한 커브가 생긴다. 그래서 옆에서 척추를 보면 2개의 S line이 형성된다.

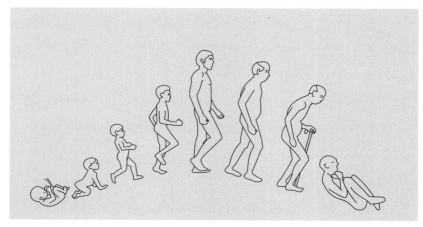

태아 때 한 개의 C커브에서 뇌기능이 좋아질수록 2개의 S커브가 생기고, 나이가 들면서 뇌기능이 떨어지면 다시 한 개의 C커브가 된다.

뇌에 가해지는 지속적인 자극은?

뇌를 움직이는 것은 앞머리의 작용인 생각하고, 분석하고, 판단하고, 말하는 것 외에도 뒷머리를 자극하는 시각, 옆머리를 자극하는 청각, 촉각, 통각, 미각, 후각 등을 들 수 있다. 이런 것은 뇌에 가해지는 일시적인 자극이다. 음악을 들을 때는 그 청각자극이 뇌에 전해지고, 음악을 듣지 않으면 그 자극이 없어진다. 그러면 뇌에 지속적인 자극을 주는 것은 무엇일까? 중력이다!

지구상에 살고 있는 우리들은 항상 중력의 영향 아래 있으며 조그마한 두 발로 균형을 잡고 서 있다는 것은 중력의 영향을 뇌에 전달하는 감각 수용체(receptor, 센서)의 작용 때문이다. 이 감각수용체는 근육, 힘줄, 인대, 관절 등에 있다. 우리가 자세를 유지하고 조화로운 활동을 하기 위해서는 이들 센서가 작동해서 근육과 관절에서 얻어진 정보를 지속적으로 뇌에 전달해야 한다. 만일 척추관절이나 근육에 이상이 생기면 뇌로 전달되는 정보의 양이 떨어져서 뇌의 활동이 저하된다. 특히 목뼈 주위의 센서가 중요하다. 이렇게 중력은 인간의 뇌에 지속적인 자극을 주어 뇌의 발달을 촉진시키거나 뇌의 기능을 유지시키는 요인이 되는 것이다.

바른 자세와 뇌

바른 자세를 가진다는 것은 목과 허리의 C자형 앞쪽 휨을 잘 유지하는 것이며, 바로 뇌의 활동을 좋게 하는 것이다. 머리를 숙이고 구부정한 자세를 하면 뇌로 올라가는 자극이 떨어지고, 뇌의 활동도 동시에 떨어지게 된다. 만일 척추에 미세한 삐뚤어짐이 있다면 그것을 교정해야 척추관절이나 근육에서 뇌로 전달되는 신경의 흐름이 원활할 것이다.

나이가 들어갈수록 허리가 굽어지고, 상체가 숙여지는 경향이 있으므로 바른 자세를 유지하려는 노력을 계속해야 한다. 또 뇌기능이 떨어지면 관절과 근육의 유연성이 떨어지게 된다. 관절과 근육의 유연성이 떨어지면 다시 근육과 관절의 센서에서 뇌로 올라가는 자극이 떨어지게 되므로 뇌기능이 더 떨어지게 된다. 그래서 어릴 때부터 바른 자세를 유지하고, 관절의 운동범위를 증가시키는 스트레칭이나 운동을 적절하게 해야 한다.

가능하면 하루라도 젊은 나이에 국선도 단전호흡, 요가, 필라테스, 태극권, 파룬궁 등을 지속적으로 하면 전신건강에 도움이 되고 뇌기능도 좋게 유지할 수 있을 것이라고 확신한다.

네 발과 두 발 그리고 손

네 발로 움직이는 동물들은 몸의 체중을 감당하고, 움직이는 도구로 네 발을 사용하지만, 두 발로 서서 활동하는 인간은 손을 다양하게 활용하게 되었다. 인간의 뇌를 분석해 보면 뇌의 영역 중에서 손이 차지하는 영역이 몸통과 다리를 합친 영역보다 더 크다. 쇠젓가락을 사용하는 우리 민족의 두뇌가 우수한 것은 손을 사용해서 섬세한 활동을 많이 했기 때문이라고 추측된다.

손은 뇌의 운동중추와 감각중추에서 큰 영역을 차지하고 있다. 뇌에서 차지하고 있는 영역과 크기에 따라 우리 몸을 재구성해서 축소인간을 만들어보면 그림처럼 손과 입이 우리 몸의 다른 부분보다 크게 되어 있다. 손을 다양하게 많이 사용하면 뇌의 기능이 좋아질 것이다. 악기를 다루는 것이나, 컴퓨터 자판을 두드리는 것, 운동하는 것 등 손을 사용하는 일이나 취미를 가지는 것이 뇌의 기능을 증진시키고 건강한 삶을 사는 길이다.

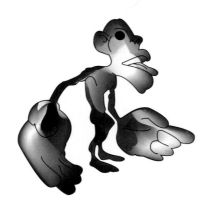

이를 Homunculus(축소인간)라고 하는데, 뇌에서 차지하는 신체의 영역을 표시하는 것으로 입과 손의 영역이 다른 곳에 비해서 아주 크다.

척추교정(도수치료)과 뇌기능

기능신경학이나 카이로프랙틱 신경학에서는 척추나 늑골의 미세한 뼈 뚤어짐을 교정해서 소뇌, 평형기관, 대뇌의 기능 이상으로 인한 어지럼증, 두통, 평형장애, 자율신경이상, 다양한 통증 등을 치료하고 있다. 특히 경추의 이상은 소뇌를 비롯한 중추신경에 영향을 주고, 경추의 미세한 뼈뚤어짐을 도수치료로 교정하면, 뇌의 기능을 좋게 하는 효과를 보일 때도 많다.

Default mode network(멍때림이 필요한 이유)

눈을 감고 편안하게 있으면서 마음이 가는 대로 내버려두는 뇌의 상태를 Default Mode Network라고 한다. 외부의 자극이나 특정한 뇌의 활동을 하지 않는 기본 네트워크 상태의 뇌를 말한다. 강북삼성병원 신동원 교수의 『멍 때려라』라는 책에는 이에 대한 내용이 자세하게 나와 있다.

인간의 뇌는 기능적인 네트워크로 이루어진 시스템이며 그중에서 가장 중요한 것이 기본 네트워크, 즉 Default Mode Network이다. 이러한 뇌의 기본적인 네트워크는 특별한 것을 하지 않을 때 가장 활발하게 움직인다. 우리가 책을 읽거나 스마트폰으로 동영상을 보거나 음악을 듣거나 계산을 하는 등의 활동을 하면 이런 활동과 관련된 부위의 뇌가 많이 활동하게 되고 뇌의 기본 네트워크는 덜 움직이게 된다. 그러면 왜 이 뇌의 기본 네트워크가 중요할까?

뇌를 PET(Positron Emission Tomography)로 검사해 보면 이 Default Mode가

사용하는 에너지를 뇌의 산소 이용률(brain oxygen extraction fraction)로 알 수 있다. Default Mode가 활성화될 때 사용되는 에너지가 100이라면 책을 읽거나 일상적인 일을 할 때 사용되는 에너지는 5 이하라고 한다. 그만큼 뇌의 기본적인 네트워크(Default Mode Network)가 중요하며 이곳의 활동이 너무 과하거나 약하지 않은 적절한 활동이 유지되어야 뇌가 건강할 뿐만 아니라 창조적인 활동이나 아이디어가 생길 수 있다.

default mode network의 부위

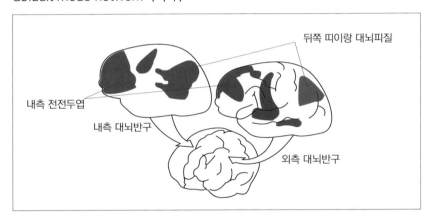

이 Default Mode Network는 위의 그림에서 보듯이 크게 2부위로, 앞쪽에 있는 내측 전전두엽과 뒤쪽에 있는 뒤쪽 띠이랑 대뇌피질 등의 두 곳이 허브로 기능하고 있다. 이 두 곳 모두 감정뇌(변연계)와 관련 있는 부위이기도 하다.

이 부위의 기능에 이상이 생기면, 즉 Default Mode Network가 제대로 작동하지 않으면, 여러 가지 질병이나 기능 이상이 생길 수 있다. 만성통증, 외상후스트레스증후군, 기억력 감퇴, 만성피로, 주의력 결핍 등의 원인이 되며, 알츠하이머병, 뚜렛증후군, 과다행동장애, 우울증, 자폐증 등에도 Default Mode Network의 기능 이상이 있다고 한다.

그러면 어떤 경우에 이 부위에 기능 이상이 생길까? 뇌는 잠을 잘 때 뇌세포가 줄어들면서 공간이 생기고 뇌활동으로 인한 노폐물이나 독소가 배출되는 뇌해독이 주로 일어난다. 요즘 현대생활은 스마트폰, TV, 게임, 바쁜 스케줄, 술, 담배, 공해 등으로 뇌가 지속적으로 혹사당하고 Default Mode의 활동이 떨어진다. 반대로 눈을 감고 마음이 가는 대로 내버려두게 되면 Default Network의 활동이 증가된다고 한다. 그런데 생각에 생각의 꼬리를 물고 머리가 복잡하게 되는 번뇌망상으로 인해서 Default Network의 활동이 과도하게 되는 경우도 스트레스를 비롯한 다양한 문제를 일으킨다.

어떻게 하면 Default Mode Network가 정상적으로 잘 활동하게 해서 창조적인 아이디어를 비롯한 뇌의 무한한 잠재력을 일깨울 수 있을까? 짧은 시간에 여러 가지 일을 한꺼번에 완벽하게 해내려 하지 말고, 좀 쉬는 시간을 가져야 한다. 아무 생각 없이 눈을 감고 편안히 쉴 수 있는 여유를 가져야 한다. 편안하게 쉬는 동안에도 복잡한 생각들로 스트레스가 많은 사람들은 명상을 하는 것이 좋다. 머리를 들고, 가슴을 편 상태로 눈을 감고 단전(배꼽 아래, 치골 위, 엉치 앞, 항문 위의 주먹만한 공간)에 마음을 두고 복식호흡(단전호흡)을 하면 Default Mode Network를 가장 좋은 상태로 유지하게 된다.

하이테크를 멀리하고 뇌의 기본적인 네트워크를 재충전하는 것이 뇌 기능이나 정신건강에 중요하다.

운동하면
뇌가 좋아질까?

운동을 하면 심폐기능이 좋아지고, 근육과 골격이 강화되며 관절이 유연해지고, 면역이 증가되는 것 때문에 건강유지에 필수적이라 알고 있다. '운동이 뇌에 영향을 줄까?'라는 질문에 고개를 갸우뚱할 사람들이 대부분이다.

1990년대 초에 기능신경학의 아버지라 불리는 Dr. Carrick의 강의와 치료자료를 보면 대부분 근육 속에 있는 근방추와 관절의 감각수용체를 적절하게 자극해서 뇌의 기능에 문제가 생긴 사람들을 치료하였다. 운동을 하게 되면 근육이 수축과 이완을 반복하고 관절이 움직이면 그곳의 센서인 근방추와 감각수용체가 작용하게 되고 그 자극은 소뇌나 대뇌 등의 중추신경계에 영향을 준다. 그래서 뇌의 기능과 연관시켜서 운동치료를 하였고 운동을 적절하게 하면 뇌의 기능이 좋아진다고 하였다.

최근에는 운동하면 뇌의 기능이 좋아진다는 것이 다양한 측면에서 연구되고 있다. 『뉴욕타임스』지에는 "How Exercise Could Lead to a Better

Brain"이라는 제목의 기사가 실렸는데 운동이 뇌에 영향을 주어 나이가 듦에 따라 대뇌피질이 위축되는 것을 방지할 뿐만 아니라 인지능력을 증가시킨다고 하였다. 쥐를 가지고 실험했는데 쥐를 4그룹으로 나누어서 다양한 감각자극을 주었다. 그중 한 그룹은 running wheel을 설치해서 달리기만 할 수 있게 했다. 쥐의 인지능력은 이 그룹이 가장 좋았다. 운동을 한 쥐가 더 나은 뇌의 활동과 인지능력이 향상된 것을 보여주었다. 운동을 하지 않은 쥐는 시각, 청각, 촉각, 후각, 미각 등 어떤 감각자극을 주더라도 뇌기능이 향상되지 않았다(Rhodes의 연구).

그러면 어떻게 운동이 뇌세포를 증식시키고, 강화시키며, 신경끼리의 연결망을 증가시키고 손상을 방지할 수 있나? 여기에 대한 다양한 기전이 있다. 쥐를 운동시키면 쥐의 신경세포에서 분비되는 단백질인 신경영양인자(neurotrophic factor)가 뇌의 줄기세포를 활성화시켜서 새로운 신경세포, 뉴런을 만든다. 이 인자를 뇌유도신경영양인자(brain-derived neurotrophic factor, BDNF)라고 한다. 이 뇌유도신경영양인자(BDNF)는 여러 화학물질들을 만들게 해서 신경과 뇌의 건강을 촉진시킨다. 그래서 운동을 하면 뇌의 신경세포가 새롭게 만들어지는 것뿐만 아니라 뇌의 손상을 방지하는 효과를 가져다준다. 뇌의 손상을 방지하는 기전으로는 신경세포보호물질이 만들어지고, 뇌의 혈액순환이 증가되는 것, 신경세포가 발달하고, 생존하는 기능이 좋아지는 것, 심혈관질환의 위험성이 줄어드는 것 등을 들 수 있다. 운동은 뇌의 신경세포에 손상을 주는 단백질을 변화시켜 알츠하이머병의 진행을 더디게 할 수 있다. 동물실험 결과 운동은 알츠하이머와 관련 있는 베타-아밀로이드펩타이드를 감소시킨다.

뇌를 젊게 하는 기전

『뉴욕타임스』지의 보도에 따르면, 운동을 하면 BDNF, 즉 뇌유도신경영양인자가 혈류에 많이 생겨서 동물실험에서 보여준 뇌신경세포의 증식, 손상 방지 등의 결과를 인체에도 바로 적용시킬 수 있다고 하였다.

공복상태에서 운동을 하면 뇌와 근육을 젊게 하는 유전자와 성장인자를 촉진시킨다는 많은 증거들이 있다. 이러한 인자들 속에는 BDNF 뇌유도신경영양인자, 근육조절인자(muscle regulatory factor) 등이 있다. 이들 인자는 뇌의 줄기세포와 근육의 위성세포를 자극해서 새로운 신경세포와 새로운 근육세포를 만들게 한다. BDNF는 신경근육시스템에 작용하여 신경운동세포가 퇴행되지 않게 해준다. 신경운동세포는 근육에 절대적으로 중요한 요소이다. 신경운동세포가 없으면 자동차엔진에서 점화장치가 없는 것이나 같다. 이 신경운동세포의 퇴행성 변화는 노화와 관련된 근육의 위축을 일으킨다. 그래서 BDNF는 근육과 뇌에 모두 활발하게 작용하여 서로 상호작용을 하기 때문에, 운동이 뇌에 영향을 주는 것에 대해서 설명을 할 수 있다. 나이가 들어감에 따라 뇌와 근육의 위축을 적절한 방식의 운동을 통해서 방지하거나 젊게 만들 수 있다. 공복에 운동을 하면 뇌, 신경운동세포, 근육을 생물학적으로 젊게 만들 수 있다.

운동을 통해서 뇌에 영향을 줄 수 있는 다른 기전에 대한 설명

시카고 Northwestern대학 의과대학에서는 운동이 왜 뇌에 좋은가에 대한 설명을 할 수 있는 몇 가지 기전을 발견했다. 운동은 뼈-형태형성 단백(bone-morphogenetic protein, BMP)을 줄이는 효과가 있다고 했다. 이 단백질은 새로운 뇌세포 만드는 것을 방해한다. 동시에 운동은 BMP의 작용을 억제하는 뇌세포를 증가시키는 인자를 증가시킨다. 뇌세포를 증가시키는 인자가 더 많으면 BMP는 더 적어지고 뇌의 줄기세포가 더 활발하게 분화되어 새로운 뇌세포가 만들어진다.

운동을 하면 어른에서도 대뇌피질 중 기억을 담당하는 해마에서 새로운 신경세포가 생성되어 학습과 기억능력이 증가된다고 한다. 운동을 하면 해마에서 BMP의 활동이 줄기 때문에 새로운 신경세포의 형성이 촉진되고 학습능력이 좋아진다.

운동과 정서적인 상태

우울증의 치료에 운동은 어떤 영향을 미치나? 운동을 하면 혈중 인슐린을 좋은 상태로 유지하게 하고, 뇌에서 엔도르핀과 세로토닌이 분비된다. 그래서 운동은 항우울제만큼 우울증으로 고생하는 사람들에게 도움이 된다. 여기에다가 운동을 하면 뇌의 신경세포 수가 증가된다. 특히 대뇌 해마 부위의 신경세포 수가 증가된다. 동물실험에서 보면 우울증이 있을 때, 해마의 신경세포가 감소된 것을 볼 수 있다.

운동은 뇌기능을 좋게 한다

운동은 우리들의 기억력과 인지능력을 높여줄 수 있을까? 최근에 연구논문들은 이러한 의문에 대한 답을 주고 있다. 높여줄 수 있다고 한다. 운동을 적절히 하면 나이가 많은 사람에게도 새로운 뇌세포가 생기는 neurogenesis(뇌세포 재생)과정이 일어난다는 것이다.

뇌에서 해마라고 하는 곳은 학습과 기억을 담당하는 대뇌피질인데, 운동을 하면 그곳에 새로운 뇌세포가 특별히 많이 생긴다고 한다. 운동을 하면 FNDC5(Fibronectin type III domain-containing protein 5)라고 하는 단백질의 생산이 촉진되는데, 이 단백질은 BDNF(Brain Derived Neurotrophic Factor)라고 하는 뇌세포 성장과의 연결(시냅스, synapse)을 촉진하며, 기존의 뇌세포를 보호하는 단백질을 만들게 한다.

운동은 우리 몸의 근육, 관절, 인대를 강화하고 힘을 길러주며 심폐기능과 순환을 좋게 하는 이점뿐만 아니라 자율신경을 통한 내장기능, 면역기능을 강화하고 심지어 기억과 학습에 관계하는 뇌의 기능을 향상시킨다. 그래서 필자는 주변의 모든 사람과 클리닉에 오시는 분들께 일주일에 5회 이상 운동하시기를 권한다.

최근 하버드 의대에서는 FNDC5라는 단백질을 추출해서 약으로 섭취하게 하는 동물실험을 하고 있다. 이런 약은 알츠하이머병이나 파킨슨병의 초기에 인지능력이 떨어지는 사람들에게 유용할 것이라고 한다. 최근에 Cell이라는 의학지에서 실험용 쥐에 FNDC5를 주입해 보니 뇌세포를 증식시키는 단백질인 BDNF가 뇌에서 만들어지고 학습과 기억이 향상되었다는 것을 발표했다. 운동을 통해서 FNDC5가 많이 만들어지면 이것을 약으로 먹는 것과는 비교할 수 없는 다른 많은 효과들이 있다. 앞에서 언급한 근골격계를 강화시키는 것, 면역을 강화해서 알레르기나 류머티즘 같은 자가면역질환이나 암을 예방하고, 마음을 편안하게 하는 호르몬이나 신경전달물질을 많이 만들어서 우울증이나 불안장애를 극복하게 하며 세포의 인슐린에 대한 민감도를 높여서 당조절스트레스와 당뇨병을 예방하거나 호전시키는 등 여러 가지 좋은 점들이 있다. 최근에 프린스턴대학에서는 운동이 뇌에 영향을 주어서 불안장애를 극복하는 데 도움을 주며 스트레스에 잘 견디도록 한다는 연구논문을 발표했다.

오랫동안 앉아 있는 것은 건강에 나쁘고 조기사망의 위험이 높다고 한다. 규칙적으로 운동을 하더라도 꼼짝하지 않고 오래 앉아 있는 시간이 많다면 건강에 적신호라고 한다. 간단히 하루에 30회는 자리에서 일어나서 움직여야 한다. 집안일을 하거나 요리를 하거나 정원을 가꾸는 등 가능한 몸을 움직이는 것이 좋다.

여러분의 뇌는 운동과 바로 연결되어 있다.

운동을 하면 위에서 언급한 BDNF라는 물질이 나와서 치매를 예방하고 인지능력을 향상시키는 것 외에도 다음과 같은 장점이 있다.

- 뇌신경을 보호하는 물질이 나온다.
- 뇌로 가는 혈류량이 증가한다.
- 뇌신경세포가 새롭게 만들어지며 신경세포의 수명이 늘어난다.
- 뇌에 손상을 주는 beta-amyloid peptides(알츠하이머 뇌 손상의 원인) 같은 물질이 감소한다고 한다.

운동은 가능한 빨리, 어릴 때부터 꾸준하게 하는 것이 이상적이지만, 어떤 나이에서 시작하더라도 늦지 않다. 노년에 운동을 시작해도 뇌의 인지능력을 향상시킬 수 있다는 연구논문들이 많다. 에딘버그대학에서는 70세 노인 600여 명의 뇌의 위축 정도나 인지능력 등을 검사한 다음 3년 뒤에 다시 검사를 했다. 운동을 꾸준하게 한 사람은 뇌 피질의 위축이 현저하게 줄었다고 한다. 피처버그대학의 Erickson 박사는 60~80세의 노인들에게 하루 30~45분간 일주일에 3회 이상 운동을 시킨 후 대뇌피질 중의 해마 검사 결과 약 2% 정도 증가된 것을 보여주었다. 이것은 인지 능력이나 기억력이 증가된다는 것을 보여주는 증거이다.

해마의 크기는 1년에 1~3% 정도 줄어드는 것이 일반적인데, 운동을 통해서 해마의 크기가 증가된 사람들은 혈류 속에 뇌성장 단백인 BDNF도 많이 있다는 것을 보여주었다고 한다. 또 Erickson 박사는 운동을 하면 뇌의 CEO라고 할 수 있는 전전두엽(prefrontal cortex)이 커진다는 것도 밝혀냈다. 이런 연구들이 우리들에게 주는 메시지는 나이가 들면 뇌기능이 떨어지는 것은 피할 수 없는 거라고 생각하지 말라는 것이다. 운동은 우리 몸의 여러 기능을 좋게 할 수 있을 뿐만 아니라 뇌도 좋게 한다.

언제 운동하는 것이 좋을까?

10시간 이상 공복인 상태에서 운동을 하는 것이 뇌의 회춘에 가장 도움이 된다. 당분은 뇌와 근육의 성장인자를 억제하기 때문에 공복인 상태에서 뇌의 성장인자인 BDNF 그리고 근육의 성장인자인 MRFs가 많이 생긴다. 이러한 성장인자들이 새로운 신경세포와 새로운 근육세포를 만들게 한다. 운동신경은 근육에 연결되어서 근육을 움직이게 하는 데 관여하는데 나이가 들면 이런 곳이 위축되거나 퇴화되지만 공복상태에서 운동을 하게 되면 신경-근육의 연결이 강화된다. 이렇게 운동을 하면, 나이가 들어감에 따라 뇌와 근육이 위축되어 기억력과 인지능력이 떨어지고 근력이 떨어지는 것을 예방할 수 있다.

아침에 10시간 이상 공복상태에서 운동을 하면, 운동 후 2시간 동안 항노화호르몬인 성장호르몬과 테스토스테론 등이 많이 분비된다고 한다. 요즘 회춘을 위해서 성장호르몬이나 테스토스테론 주사를 맞는 분들이 많이 있다. 운동을 통해서 뇌와 근육의 성장인자를 많이 만들고 항노화호르몬을 많이 분비시켜서 뇌의 회춘과 더불어 심신의 완전한 회춘을 이루는 꿈을 꿔보면 어떨까?

평형감각을 증가시켜 뇌를 젊게 하기

평형감각과 뇌

통증을 전달하는 신경은 1초에 0.5m의 속도로 전달되고, 평형을 담당하는 신경은 1초에 120m의 빠르기로 뇌에 전달된다. 평형감각이 통각보다 240배 빠르다는 말이다. 그만큼 평형감각이 뇌의 활동에 중요하고, 우리가 살아가는 데 있어 중요한 감각이다. 그래서 평형감각을 증가시키는 운동이 뇌의 기능을 좋게 유지하는 길이기도 하다.

평형기관이란?

귓속에 있는 전정기관, 소뇌, 눈, 대뇌, 고유감각수용체에서 전달되는 신경의 흐름(고유감각수용체-척수-소뇌) 등을 들 수 있다.

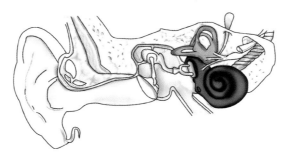

이 그림은 귀를 자른 단면인데, 회색으로 칠해진 부위가 전정기관으로, 평형을 담당하는 기관이다. 파란색 달팽이 모양의 달팽이관은 소리를 담

당하는 청각기관이다.

이 전정기관에 있는 센서(머리카락세포라고 함, hair cell)는 소뇌, 눈, 대뇌 그리고 관절, 인대, 근육, 척추 등에서 올라오는 고유감각수용체와 협해서 우리 몸의 평형을 유지시킨다.

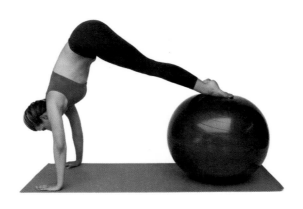

일자로 걷는 것, 한쪽 다리로 서 있는 것, 짐볼을 이용해서 그림처럼 평형을 잡는 것, 춤을 추는 것, 운동하는 것 등은 모두 평형기관에 많은 정보를 주어서 소뇌의 기능이 좋아지고, 소뇌의 정보는 즉각적으로 대뇌에 전달된다. 다시 말하면 평형감각을 좋게 하는 것은 뇌를 좋게 하는 길이다. 골프황제 타이거 우즈는 이 짐볼 위에서도 스윙연습을 한다고 한다. 평형감각을 증가시키려는 목적일 것이다.

평형감각을 이용한 뇌 회춘의 구체적인 방법
1. 평형을 담당하는 우리 몸의 센서를 자극하자. 걷는 운동을 할 때도

일자로 걷기, 꼬불꼬불 울퉁불퉁 산길을 걷기, 거꾸로 걷기 등을 해보자. 한쪽 다리를 들어보자. 눈을 감고 한쪽 다리를 들어보자. 큰 공을 가지고 다양한 운동을 해볼 수도 있다. 그냥 큰 공 위에 앉아서 TV를 보아도 좋다. 구기운동도 좋다. 댄스도 좋은 선택이다.

2. 눈 움직이는 운동을 해보자. 아래위, 좌우, 다양한 방향으로 움직여보자. 두 손을 앞으로 하고 깍지를 껴서 엄지손가락을 본 후 머리를 좌, 우, 아래, 위로 움직여보자. 전정기관, 눈, 소뇌를 동시에 자극하는 방법이다. 이때 엄지손가락 끝에서 눈을 떼지 말고 쳐다보면서 머리를 움직여야 한다.

3. 바른 자세를 취해야 한다. 바른 자세는 소뇌와 대뇌로 자극이 적절하게 가게 하고, 폐활량을 증가시켜서 뇌조직에 산소공급을 좋게 한다. 머리를 숙이고 허리를 구부정하게 한 후에 숨을 들이쉬어보고, 머리를 들고 가슴과 허리를 편 후에 숨을 들이쉬어보라. 그 차이를 확실하게 느낄 것이다. 이런 관점에서 뇌의 기능과 관련하여 하루 종일 바른 자세를 유지하는 것과 구부정한 자세를 취하는 것의 차이는 엄청나지 않을까?

4. 필수지방산인 오메가-3, 6, 9과 인지질을 섭취해야 한다. 아무리 뇌에 자극을 많이 주어도 뇌신경세포에 필요한 영양소가 부족하면 소용이 없다. 뇌는 지방을 사랑한다는 말이 있다. 뇌는 60% 이상이 지방으로 되어 있다. 특히 신경세포에는 필수지방산과 세포막을 안정시켜 주는 인지질이 필요하다. 생선, 야채, 방목한 소의 쇠고기, 올리브기름 등에 이런 것이 많이 있다.

5. 단전호흡, 복식호흡을 자주 해야 한다. 평형을 담당하는 뇌조직 중

에 소뇌는 산소에 아주 민감하다. 소뇌에 충분한 산소를 공급하기 위해서 가능하면 많은 시간을 단전호흡에 투자하면 어떨까? 단전호흡을 할 때는 의식을 단전에 두어야 스트레스 해소나 뇌기능에 더 도움이 된다는 사실을 잊지 말자.

6. 잠을 충분히 잔다. 잠을 자는 동안에 에너지를 사용하는 교감신경은 쉬고, 부교감신경이 뇌와 몸에 에너지를 충전한다.

운동을 하면 항노화호르몬의 분비를 촉진시킨다

운동을 하면 뇌가 젊어지는 것뿐만 아니라, 노화를 방지하는 항노화호르몬의 분비를 촉진시킨다. 인간은 40대를 넘어서면 성장호르몬의 수치가 급격하게 감소하기 시작한다. 이것을 성장호르몬의 감소로 인한 노화, 즉 somatopause라고 하며, 노화과정의 한 부분이다. 나이가 들면서 근육량이 줄어드는 것이 이것과 관련이 있다. 즉 성장호르몬의 수치가 감소하면 몸의 근육량도 줄어든다(sarcopenia).

Somatopause란
40대 중반부터 성장호르몬의 분비가 감소하여 세포와 장기의 수분이 줄어들어 그 크기와 기능이 떨어지는 현상을 말한다.

근육은 인체의 대사과정에서 아주 중요하다. 근육의 양이 많을수록 기초대사량이 증가한다. 체중을 조절할 때 근육의 양을 늘려야 활동을 많이 하지 않아도 에너지가 소모된다. 우리가 오랫동안 앉아서 일을 하고 활동량이 줄어들면 근육의 양도 줄어든다. 어떻게 하면 성장호르몬을 많이 분

비시켜서 근육의 양을 적절하게 유지할 수 있을까?

공복에 운동하는 것이다. 운동은 근육의 양을 증가시킬 뿐만 아니라 성장호르몬, 성호르몬, 스트레스호르몬 등의 다양한 호르몬의 분비를 촉진시킨다.

걷기와 달리기를 반복하는 운동을 일주일에 3회 이상 하면 건강을 유지하고, 노화방지(항노화호르몬)에도 도움이 된다. 운동을 하고 나서 너무 피곤하다면 횟수를 줄여서 일주일에 1~2회 하다가 점차 늘려나가면 된다. 운동의 강도도 스스로 적절히 조절하면 된다.

근력강화운동도 성장호르몬의 분비를 촉진시키고 근육, 힘줄, 인대를 강화시켜서 관절을 안정시키는 데 도움이 된다.

항노화를 위한 걷기 · 달리기 운동

장점

1. 심폐운동을 강화시킨다.

2. 에너지를 증가시킨다.

3. 뇌의 기능을 좋게 한다.

4. 성장호르몬을 적절하게 분비하며 전체 호르몬의 대사를 좋게 한다.
   (항노화에 아주 중요함)

5. 스트레스를 풀어준다.

6. 체중이 감소된다.

하는 방법

I. 처음 10분간 power walk로 warm up

1. 보폭을 가능한 크게 한다. 뒤꿈치가 먼저 바닥에 닿는다.

2. 팔을 크게 흔들고, 어깨가 앞뒤로 충분히 돌아가서 허리가 꼬이는 느낌이 들게 한다.

3. 속도는 처음에는 아주 약하게 하고 running machine에서 할 때는 경사 없이 시작하다가 점차 빠르게 한다. 대체로 시간당 5~6km가 적당하다.

4. 두 발 사이의 간격이 넓으면 허리 근육이 긴장되어 요통이 생긴다. 두 발 사이의 간격은 일직선이거나 주먹 반 개 정도가 적당하다.

II. Peak방식 달리기

1. 60초 warm up 때와 같은 속도로 걷는다.

2. 그 다음 30초는 조깅한다. 경사도 견딜 수 있을 만큼 올린다.

3. 그 다음 15초는 최대한 빠른 속도로 달린다.

4. 회복기: 다시 warm up 때와 같이 걷는다. 이 회복기를 맥박수가 180에서 나이를 뺀 그 이하로 될 때까지 충분히 길게 한다. 1~3분 이상 길게 해도 된다.

5. 이것이 한 session이고 이 session을 4~8회 반복한다.

6. 한 session을 마치고 다음 session을 시작할 때 조깅과 빨리 달리기의 속도 및 경사도를 견딜 수 있을 정도로 약하게 올린다.

III. 회복기(recovery phase)에서 고려해야 할 것

1. 한 Peak운동과정에서 다음 과정으로 넘어갈 때 회복기를 가진다.

2. 회복하는 과정은 session이 반복될수록 시간을 더 늘린다.

3. 숨찬 것이 완전히 정상으로 되어야 한다(맥박수=180-나이 이하로 되어야 한다).

4. 에너지 단계를 0-10으로 했을 때 9 이상이 되어 피곤하지 않아야 한다.

5. 다음 session으로 갈 만큼 충분히 힘이 있어야 한다.

걷기와 최대 빨리 달리기를 반복하는 것은 유산소운동과 무산소운동을 반복하는 것이다.

1. 무산소운동에서 성장호르몬이 분비되므로 항노화에 중요한 역할을 한다.

2. 무산소운동이 근육, 힘줄, 인대를 강화시켜 관절을 안정시키는 중요한 역할도 무시하지 못한다.

3. 유산소운동은 지방을 연소시켜서 체중을 조절하게 하고 심폐기능을 강화시킨다.

4. 이런 운동은 단순히 체중조절이나 심폐기능의 향상 그리고 항노화뿐만 아니라 소뇌로 가는 신경의 흐름을 증가시켜 뇌의 기능을 좋게 하는 장점이 있다는 것을 알아야 한다.

5. 체중을 감소시키려는 목적이 있는 사람은 아침식사 전에 이 운동을 하면 지방분해효과가 크다. 6~10시간 정도 공복인 상태에서 운동을 하면 체지방을 분해하는 효과가 다른 때 운동하는 것보다 2배 정도 향상된다.

또 아침에 운동을 규칙적으로 하기가 쉽다. 저녁에는 다른 약속이나 일들이 이어지기 때문에 아침에 규칙적으로 우리 몸의 상태를 최적으로 만들 수 있는 좋은 운동을 하면 육체와 정신 건강에 좋다.

주의할 점
1. 운동을 오랫동안 하지 않다가 처음 운동을 시작하는 사람들은 트레이너의 도움을 받는 것이 좋다.
2. 처음 시작할 때는 아주 천천히 심박수 180에서 나이를 뺀 수치를 절대 넘지 않는 범위에서 해야 한다. 만일 55세라면 심박수가 125를 넘지 않게 하면서 시작해야 한다.
3. 운동하는 도중에 숨이 갑자기 차거나 심박수가 빠르게 증가하거나 피곤하면 즉시 중지하고 쉬어야 한다.
4. 팔, 다리, 척추에 통증이 생기거나 관절에 이상이 생기는 느낌이 들면 즉시 중지하고 의사와 상담해야 한다.

위의 과정을 4~8번 꼭 해야 하는 것은 아니고 우리 몸의 상태에 따라 적절하게 조절해야 한다.

항노화를 위한 근력강화운동

지금 이야기하고자 하는 것은 역기, 바벨, 팔굽혀펴기, 철봉, 평행봉 같은 것을 이용한 근육강화운동을 말하지만, 자전거나 기타의 기구를 이용할 때도 마찬가지로 적용된다. 근육운동을 하면 대사물질로 젖산이 생기고 이것이 피로감을 느끼게 한다. 근육강화운동을 빠른 속도로 하거나 한 종류의 운동에서 다음의 다른 운동으로 빨리 넘어가면 젖산이 몸에 쌓이게 된다. 이것이 인체대사의 적응력을 높이고 대사능력을 향상시키게 할 수 있다.

이런 운동법으로 젖산과 같은 대사물이 쌓이면 이것이 유전자 발현에 중요한 역할을 한다. 이것이 우리가 의도하는 목적이다. 운동하는 근육이 일시적으로, 완전히 피로도가 극에 달할 때까지 가게 하는 것이다. 그 근육의 모든 운동섬유가 60초에서 120초 동안에 완전히 피로도가 최고조에 달할 때까지 가게 한다.

아주 천천히 하는 웨이트 운동방법

천천히 근육운동을 해서 피로도가 최고에 달할 때까지 하면 근육의 대사능력이 증가되어 근육이 커진다.

각 운동마다 하는 방법은 다음과 같다.

1. 처음 몇 cm 움직일 때 2초 정도 시간을 두고 천천히 움직인다. 그리고 7~10초에 걸쳐서 천천히 무게를 들어올리거나 당긴다.

2. 천천히 원래의 상태로 돌아온다.

이 동작을 피로도가 최대로 되어서 더 이상 못 움직일 때까지 한다. 이때 마지막 운동세트를 빠르게 움직이거나 반동을 이용하면 안 된다. 대신에 더 이상 못 움직이더라도 천천히 움직이며 5초 정도 그 동작을 해본다. 적절한 무게라면 4~8회 정도 반복할 수 있을 것이다.

한 가지 운동을 하고 나면 사용한 근육을 수축한 반대방향으로 스트레칭을 10~12초 정도 한다. 그 다음 다른 근육운동을 한다.

이렇게 하면 5가지 정도의 운동을 해도 20분 이내에 끝난다. 아주 짧은 시간 안에 근육의 피로도를 최대로 한다. 이렇게 아주 천천히 움직이는 운동을 하면 근육의 미세구조인 액틴과 마이오신 필라멘트 단백이 최대한의 최대한 형성(the maximum number of cross-bridges between the protein filaments)된다.

이렇게 아주 천천히 움직이는 운동은 근육에 지속적인 부하를 가해서 피로도가 빨리 오고 젖산과 같은 물질이 빠르게 축적되게 한다. 그러면 이런 물질들이 유전자 발현을 일으키고 성장호르몬을 분비하게 하고 근육의 수축 단백질을 더 많이 합성하고 근육세포의 액틴 마이로신 필라멘트 연결고리의 숫자가 늘어나서 근육이 힘차고 강해진다.

역기, 바벨운동, 팔굽혀펴기, 철봉을 이와 같은 방식으로 할 때 더 이상 움직일 수 없을 때까지 하고 마지막에 움직이지 못하지만 움직이려고 시도하면 더 많은 피로도가 쌓이게 되고 운동의 효과가 생기게 된다. 이것은 효과적이고 안전한 방법이다.

이러한 방식은 나이나 운동능력의 정도에 관계없이 누구에게나 이상적으로 적용될 수 있고 도움이 되며 안전하다. 헬스를 할 때 가장 흔한 문제는 반복된 운동으로 인해서 관절이나 힘줄, 근육의 손상이나 퇴행성변화가 생기는 것이다. 이 운동방식을 택하면 이런 위험성을 막을 수 있다.

힘은 질량 곱하기 속도다. 만일 속도를 줄이면 운동하는 사람들의 관절, 힘줄에 가는 손상을 막을 수 있다. 속도를 아주 줄이면 몸에 가해지는 힘은 아주 줄지만, 피로도가 생기고 이것으로 인해서 근육이 강화되고 노화방지에 도움이 된다.

아주 약한 사람이 처음으로 운동을 시작한다면 일주일에 3회 정도로 몸에 무리가 가지 않도록 해야 한다. 그렇지만 몸에 힘이 붙고 지구력이 향상되기 시작하면, 각 운동세션마다 몸에 점차 스트레스가 가해지도록 해서 견딜 수 있을 만큼 최대한 증가시킨다. 한 운동세션을 하고 나서 다음 세션으로 넘어갈 때 몸이 에너지를 회복할 수 있는 충분한 시간을 주어야 한다.

운동을 얼마나 해야 하나? 이상적인 운동량은?

걷기 · 달리기와 근육강화운동을 일주일에 3회 이상 하는 것이 적당하다. 이런 운동으로 성장호르몬을 분비하게 하는 것은 건강과 항노화(노화방지)에 아주 중요하다. 만일 이 운동을 하고 나서 너무 피곤하다면 횟수를 줄여서 일주일에 1~2회 하다가 점차 늘려나가면 된다.

부신과 성장호르몬

부신은 신장 위에 있는 호르몬을 분비하는 내분비기관이다. 부신의 가장 바깥에서는 우리 몸의 전해질을 조절하는 호르몬이 분비되고 중간에서는 당분을 조절해서 에너지를 만들고 스트레스에 대응하는 스트레스호르몬, 즉 스테로이드호르몬을 분비한다. 그리고 그 안쪽에서는 성장호르몬과 성호르몬(여성, 남성 호르몬)을 분비한다. 가장 깊은 곳에서는 아드레날린이라는 혈관을 수축하고 심장을 뛰게 하는 호르몬이 분비된다. 이렇게 구조적으로 구분을 했지만 기능적으로 완전히 구분되는 것은 아니고 부신 전체는 통합적으로 움직인다.

이런 운동을 통해서 부신을 일주일에 3회씩 단련시키는데, 만일 월요일에 운동한 것이 완전히 회복되지 않은 상태에서, 수요일에 이런 고강도 훈련을 다시 한다면 성장호르몬이 나오는 것 대신에 스트레스호르몬, 즉 코르티졸(cortisol)이 분비된다. 완전히 회복한 다음에 운동하는 것이 중요하다!!!!

우리 몸이 말하는 것을 잘 들어보는 것이 중요하다. 충분히 회복할 시간을 주지 않고 연속적으로 근육강화운동을 하는 경우 일반인들에게 흔하지는 않지만, 운동 마니아의 경우 종종 심각한 위험에 노출되기도 하므로 주의해야 한다.

참고문헌

1. The exercise-induced growth hormone response in athletes.
   Godfrey RJ, Madgwick Z, Whyte GP.
   Sports Med. 2003;33(8):599-613.
2. Hormonal responses and adaptations to resistance exercise and training.
   Kraemer WJ, Ratamess NA.
   Sports Med. 2005;35(4):339-61.
3. Elevations in ostensibly anabolic hormones with resistance exercise enhance neither training-induced muscle hypertrophy nor strength of the elbow flexors.
   West DW, Burd NA, Tang JE, Moore DR, Staples AW, Holwerda AM, Baker SK, Phillips SM.
   J Appl Physiol. 2010 Jan;108(1):60-7. Epub 2009 Nov 12.
4. Growth hormone release during acute and chronic aerobic and resistance exercise: recent findings.
   Wideman L, Weltman JY, Hartman ML, Veldhuis JD, Weltman A.
   Sports Med. 2002;32(15):987-1004.
5. The role of lactate in the exercise-induced human growth hormone response: evidence from McArdle disease.
   Godfrey RJ, Whyte GP, Buckley J, Quinlivan R.
   Br J Sports Med. 2009 Jul;43(7):521-5. Epub 2008 Jan 9.

음식과
뇌건강

음식은 우리 몸의 건강에 지대한 영향을 준다. 특히 뇌의 건강에 중요하다. 가공되지 않은 자연식품이 뇌와 육체적인 건강을 유지하는 데 도움이 된다. 운동할 때도 마찬가지이지만 당분을 피해야 한다. 특히 과당을 피해야 하고 곡류를 줄여야 혈중 인슐린의 수치를 좋게 유지할 수 있다. 당분을 많이 섭취하면 만성염증을 일으키고 정상적인 면역기능을 떨어뜨리고 뇌에 손상을 줄 수 있다. 당분은 뇌의 기억을 담당하는 해마의 기능에 중요한 BDNF를 억제하며 우울증을 유발시키는 데 중요한 역할을 한다. 어떤 동물실험 모델에서는 BDNF(뇌유도신경유전인자)의 낮은 수치가 우울증의 실제적인 원인일 수 있다고 한다.

식사와 운동에 영향을 받는 인체의 다양한 대사 연결망에 대해서 생각해 볼 때 당분이 적은 음식과 규칙적인 운동은 우리들의 기억과 뇌의 건강에 아주 유용하다.

뇌와 음식에 대한 간단한 상식

좋은 음식을 섭취하면 뇌가 건강해진다. 100만 명의 뉴욕 학생을 대상으로 한 IQ검사에서 인공감미료, 방부제, 발색제 등의 첨가제가 포함되지 않은 점심식사를 한 학생들이 14% 더 우수한 결과를 보였다고 한다. 요즘 식당에서 인공조미료(MSG)를 먹는 사람이 선택할 수 있게 한 것을 매스컴에서 보도하였다. 인공조미료를 사용하지 않으면 두 가지 좋은 점이 있다. 하나는 뇌에 독성이 줄어드는 것, 둘째는 음식 자체의 맛을 느낌으로 인해 뇌에 좋은 자극을 주는 것이다.

뇌는 우리 몸에서 지방이 가장 많은 조직이다. 뇌가 정상적으로 일을 하기 위해서는 좋은 지방을 섭취해야 한다. 필수지방산과 인지질은 생선, 견과류에 많이 있고 야채에도 소량 있기 때문에 풀을 먹은 쇠고기에도 많다. 채식하는 사람들은 콩과 야채에 이런 성분이 있기 때문에 뇌에 필요한 필수지방산이 모자라지는 않을 것이다.

음식을 먹고 나서 위가 더부룩하거나 가스가 차는 것은 음식 못견딤증(food intolerance)의 가장 흔한 증상이다. 가장 흔한 음식 못견딤증은 우유의 casein과 밀가루의 gluten이다. 못견딤증의 경우에는 glutomorphin과 casomorphin의 형태로 뇌의 방어막(blood-brain barrier)을 뚫고 들어가므로 뇌의 기능에도 나쁜 영향을 줄 뿐만 아니라 모르핀과 같이 그 음식을 끊기 힘들기도 하다.

식사 후 우리가 느껴야 할 유일한 감각은 더 이상 배고프지 않다는 기분 좋은 느낌이다. 식사 후 속이 더부룩해지면, 음식에 대한 알레르기나 못견딤증일 수도 있다. 식사 후 힘이 생기는 것을 느끼면, 저혈당 상태였을 수도 있다. 식후에 피곤함을 느낀다면, 인슐린저항성 당뇨나 당조절

스트레스가 임박했다는 것일 수도 있다.

첫 번째의 배고프지 않다는 기분 좋은 느낌이 아니면 모두 장에서 좋은 균보다 나쁜 균이 많이 번식할 수 있고 독소가 생겨서 뇌에 나쁜 영향을 줄 수 있다. 그럴 때는 음식이나 생활습관을 되돌아봐야 할 것이다.

뇌세포의 퇴행(neurodegeneration)을 예방하는 6가지

1. 당조절 균형을 맞추고 세포의 미토콘드리아 기능을 좋게 해야 한다

   음식 중에서 혈당을 급속히 높이는 음식은 줄이거나 삼가는 것이 좋다. 짧은 시간 내에 많은 양의 당이 혈류 속으로 들어오면 인슐린이 과도하게 분비된다. 인슐린은 혈류에 있는 포도당을 세포 내로 이동시키는 작용을 하는데, 장기간 반복적으로 혈당이 높아지면 세포막에서 인슐린을 감지하는 기능이 떨어진다. 이때는 인슐린이 췌장에서 많이 분비되어도 혈류 속에 있는 당이 세포 내로 충분히 들어가지 못하게 된다. 그러면 포도당이 세포 내로 들어가서 미토콘드리아에서 태워져서(산화되어서) 에너지를 만들어야 되지만, 충분한 포도당이 세포 내로 못 들어오기 때문에 에너지를 못 만들게 되어 쉽게 피로하고 의욕이 떨어지게 된다. 혈당이 높아져서 당뇨가 생기고, 인슐린은 염증반응을 일으켜 관절이나 힘줄에 염증이나 통증을 잘 일으키게 된다. 이런 현상은 신경세포에도 꼭 같이 일어나므로, 뇌의 신경세포 기능이 떨어지게 되고 신경퇴행(neurodegeneration)이 일어나게 된다.

2. 간에서 해독의 1단계, 2단계 과정이 원활하게 이루어져야(독소 생성이
   최소화하거나 해독작용이 잘 되어야) 한다

   간의 해독과정은 2단계로 일어난다. 1단계는 주로 비타민 B군과 C
   그리고 미네랄 등이 여기에 관여한다. 이 1단계의 해독을 거친 중간
   물질은 좀 더 독성이 강해서 인체의 항산화물질에 의해 중화된 다음
   2단계의 해독과정이 진행된다. 이때 가장 중요한 것은 글루타티온
   (glutathione)이라는 물질이고, 황, methyl기, glucuronic acid 등이 필
   요하다. 해독의 1단계나 1단계 후의 중간대사물의 중화를 위해서는
   비타민과 미네랄이 풍부한 야채를 많이 섭취하는 것이 중요하다. 그
   리고 비타민 B_{12}는 육류(쇠고기, red meat)에만 있기 때문에 최소한 일주
   일에 두 번 정도는 고기를 먹는 것이 좋다. 해독의 2단계에서 중요한
   것은 필수아미노산이므로 단백질이 풍부한 생선이나 고기를 적절하
   게 섭취하는 것이 좋다.

3. 필수지방산의 대사가 잘 되어야 한다

   필수지방산이라고 하는 것은 오메가-3, 오메가-6 지방을 의미한다.
   이것은 생선 속의 지방, 견과류, 야채에 있다. 풀을 먹고 자란 소의
   고기에는 오메가-3가 풍부하고 사료를 먹고 자란 소에는 아라키돈
   산(arachidonic acid)이 많이 들어 있다. 오메가-3는 염증을 억제하고, 에
   너지대사에도 필요하며, 뇌세포가 기능을 잘 하기 위해서는 필수적
   인 영양소다. 반면에 아라키돈산은 염증을 일으키고 혈액을 끈끈하
   게 해서 뇌의 혈류순환을 방해한다.
   필수지방산을 충분히 섭취하는 것은 뇌세포의 건강에 절대적이다.

4. 글루타티온(glutathione)의 합성이 잘 되어야 한다

글루타티온은 3개의 아미노산, 즉 L-cysteine, L-glutamic acid, glycine이 결합한 tri-peptide로 인체의 해독과정에 가장 중요한 물질이다. 글루타티온을 먹으면 장에서 분해되기 때문에 먹는 영양제로는 효과가 없다. 단지 N-acetyl-cysteine을 섭취하면 몸속에서 글루타티온이 잘 형성되는 경향이 있다. 아미노산, 즉 단백질이 풍부한 음식을 적절하게 먹는 것이 중요하다. 해독기능이 떨어지거나 독소가 많은 사람은 글루타티온 주사를 맞는 것이 좋다. 요즘 얼굴이 맑아진다는 백옥주사라고 하는 것이 글루타티온 주사다. 해독기능을 좋게 하는 주사라고 하는 것이 정확한 표현일 것이다.

5. 장의 유익균이 많아야 한다

장에는 유익균과 유해균이 있다. 유익균이 많으면 건강하고 유해균이 많으면 병이 생긴다. 유해균은 독소나 염증물질을 많이 만든다. 이 독소나 염증물질은 뇌-혈관-장벽을 바로 통과하기 때문에 뇌세포의 기능을 떨어뜨린다. 장에 유익균을 많게 하려면, 평소에 김치, 된장, 청국장 같은 발효음식을 많이 섭취하고, 당분을 절제해야 한다. 가능하면 항생제를 삼가야 하고, 수돗물은 끓이거나 하루 이상 두었다가 마시는 게 좋다.

6. Methylation이 잘 되어야 한다

간 해독에는 methyl기가 중금속과 같은 독성물질과 결합하는 methylation이라는 과정이 필요하다. 뇌의 건강을 위해서는 특히

methyl기가 들어 있는 음식이나 영양제를 먹는 것이 좋다. 비타민 B12 중에도 methyl-cobalamin이라는 methyl기가 들어 있는 것을 확인해 봐야 한다. Tri-Mehyl-Glycine(TMG)도 methyl기를 공급하는 중요한 영양제다. 종합영양제를 구입할 때 이 두 가지 물질이 들어 있는지 확인하는 것이 좋다.

Dr. Maffetone의 뇌를 좋게 하는 7가지 방법

1. 나이에 관계없이 뇌를 항상 사용하고 싱싱하게 만들어야 제 기능을 잘할 수 있다

운동을 포함해서 몸을 사용하는 활동, 지적인 활동, 예술과 관련된 정서적인 자극, 새로운 것을 배우는 것, 명상 등 뇌를 계속해서 사용하게 하는 일을 해야 한다.

2. 만성염증이 없어야 한다

여기서 말하는 것은 세균에 의한 감염만을 의미하는 것은 아니다. 햇빛에 노출되면 피부가 발갛게 되는 것도 일종의 염증반응이다. 인체의 광범위한 염증은 뇌의 기능을 심각하게 떨어뜨린다. 밀가루의 글루텐, 우유의 카제인 혹은 유당이 맞지 않는 사람이 밀가루, 우유로 된 음식을 먹으면 장에서 나쁜 균이 많이 번식하게 되고 장에서 사이토카인(cytokine)이라는 염증물질이 많이 생기게 된다. 이 염증물질은 온몸에 영향을 주며, 뇌를 보호하는 뇌혈관장벽(blood brain barrier)을 뚫고 뇌로 들어가서 뇌기능을 심각하게 떨어뜨린다.

3. 좋은 지방을 먹어야 한다

염증을 억제하는 가장 중요한 열쇠는 우리가 먹는 필수지방산에 있다. 좋은 지방이란 필수지방산이 많이 들어 있는 것을 말한다. 필수지방산은 염증을 일으키는 prostaglandin, leukotriene, thromboxane과 같은 물질들을 억제하는 기능을 하기 때문이다. 그런 필수지방산을 오메가-6, 오메가-3라고 하는데, 대체로 이것의 비율은 5:1이 적당하다고 한다. 그렇지만 대부분의 식단을 분석해 보면, 10:1, 20:1인 경우가 많다고 한다. 필수지방산 중에서 염증을 억제하는 효과가 가장 큰 것으로는 오메가-3 중에서 EPA라는 것으로 생선에 많이 들어 있다. 사료를 먹인 소에는 오메가-6가 많고 풀을 먹인 소의 지방에는 오메가-3가 많다. 트랜스지방(마가린)은 뇌에 도움이 되는 오메가-3의 작용을 감소시키므로 먹지 말아야 한다.

4. 당분과 밀가루음식을 피해야 한다

이것이 건강한 뇌를 유지하기 위해서는 가장 중요한 라이프스타일 중 하나일 것이다. 정제된 당분과 밀가루는 먹고 나면 췌장에서 인슐린을 급격하게 분비시켜 뇌세포를 손상시킨다. 당도가 높은 파인애플, 포도, 바나나 등도 마찬가지의 효과가 있다. 인슐린은 혈당을 낮추는 역할을 하지만, 체지방의 연소를 막음으로써, 몸이 포도당을 더 많이 사용하도록 한다. 뇌 이외의 몸에서 포도당이 많이 사용되기 때문에 포도당이 뇌로 잘 공급되지 않게 된다. 그래서 케톤체(ketone body)를 신경세포가 이용하게 되지만, 인슐린은 이것도 방해하는 작용을 한다. 또 인슐린은 염증을 증가시키는 작용이 있다. 당뇨를 앓는 사람들이 오십견에 잘 걸리고 쉽게 잘 안 낫는 것은 이 인슐린의 염증작용과 관련이 있다.

5. 움직여라

규칙적인 움직임은 자세를 바르게 하고, 관절과 척추를 강화시키며 삶의 질을 높여주지만, 더 중요한 효과는 뇌에 강력한 치료제라는 것이다. 몸에 크게 스트레스를 주지 않는 운동이 좋다. 예를 들면 춤, 걷기, 정원 가꾸기, 가벼운 조깅, 자전거 타기, 수영, 요가, 필라테스 등이다.

6. 의식의 각성상태를 자주 바꾸어라

스포츠카의 기어를 바꿔서 더 빠른 속도를 즐기듯이 건강한 뇌는 의식의 상태를 자주 바꾼다. 나의 예를 들면 환자를 치료할 때는 뇌파는 베타상태로 집중하면서 다양한 진단과 치료를 동시에 하게 된다. 일과를 끝내고 저녁을 먹을 때는 이완되면서 편안한 상태인 알파파가 나오게 된다. 이 알파파는 온몸에 치료효과를 가져온다. 명상, 참선, 단전호흡 등은 알파파를 많이 나오게 해서 몸과 마음을 치유하는 효과를 가져온다. 밤에 잠을 자면 뇌파는 델타파형으로 느려지게 된다. 밤 늦게까지 스트레스 받는 일을 지속적으로 하게 되면 밤에 알파나 델파파형으로 바꾸어야 하는 뇌가 베타상태로 맹렬하게 달리게 되어, 점차 뇌기능이 떨어지게 된다.

7. 밤새도록 자는 것이 좋다

잠을 충분히 잠으로써 하루 동안의 피로를 푸는 것이 건강한 뇌를 유지하는 가장 좋은 길이다. 성인은 하루에 7시간에서 9시간 정도의 중간에 깨지 않는 깊은 잠을 자는 것이 좋다. 건강하지 못한 뇌는 그렇게 할 수 없다. 과도한 스트레스호르몬(cortisol)의 분비, 불규칙한 혈당, 불편한 몸, 호르몬의 불균형 등은 밤에 충분한 잠을 자지 못하게 하기 때문에 뇌에 나쁜 영향을 줄 수 있다. 수면 부족이 축적되면 뇌기능이 떨어지고, 뇌기능이 떨어지면 수면의 질이 떨어지는 악순환이 계속된다. 깊은 수면을 취하는 동안에 뇌세포가 작아지면서 뇌세포와 세포 사이의 간격으로 뇌세포의 활동으로 인한 노폐물이 배출되는 림프시스템과 같은 효과가 생긴다고 한다. 간단하게 말하면 잠을 잘 자는 것은 뇌를 해독시키는 것과 같다.

"Dr. Philip Maffetone" *Complementary sport medicine*이라는 책을 비롯한 여러 저서와 논문들이 있으며 songwriter로 기타 치고 노래 부르기를 좋아하며 운동을 좋아한다. 자연치료와 연계된 스포츠의학의 대가

수면과
뇌 해독

잠은 뇌의 해독에 아주 중요하다

많은 과학자들이 수면을 취하는 목적에 대해서 오랜 연구를 한 끝에 잠이 우리들의 건강에 무수한 방식으로 깊이 관여하고 있다는 것을 보여주고 있다. 예를 들면 오랫동안 잠을 충분히 자지 못하면 육체적인 스트레스나 질병이 있을 때만큼 인체의 면역체계에 영향을 준다는 것을 밝혀냈다. 아주 간단히 우리가 건강에 관련된 모든 것을 올바르게 하더라도, 잠을 충분히 자지 않으면 건강에 나쁜 영향을 줄 수 있고 조기사망의 원인이 될 수 있다.

Rochester대학의 연구는 왜 잠이 뇌의 건강에 필수적인지 밝혀냈다. 이 연구결과는 *Science*지에 발표되었는데, 우리들의 뇌는 독특한 방식으로 독성 노폐물을 제거하는데 이때 뇌림프시스템(Glymphatic system, 뇌에만 있는 림프시스템과 유사한 기능을 하는 것)을 통해서 배출한다. 이러한 뇌림프시스템은 잠자는 동안에 활발히 움직여서 독소를 배출시킨다. 예를 들면 알츠하이머병에서 뇌의 이상을 일으키는 해로운 단백질과 같은 물질을 제거하는 것도 포함된다. 이 시스템은 잠을 자는 동안에 우리들의 뇌세포 크기를 60% 정도 줄여서 세포 사이의 공간을 통해 노폐물이 잘 배출되게 한다. 잠을 잘 때 몸의 피로를 회복하는 것은 깨어 있을 때 생기는 신경활동의 부산물들을 능동적으로 제거하기 때문이다.

뇌림프시스템 (Glymphatic system)이란

우리 몸에서 '림프(lymph)'라고 하는 것은 세포의 활동으로 인해서 생기는 노폐물을 제거하는 역할을 한다. 그러나 이런 림프는 뇌에는 없다. 뇌는 뇌혈관장벽(BBB, blood-brain-barrier)을 통해서 뇌에서 필요한 것은 받아들이고 필요 없는 것은 막아주는 역할을 한다.

Dr. Nedergaard는 동물연구에서 뇌는 그 자체의 독특한 노폐물 배출 시스템을 가지고 있다는 것을 보여주었다. 이것은 림프체계와 유사한 것으로 Glymphatic system이라고 했다. 림프체계라는 말에 G를 붙인 것이다. G는 뇌세포 중에서 신경교세포(glial cell)를 의미한다. 이 시스템은 뇌의 혈관 주위에 많이 있으면서 노폐물, 독소, 나쁜 균들을 제거하는 기능을 하고 있다. 뇌척수액이 펌핑에 의해서 뇌 림프체계가 노폐물을 뇌에서 혈액 속으로 배출시킨다. 이런 노폐물들은 간에 도달해서 완전히 해독된다.

잠자는 동안에 뇌림프는 깨어 있을 때보다 10배 이상 더 활발하게 활동을 한다. 그동안에 세포는 60% 정도로 크기가 줄어들어서 노폐물을 배출하는 데 도움을 준다. 이렇게 뇌세포의 크기가 줄기 때문에 세포 사이에 공간이 생겨서 뇌척수액이 이 노폐물들을 좀 더 잘 제거할 수 있게 된다.

알츠하이머 환자에서 생기는 beta-amyloid단백도 잠잘 때 많은 양이 제거된다고 *Time*지에서 발표한 적이 있다. 이러한 것은 '잠이 알츠하이머 혹은 신경계통의 이상에 영향을 주는가?'라고 하는 흥미로운 질문을 제기할 뿐만 아니라 잠을 충분히 자지 않는 사람들에 대한 강한 경고의 의미도 된다.

Dr. Nedergaard에 따르면, 뇌의 활동을 보면, 깨어 있으면서 뇌활동을 많이 하는 동안에는 뇌의 활동으로 인해서 생기는 노폐물을 청소하는 작업을 동시에 할 수는 없다고 한다. 손님을 집에 초대해서 파티를 하면서 청소를 동시에 할 수 없는 것과 같다는 말이다.

잠은 우리들의 건강에 얼마나 영향을 주나?

일을 하다 보면 잠을 줄이는 경우가 흔하다. 하룻밤을 꼬박 새고 나면 기억력이 뚝 떨어지는 것을 경험한 적이 있을 것이다. 인지능력이나 문제해결능력에도 나쁜 영향을 주게 된다. 잠을 충분히 자지 못하면, 머리가 안개 낀 것처럼 띵하거나 기억력이 떨어지는 것과 같은 뇌의 기능 이상 외에도 우리 인체 전반에 많은 나쁜 영향을 주게 된다.

- 수면 부족은 부신에서 나오는 스트레스호르몬인 코르티졸을 많이 분비시켜서 뇌의 해마에서 새로운 신경세포의 형성을 방해하므로 기억력이 떨어지고, 혈압이 높아지며 심장병의 위험성이 커진다.
- 체중조절이 안 된다. 수면이 부족하면 포만감을 느끼게 하는 leptin 호르몬이 감소하고, 배고픔을 느끼게 하는 ghrelin의 분비가 증가한다. 그래서 음식을 먹고도 곧 배고픔을 느끼게 되고, 비만, 당조절 스

트레스, 당뇨병이 잘 생긴다.

• 수면이 부족하면 뇌의 솔방울샘에서 생기는 멜라토닌의 형성이 잘 안 되어서 종양이 있다면 더 커질 수 있다. 멜라토닌은 다양한 종류의 암세포 증식을 억제하고 암세포의 자가파괴를 촉진하며 암조직의 혈관 형성을 방해한다. 종양이 있는 사람에게는 충분한 수면이 매우 중요하다.

• 잠잘 때 혹은 운동할 때 생기는 항노화호르몬인 성장호르몬의 생성을 방해해서 조기노화를 촉진한다.

잠이 부족할 때 특히 더 악화될 수 있는 만성질환으로는 파킨슨병, 알츠하이머, 다발성경화증, 위장관질환, 신장병, 아이들의 행동장애 등이 있으며, 인체의 전반적 기능이 모두 떨어진다고 볼 수 있다.

잠이 잘 안 온다고 수면제를 먹지 말아야 할 이유

만성 수면 부족은 우리 몸의 여러 곳에 나쁜 영향을 준다. 그렇다고 수면 부족을 주말에 한꺼번에 몰아서 보충하는 것은 좋지 않다. 매일 규칙적으로 같은 시간에 같은 정도의 잠을 자야 한다. 성인은 매일 6~8시간 정도 자는 것이 좋다. 어떤 사람은 5시간 이내도 괜찮기도 하고 어떤 사람은 9~10시간을 자야 하는 경우도 있어서 사람마다 다르다.

우리 몸이 요구하는 것에 귀를 기울여야 한다. 잠에서 깰 때 피곤을 느끼면 좀 더 자야 한다. 낮에 하품을 자주 하면 좀 더 자야 한다는 표시다.

잠이 안 온다고 수면제를 복용하면 안 된다. 수면제는 불면증의 근본원인을 해결해 주는 것이 아니다. 단순히 우리 뇌가 잠을 잤다고 여기게 하는 역할을 한다. 수면제는 수면의 질을 떨어뜨리고 토막수면을 유도하게 된다. 일어났을 때 그 토막수면을 기억하지 못하게 한다. 수면제를 사용하면 사망률이 4배, 암 발생률이 35% 더 증가한다고 한다.

잠을 잘 자려면

1. 밤에 잠자기 1시간 전에는 TV, 컴퓨터를 하지 말아야 한다. TV나 컴퓨터 스크린에서 방출되는 blue light는 낮에 활동할 때의 햇빛과 같다. 이것은 우리의 뇌로 하여금 낮이라고 인식하게 만들고 멜라토닌이 형성되지 못하게 한다. 정상적인 상황에서는 9~10시 사이에 뇌의 솔방울샘에서 멜라토닌이 분비되어 잠이 오게 한다. 해가 진 후에도 과도한 빛의 자극으로 정상적인 멜라토닌 분비 사이클이 방해를 받으면 불면증이 생길 수 있다.

2. 잠을 잘 때는 주변이 완전히 캄캄해야 한다. 가능하면 빛을 완전히 차단해야 한다. 작은 빛이라도 방에 들어오면 인체시계가 장애를 일으켜 솔방울샘에서 멜라토닌과 세로토닌의 분비가 잘 안 된다. 그래서 문을 꼭 닫고 작은 불빛이라도 차단해야 한다.

3. 방의 온도는 섭씨 21도를 넘지 말아야 한다. 잠을 자는 데 필요한 최적의 온도는 15~20도다. 방의 온도가 너무 높거나 낮으면 양질의 수면을 못 이룬다. 잠들고 나서 4시간 정도 지나면 우리 몸의 내부온도가 최저로 낮아진다고 한다. 그래서 과학자들은 약간 시원한 침실이 수면에 도움이 된다고 한다.

4. 잠자기 한 시간 반 혹은 2시간 전에 따뜻한 물로 목욕을 한다. 이렇게 하면 우리 몸의 내부 온도가 올라가게 되고 욕조에서 나올 때 뜨

거워졌던 체온이 갑자기 떨어지면서 우리 몸에 잠잘 준비가 되었다는 신호를 주게 된다.

5. 침실에는 자기장이 없도록 해야 한다. 전기장판이나 전기를 사용하는 돌침대 등으로 인해서 자기장이 생기면 뇌의 솔방울샘에서 멜라토닌과 세로토닌이 잘 생성되지 않는다. 잠자기 전에는 주변의 전열기구나 전기코드를 모두 빼야 한다.

6. 자명종이나 스마트폰 등은 침실에서 먼 곳에 둔다.

잠을 잘 자는 것은 건강을 유지하는 데 가장 중요한 부분 중 하나다.

하루에 6~8시간 정도의 충분한 수면을 취하지 못하고 5시간 이내의 수면을 취하면서 피곤함을 느끼면, 면역, 내장, 해독, 뇌기능, 근골격계, 척추 등에 다양한 형태의 건강상의 문제가 생길 수 있다.

인체시계인 솔방울샘은 스트레스와 관련된 감정뇌의 근처에 있고 기능적으로 밀접한 상호관계를 가지고 있기 때문에 스트레스나 부정적인 정서는 수면을 방해한다. 가능한 이해하고, 용서하고 사랑하는 마음을 가지면, 감정뇌와 솔방울샘이 잘 작동해서 깊은 수면을 취할 수 있을 것이다. ♣

어지럼증

미국에서는 3번째로 흔한 질환으로 1년에 800만 명이 어지럼증으로 치료를 받고 있다고 하고, 캐나다에서는 1차 진료의가 보는 환자 중에서 2번째로 흔한 질환이라고 한다. 우리는 일생을 살아가는 동안에 절반 정도는 어떤 형태든지 어지러운 증상을 경험한다고 한다. 그 중에 20% 정도는 만성으로 어지러운 증상이 반복된다고 한다. 이렇게 어지러움은 아주 흔하게 경험할 수 있는 것이다.

얼마 전 모 TV방송사에서 어지럼증에 대한 프로그램을 방영했는데, 어지럼증의 원인으로 뇌경색, 뇌출혈, 뇌종양 등 심각한 질환을 진단하고 치료하는 것을 보여주었다. 대부분의 사람들도 어지러운 증상이 생기면, 특히 천장이 돌고, 메스껍고 토하면, 뇌에 큰 병이 생긴 것이라며 걱정하고 응급실로 달려간다. 그러나 대다수의 경우에서 뇌 MRI, CT를 찍고 피 검사를 해도 특별한 원인이 없다고 하거나 귓속의 전정기관에 이석 혹은 전정신경염이 의심된다는 진단을 받을 뿐 특별한 치료 없이 복잡한 응급실에서 밤새 고생하다가 집으로 돌아온다.

어지럼증의 70% 이상은 전정기관의 문제이거나 스트레스로 인한 정서적인 문제라고 한다. 실제로 본인이 알고 있는 뇌의 질환으로 인한 어지럼증을 빼면, 거의 대부분의 어지럼증은 심각하지 않은 전정기관의 이상이거나 스트레스로 인한 정서적인 어지럼증이다.

어지럼증의 가장 흔한 원인은 양성 돌발성 체위성 어지럼(Benigin Paroxysmal Positional Vertigo), 쉽게 말하면 이석증이다. 이석증은 전정기관에 평형을 담당하는 이석이 원래의 위치에서 떨어져 나와 전정기관 내의 림프액을 과도하게 이동시키는 현상 때문에 어지럼증이나 메스꺼움을 일으키는 질병이다. 치료는 이석을 원래의 자리로 돌리는 운동을 시키거나 안정하면 며칠 내로 좋아지기도 하고, 대체로 2주 이내에는 좋아진다.

그러나 문제는 이런 어지럼증이 뇌의 이상이라고 무의식적으로 생각하기 때문에 불안해지고 심하면 불안증이 잘 동반된다. 불안이 심해지면 전정기관의 이상이 없어도 어지럼증이 생긴다. 또 하나는 스트레스가 많거나 몸에 전반적인 상태가 좋지 않으면 반복해서 어지럼증이 재발하는 것이다.

어지럼증의 치료는 어렵거나 복잡하지 않다. 대부분의 어지러움이 심각한 것이 아니고 전정기관이나 스트레스에 의한 것이기 때문에, 전정기관에 나쁜 영향을 줄 수 있는 과로, 독소, 스트레스 등을 피하고 적절한 치료를 하면 잘 치료된다. 어지럼증은 인체에서 평형을 담당하는 곳의 이상으로 인해서 생기는 증상이다. 이런 평형을 담당하는 곳은 뇌의 발달과 기능에 아주 중요한 역할을 한다. 🍀

어지럼증은 원인을 알면 잘 치료된다

핑 도는 어지럼증 또는 앉았다가 일어서면 갑자기 앞이 캄캄해지면서 어지러운 증상을 경험한 분들이 있을 것이다. 어지러운 증상이 생기면 대부분 빈혈이 아닌가 생각하고 철분제를 의사의 처방 없이 복용하는 분들이 있다. 혈액검사에 헤모글로빈 수치가 정상인데도 철분을 먹기도 하는데, 빈혈로 인한 어지럼증은 거의 없다. 그리고 헤모글로빈 수치가 정상인데도 불구하고 철분을 과도하게 섭취하면 몸에 활성산소(독소)가 많이 생겨서 피곤하고 노화가 빨리 진행된다.

어지럼증이 생기면 뇌의 이상이 아닌가 하여 걱정하는 분이 많다. 특히 밤에 자다가 어지러워서 눈을 떠보면 천장이 빙글빙글 돌고 메스껍고 토하면 바로 응급실로 간다. 응급실에서 뇌 MRI, 혈액검사 등 여러 가지 검사를 해도 뇌에 이상이 없고, 특별한 이상 소견이 나타나지 않거나 귀 속 전정기관의 이상이 의심된다고 하는 경우가 대부분이다. 전정기관의 이석이 반고리관으로 빠져 나와서(이석증) 원래의 위치로 넣는 치료를 받고 퇴원하기도 한다.

어지럼증의 가장 흔한 원인은 양성 돌발성 체위성 어지럼증(benign paroxysmal positional vertigo), 쉬운 말로 이석증이다. 그 다음으로 흔한 원인은 불안장애, 공황장애와 같은 스트레스로 인한 것이고, 뇌출혈과 같은 심각한 질환은 아주 드물다.

어지럼증의 가장 흔한 원인인 이석증은 왜 생길까? 우리 몸의 평형을 담당하는 중요한 구조물 중 하나인 귀의 안쪽에 있는 평형기관 중에 난형낭과 구형낭이라고 하는 곳의 평형을 감지하는 머리카락세포 위에 여러 층의 이석이 있다. 피부가 오래되면 때가 되어서 떨어져 나가듯 이 이석도 정상적으로 아주 얇게 떨어져서 림프액 속에 녹는다.

그런데 피부에 질환이 생기면 피부가 거칠어지고 각질이 벗겨지듯이 전정기관에 이상이 생기면 큰 덩어리의 이석이 림프액 속으로 떨어져 나간다. 그러면 림프액이 움직이면서 평형을 담당하는 전정신경을 과도하게 자극하게 된다. 이 전정신경은 눈을 움직이는 신경에 연결되어, 눈이 의지와 관계없이 빠르게 움직이게 된다. 그러면 눈이 움직이는 반대방향으로 주변이 도는 어지럼을 느끼게 된다.

이석의 덩어리가 크게 떨어져서 어지럼을 유발하는 이석증이 생기더라도 결국 이석의 덩어리는 2~4주 지나면 림프액에 녹기 때문에 저절로 어지럼증은 좋아지게 마련이다. 그렇지만 이런 어지럼증이 생기면 2가지 문제를 고려해야 한다. 첫째는 재발할 수 있다는 것이다. 심한 어지럼과 구토를 경험하고 나면, 이런 증상이 다시 오는 것이 두려울 것이다. 둘째는 어지럼증이 뇌의 이상이라고 생각하거나 심각하게 받아들여서 불안증이나 공황장애가 생길 수 있다. 이때는 이석증이 없어도 불안으로 인해 어지럼을 느낄 수도 있다.

재발하지 않으려면? 이석증이나 전정신경염이 생긴 사람들은 대부분 스트레스가 많고, 음식 중에 맞지 않는 것(술, 담배, 커피, 밀가루, 우유)으로 인해서 화학적인 스트레스가 생기고, 장에 좋은 균보다 나쁜 균이 많이 증식하고, 독소가 많이 생기는 것이 근본원인이 아닌가 생각한다. 대부분의 논문에는 이석증에서 이석이 크게 떨어져서 나온다고만 하고 원인은 잘 모른다고 되어 있는데, 이석증이나 전정기관에 이상이 있는 사람들을 검사해 보면 몸에 기능적인 이상이 없는 사람은 거의 없다.

어지럼증을 심하게 경험하고 나면 불안증이 생기는 경우가 많다. 그래서 어지럼증을 치료하면서 항불안제를 같이 복용했더니 더 결과가 좋았다고 하는 논문도 있지만 필자의 개인적인 의견으로는 가능하면 신경전달물질을 조절하는 정신과적인 약물은 사용하지 않는 것이 좋을 것이라 생각한다. 또 스트레스가 근본원인인 어지럼증은 공중에 붕 떠 있는 느낌, 걸을 때 스펀지를 밟는 느낌, 땅이 푹 꺼지는 느낌, 내가 도는 어지럼 등 이상한 형태의 어지럼증이 생긴다. 점심식사를 하러 가려면 불안하면서 어지러운 증상이 생기기도 한다. 이런 스트레스성 어지럼증은 스트레스의 근본원인을 분리하면 대체로 치료가 잘 된다.

어지럼증이 안 생기게 하려면 어떻게 해야 할까? 평소에 단전호흡, 복식호흡, 운동, 충분한 수면, 명상, 긍정적인 사고 등으로 스트레스를 극복하려는 노력을 해야 한다. 야채를 가능한 많이 먹고, 백미보다는 현미를 드시는 게 좋다. 생선이나 고기(grass fed meat)도 충분히 섭취하고, 견과류나 오메가-3 필수지방산도 도움이 된다.

어떤 어지럼증이든지 어지럼증을 치료할 때 전정재활운동을 한다. 평소에도 시각(눈), 다리와 척추에 있는 센서와 전정기관의 센서 그리고 소뇌-대뇌로 연결되는 평형기능을 강화하는 것도 도움이 된다. 평형기능을 강화하는 간단한 방법은 눈을 감고 한쪽 다리로 서 있는 것이다. 50세까지는 30초 정도 안 넘어지고 버텨야 하고, 60세까지는 20초, 70세는 10초 80세는 5초 이상 버티면 좋다. 넘어져도 다치지 않을 곳을 잘 선택해서 이런 훈련을 해보면 좋겠다. 가벼운 운동을 한 시간 정도 한 후에 마무리로 눈을 감고 한쪽 다리로 서 있는 훈련을 해보면 어떨까? 소뇌와 대뇌가 좋아진다면?

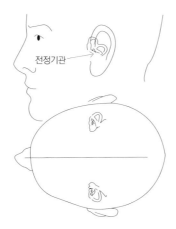

어지럼증의 가장 흔한 원인은 내이에 있는 전정기관의 이상이다.

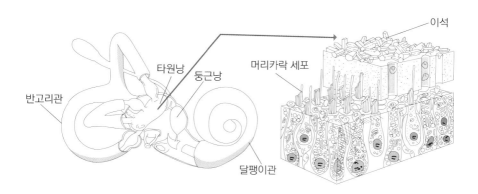

왼쪽에 있는 것이 평형을 담당하는 전정기관이고 오른쪽에 있는 달팽이 모양의 그림이 청각을 담당하는 달팽이관이다. 전정기관은 타원낭과 둥근낭 등 2개의 주머니와 3개의 반고리관으로 이루어져 있다.

오른쪽의 그림은 타원낭을 확대한 것으로 머리카락세포가 우리 몸의 움직임에 따라 전정기관 내 림프의 움직임을 감지해서 평형을 유지하게 한다. 그 위쪽에 있는 이석은 피부처럼 시간이 지남에 따라 아주 소량씩 떨어져 나가고 새로 생기는 현상이 일어나는데, 만일 여기에 이상이 생겨서 큰 덩어리가 떨어져 나가서 반고리관으로 가게 되면 림프액이 요동을 쳐서 어지럼증이 생기게 된다. 천장이 돌거나 메스꺼움, 구토 등의 증상이 동반되어 불안하고 놀라서 응급실로 가게 된다. 이것을 이석증(양성 돌발성 체위성 어지럼증)이라고 한다.

잘 낫지 않는
어지럼증

인터넷 문의

30대 초반의 여성

2007년 11월 첨으로 발생했습니다. 백화점에서 쇼핑을 하던 중 갑자기 주변이 빙빙 돌고 어지러워서 쓰러지다시피 해서 구급차에 실려갔고 이후 발병하지 않다가 2009년 10월 이명과 함께 잠시 어지럽다 말았고 사람들이 한약을 먹어야 한다고 해서 3달 동안 먹었지만 2010년 1월 오전 갑자기 어지럼증이 와서 구급차에 실려갔고 모 대학병원에서 검사한 결과 메니에르라고 합니다. 술도 안 하고 커피도 안 마십니다. 집에서 하는 식사도 건강식이어서 저염식인 것은 확실합니다. 2011년 10월에 가벼운 어지럼증이 있었지만 약 안 먹고 하루 만에 호전됐고 2011년 12월 마지막 주 갑자기 이명과 함께 어지럼증이 왔습니다. 증상이 곧 소실되었지만 어지럼증의 패턴이 반복되는 것 같습니다. 아이 돌보기에 지쳐서 감기나 몸살이 걸리면 바로 어지럼증이 생깁니다. 혹시 병원 결과를 의심하는 건 아니지만 다시 한 번 검사를 받으면 어떨까 하는데요. 그 당시 담당의께서 메니에르와 이석증의 경계선이라고 하셨거든요. 스트레스를 많이 받는 성격을 가지고 있기 때문에 메니에르 쪽에 더 가깝다고 하셨거든요. 답변 부탁드립니다.

답변

메니에르와 관련해서 좀 더 말씀드리겠습니다. 지금 언급하신 병력으로는 메니에르도 의심을 해봐야 할 것 같군요. 메니에르병은 어지럼증, 이명이 동반되고 청력의 저하도 동반될 수 있습니다. 이석증도 반복해서 어지럼증을 일으키는 원인이 됩니다. 이런 전정기관의 문제는 원인을 잘 모른다고 되어 있습니다. 그런데 이런 분들을 기능적으로 검사를 해보면 거의 대부분 스트레스, 부신기능 저하(자가면역질환유발), 독소의 문제, 경추의 기능 이상 등의 원인이 있습니다.

카페인, 술, 담배 안 하시고, 저염식을 하시는데 반복된 증상이 생긴다면 이런 근본적인 원인을 찾아보시는 것이 좋을 것 같습니다. 근본적인 원인을 찾아서 치료하면 어지럼증은 거의 대부분 좋아지고 재발하지 않는 경향이 많습니다. 저는 이승원이었습니다. 좋은 하루 되세요.

검사 및 치료

위의 인터넷 문의와 같이 심각한 어지럼증이 반복되는 경우가 많다. 이렇게 심한 어지럼증이 아니라도 구름 위를 걷는 느낌, 스펀지를 밟고 다니는 느낌 등 다양한 증상이 생긴다. 하루 종일 어질어질한 증상을 호소하기도 한다.

이런 증상을 일으키는 가장 흔한 원인은 스트레스와 음식이다. 스트레스는 뇌의 중심부에 있는 감정뇌의 기능을 떨어뜨려 자율신경활동을 감소시키고 내장의 기능이 떨어지며 장에서 독소가 많이 생기므로 그 독소는 평형을 담당하는 전정기관을 공격한다.

또 스트레스는 부신의 기능을 떨어뜨려서 면역기능을 약화시키므로 자가면역질환이 전정기관에 생겨서 메니에르병을 일으키기도 한다.

또 감정뇌는 근처에 있는 평형을 담당하는 대뇌피질(insular cortex)의 활동을 떨어뜨려서 어지러운 증상을 유발하는데 이때는 내가 도는 느낌(주변이 도는 것이 아니고)이 들고, 스펀지를 밟고 있거나 구름 위를 걷는 듯한 아주 기분 나쁜 증상이 생긴다.

음식 중에는 다른 사람에게는 이상이 없지만 나에게만 문제를 일으키는 것이 있다. 숨겨진 알레르기라고 한다. 알레르기란 음식을 먹고 피부에 두드러기가 나거나 설사 같은 장의 문제가 생겨야 하지만, 이런 증상이 없이 서서히 우리 몸에 여러 가지 나쁜 현상을 일으키는 것이다. 특히 흔한 것이 밀가루, 우유, 콩, 커피… 등이다. 숨겨진 알레르기가 있으면 그 음식이 장에서 분해가 완전히 안 되고 나쁜 균이 많이 번식해서 장에 나쁜 균이 많아지고, 독소가 만들어져서 이 독소 혹은 활성산소는 전정기관의 기능을 떨어뜨린다. 그러면 주변이 빙빙 돌거나 메스껍고 어지러운 증상이 생긴다. 이런 증상이 주기적으로 반복되기도 하고, 항상 미세하게 어지럼이 지속되기도 한다.

위의 환자분은 어릴 때 부모님이 형제자매 중 오빠만 편애하는 것, 결혼 후 시어머니가 함부로 대하는 것 등이 스트레스의 근본원인이었다. 이 스트레스를 분리하고 증상이 많이 호전되었다. 또 음식은 밀가루, 우유, 콩이 맞지 않아서 증상이 좋아질 때까지 먹지 않도록 권하였다.

스트레스의 분리: 필자는 Dr. Tad James가 개발한 시간선치료(Time Line Therapy)를 AK의학치료와 병행했다. 감정뇌의 기능을 떨어뜨리는 근본적인 부정적 정서를 AK근육검사로 찾아서 시간 분리, 공간 분리를 한다. 부정적인 정서는 오감(시각, 청각, 촉각, 미각, 후각)을 통해서 바꿀 수 있다. 이렇게 부정적인 정서를 정신분석이나 심리상담과 같은 복잡한 과정을 거치지 않고 쉽고 간단하게 해결하고 결과도 좋다.

잘 낫지 않고 반복되는 어지럼증은 그 어지럼증을 일으키는 원인을 정확하게 찾아서 해결하면 된다.

흔한 원인
1. 스트레스로 인해서 감정뇌의 기능이 떨어짐
2. 음식 중 숨겨진 알레르기(hidden food allergen)로 인한 독소가 전정신경염, 이석증을 일으킴
3. 경추의 미세한 삐뚤어짐으로 인한 경추성 어지럼증
4. 좌우 뇌의 불균형으로 인한 어지럼증
5. 소뇌의 기능적 이상으로 인한 어지럼증
6. 뇌졸중의 후유나 뇌 수술 후의 어지럼증

모든 병이나 기능 이상에서 스트레스나 음식이 중요한 원인을 차지한다. 어지럼증도 마찬가지다. 좋아하는 운동, 명상 혹은 자기만의 시간을 가지면서 스트레스를 극복하는 것이 좋다.

원인을 모르는 어지럼증

35세 중년 여성인 미정 씨는 뇌졸중으로 거동을 잘 못하시는 시어머니 간병을 하는 중, 남편사업이 잘 안 되어서 경제적인 어려움에 처하게 되어서 마음이 불안했고 잠이 잘 오지 않았다. 피곤해도 누우면 잠이 안 와서 밤을 거의 새는 날이 많았다. 그러 던 중 새벽에 잠이 깼는데 갑자기 주변이 빙 돌면서 어지럽고, 메스꺼우면서 토했다. 걱정이 되어서 응급실로 갔더니, 전정기관에서 이석이 원래의 위치에서 이탈된 이석증이라는 진단을 받고 이석을 원래 위치로 교정하는 치료를 받고 며칠 뒤에 좋아졌다.

6개월쯤 지나서 다시 또 어지러운 증상이 생겨서 모 대학병원 이비인후과에 가서 검사를 해보니 이번에는 전정기관은 괜찮다고 하여 신경과로 가서 신경검사를 받았다. 뇌 MRI, MRI, 초음파 혈류검사 등을 했는데도 이상 소견은 나타나지 않았다. 신경성이라고 해서 안정제, 수면제를 포함한 약을 처방받아서 먹고 증상이 좀 완화되었다.

그 뒤로 약이 떨어지면 약간의 어질어질한 증상은 계속되었다. 시어머니는 요양병원으로 가셔서 전보다는 좀 덜 힘들고, 남편의 사업도 점차 괜찮아져서 큰 스트레스도 없다고 생각되었는데도 어지러운 증상은 계속되었다.

최근의 어지러운 증상은 내가 빙 돌거나, 흔들리는 증상이 있고, 구름 위에 떠 있는 느낌, 스펀지 같은 푹신한 것을 밟고 있는 아주 기분이 나쁜 느낌이 드는 것이다. 가슴이 답답하거나 심장이 빨리 뛸 때도 있었다.

다시 다른 대학병원, 한의원 등에서 검사를 하고 치료를 해도 증상은 크게 나아지지 않고, 정확한 원인을 알 수 없어서 수소문 끝에 본원에 오게 되었다.

검사를 해보니 전정기관도 괜찮기 때문에 이석증, 전정신경염, 메니에르 등은 아니고, 좌우 뇌의 불균형도 괜찮았다. 소뇌의 기능, 평형감각도 좋았다. 단지 스트레스로 인한 감정뇌의 기능이 떨어진 소견만 보였다. 장기간의 스트레스로 인해서 부신의 기능이 떨어지는 현상, 즉 부신스트레스증후군이 있었다.

치료는 스트레스의 근본원인인 부정적인 정서를 분리해서 며칠 내로 증상이 반 이상 호전되었다. 즉 어릴 때 부모님이 싸우시는 것을 보고 느낀 두려움이 무의식에 상처받은 어린 자아(child ego)형태로 있었고, 고부간의 갈등이 신혼 초에 심했는데, 지금은 그 시어머니의 간병을 해야 하는 분노 등의 부정적인 정서가 있었다. 이런 부정적인 정서는 시간, 공간을 분리시키고 오감(시각, 청각, 미각, 후각, 촉각)을 변화시키는 간단한 작업으로 해결된다. 심리상담이나 정신분석 같은 복잡한 과정을 거치지 않아도 된다. 신경안정제나 항불안제를 먹으면 계속 먹어야 되고 끊으면 금단증상이 심해진다.

부신스트레스증후군의 치료는 스트레스를 분리하고, 몸에 맞지 않는 음식(숨겨진 음식알레르기) 혹은 정제된 탄수화물, 가공식품 등을 삼가게 하고, 부신의 기능에 도움이 되는 영양제를 먹게 하자 점차 좋아졌다. 부신스트레스증후군이 생기면 혈액을 뇌에 적절하게 공급하는 능력이 떨어져서 앉았다가 일어설 때 갑자기 어지러운 증상이 생기는 기립성 저혈압이 동반되고, 오후에 갑자기 피곤해지는 경향이 있다.

또 척추에 미세한 변이가 있는 것을 도수치료, 즉 카이로프랙틱으로 교정을 해주면 소뇌와 대뇌로 가는 신경의 흐름이 좋아져서 결국 대뇌의 중심에 있는 감정뇌의 기능도 좋아져 마음이 편해지고 머리도 맑아지게 된다.

이렇게 10회 정도 치료를 해서 미정 씨는 어지러운 증상이 완전히 좋아지게 되었고 몸에 활력이 넘치고 자신감을 가지게 되었다. ♣

CHAPTER 07

건강하게 오래 살기

노화를 촉진시키는 부정적인 인자로는 우울함, 불규칙한 생활, 불규칙한 직장업무, 직업에 대한 불만족, 감정표출능력의 부족 등이 있다. 반면에 노화를 억제하는 긍정적인 인자로는 오랫동안 유지되는 행복한 결혼생활, 직업에 대한 만족, 개인적인 행복 감, 규칙적인 일상생활, 규칙적인 직장업무 등을 들 수 있다.

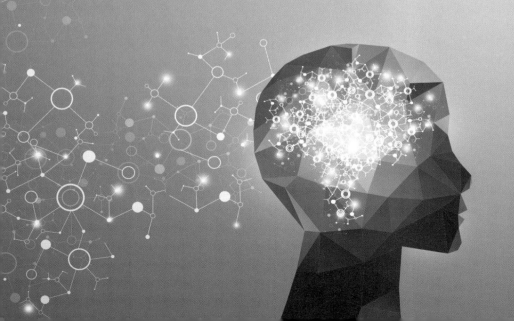

건강하게
오래 살기

노년에도 건강을 유지하면서 활력 넘치는 인생을 즐기려면 어떻게 해야 할까? 항노화 전문가이자 AK의사인 Astill-Smith가 말하는 노화의 4가지 인자, 즉 정신건강, 운동, 영양, 독소에 대해 이야기하려고 한다.

건강하게 오래 살기: 정신건강

노화를 촉진시키는 부정적인 인자로는 우울함, 불규칙한 생활, 불규칙한 직장업무, 직업에 대한 불만족, 감정표출능력의 부족 등이 있다. 반면에 노화를 억제하는 긍정적인 인자로는 오랫동안 유지되는 행복한 결혼생활, 직업에 대한 만족, 개인적인 행복감, 규칙적인 일상생활, 규칙적인 직장업무 등을 들 수 있다.

Larry Scherwitz는 600명의 인터뷰 대상자들과 대화를 하면서 그 녹음을 분석하였다. 이들 중 1/3은 심장병을 가지고 있는 사람들이고 나머지는 건강한 사람들이었다. 그 결과 '나는, 나에게, 나를, 나의'라는 단어를 많이 쓰는 사람들이 심장병 발병률이 높다는 것을 발견하였다.

Flanders Dunbar가 1957년에 조사한, 노년에도 건강을 유지하는 사람들이 가지고 있는 의식에 대한 연구결과는 다음과 같다.

- 변화에 능동적으로 대처한다.(가장 중요한 항목)
- 불안으로부터 자유롭다.
- 높은 적응력이 있다.
- 새로운 일들을 현실에 적응하는 능력이 뛰어나다.
- 건강하게 살고 싶은 마음을 가지고 있다.

George Villant는 1944년부터 185명의 젊은이를 40년 동안 추적 관찰하여 다음과 같은 결론을 얻었다. 젊었을 때 아주 건강하게 보이던 사람도 스트레스에 적절하게 대처하지 못하거나, 우울증에 빠지거나, 정신적으로 불안정하면 일찍 사망하였다. 정신적으로 건강한 사람은 단지 2명만이 만성질환으로 50대에 사망하였다. 그는 조기노화는 정신건강을 잘 유지하면 방지될 수 있다는 결론을 내렸다. 21세부터 46세까지 정신적으로 건강한 생활을 유지하면서 인생을 성공적으로 영위하는가, 아니면 자아를 정립하지 못해 스트레스에 대처하지 못하는가에 따라 노화의 정도가 달라진다는 것이다. 이 시기 정신건강에 이상이 생기면 50대에 조기 심장질환, 고혈압, 암 등이 생길 수 있는 가능성이 높아진다.

건강한 사람은 자신의 육체가 건강한 상태에서 노화과정을 거치도록 하지만, 우울하고 정서적으로 불안정하며 불행한 사람들은 자신의 육체가 나쁜 노화과정에 직면하도록 한다.

Bernice Neugarten은 1973년 80~100세 사이의 고령자들이 만족스런 인생을 살고 있는 방법에 대한 연구를 한 뒤 다음과 같은 결론을 내렸다.

- 매일매일의 일상을 즐긴다.
- 인생을 의미 있는 것으로 생각한다.
- 자기 인생의 주요한 목적을 성취했다고 여긴다.
- 자신들의 이미지에 대한 긍정적인 생각을 가지고 있다.
- 항상 낙천적이다.

건강하게 오래 살기: 운동

Astill-Smith가 말하는 노화의 4가지 인자, 즉 정신건강, 운동, 영양, 독소 중 운동에 대한 것이다.

Walter Boritz는 disuse syndrome(사용하지 않음으로 인한 증후군)이라는 용어를 만들었다. 이 개념에 따르면 육체적인 활동을 포기하기 시작하면 누구든지 인체의 전체적인 생리가 위축되고 여러 가지 문제가 생긴다고 한다. 심혈관계의 이상이나 중풍의 발생 가능성이 높아지고 근육과 골격이 약해지며 살이 찌고 우울증이 시작되며 조기노화가 시작된다. 정년퇴직을 하고 나서 만성질환이나 암이 잘 발생하는 것도 이런 것과 관계가 있다.

2030년이 되면 우리나라 인구의 약 20%는 70세 이상의 노인들이 차지하게 된다. 노화의 생물학적 과정과 심리적 과정 중 많은 부분은 몸을 움직이지 않는 것과 관련이 있다. 운동은 노화과정을 늦출 수 있다. 주의할 것은 운동은 즐거워야 하고 규칙적으로 할 수 있어야 하며 생리적으로 무리가 가지 않아야 한다는 점이다.

규칙적인 운동은 산소의 이용을 극대화하여 심장을 강화시키고 심장 순환을 촉진시킨다. 운동은 근육 모세혈관의 탄력을 증가시키고 운동 시의 대사능력을 향상시키며 뇌의 활동을 증가시키는 등 여러 가지 좋은 점이 있다. 그 외에도 운동을 하면 좋은 콜레스테롤(HDL, high density lipoprotein)의 양이 증가하고 근육이 강해지며 endorphin이 잘 분비되어 상쾌하고 기분이 좋아진다. 혈당이 잘 조절되고 인대, 힘줄, 관절이 강화된다. 운동은 심장 박동수를 느리게 하고 혈관의 탄력성을 좋게 하여 혈압을 낮추고 젖산과 같은 노폐물 발생을 줄이며 혈소판이 엉키는 것을 방지하여 혈액을 맑게 한다.

가장 쉽게 할 수 있는 운동으로는 걷기를 들 수 있다. 최근 새롭게 부각되고 있는 운동치료에서 가장 기본적인 것이 호흡과 보행훈련이다. 올바른 걷기란? 발목이 위로 젖혀진 채로 발 뒤꿈치가 땅에 먼저 닿아야 한다. 높은 구두를 오랫동안 신는 사람은 뒤꿈치가 먼저 땅에 닿지 않고 발바닥 전체가 땅에 닿게 된다. 그러면 발, 발목, 무릎, 척추에 무리가 오게 된다.

발뒤꿈치가 땅에 닿은 다음 발바닥이 모두 지면에 닿고 난 후에 5개의 발가락 끝으로 차고 앞으로 나간다. 이렇게 하면 발과 발목을 움직이는 모든 근육이 움직이게 된다. 발바닥의 근막은 척추를 바로 세우게 하는 소뇌의 반사를 자극하기 때문에 걸을 때 발바닥과 발목의 근육을 잘 움직이는 것이 아주 중요하다. 팔을 자연스럽게 흔들어야 하고, 골반과 어깨가 충분히 반대로 움직여서 허리가 꼬였다 풀렸다 해야 한다. 머리를 하늘에서 잡아당긴다는 느낌으로 반듯하게 들고, 시선은 정면을 향한다. 그러면 척추의 앞과 뒤를 고정하는 작은 근육(척추를 지지하는 가장 중요한 근육, intrinsic muscle)을 자극하게 되고 척추가 건강해지고, 소뇌와 대뇌를 비롯한 뇌에 자극이 충분히 가게 된다. 팔을 흔들고 어깨를 골반과 반대로 움직이는 것만으로도 목의 앞쪽, 뒤쪽 근육이 자연스럽게 수축되므로 걷는 것이 경추(목)를 강화시키는 간접적인 효과도 있다. 목디스크의 예방과 치료에 걷기가 도움이 될 수 있는 이유이다.

운동이란 노화나 항노화와 관련된 것 이상으로 인체의 건강에 필수적이라는 것을 우리 모두 알고 있지만 실천하기 힘든 경우가 많다. 위에서 언급한 것처럼 우리 몸에 도움이 되는 다양한 효과들을 생각하면 동기 부여가 될 것이다.

건강하게 오래 살기: 영양

Astill-Smith가 말하는 노화의 4가지 인자, 즉 정신건강, 운동, 영양, 독소 중 세 번째로 영양에 대한 것이다.

쥐를 가지고 실험한 결과 칼로리를 50% 감소시키면 더 오래 산다는 사실이 증명되었다. 요즘은 칼로리가 너무 넘쳐서 탈이기 때문에 대체로 체중을 조절하면 건강에 도움이 된다. 그러나 이상적인 체중보다 약간 많이 나가야 좀 더 오래 산다는 통계학적인 연구도 있다. 나이가 들어감에 따라 약간 살이 찌는 것은 건강한 사람에게는 별 문제가 없다고 한다. 그러나 당뇨, 고혈압, 중풍이 있는 사람은 체중을 철저하게 관리해야 한다.

미국 볼티모어의 항노화연구소에서는 칼로리를 줄인 식사를 한 사람들이 그렇지 않은 사람들보다는 오래 산다는 것을 밝혀냈다. 칼로리를 제한하면 왜 오래 살까? 활성산소와 무효소당화(glycation)반응이 감소하고 중추신경, 생식기, 호르몬계의 노화가 방지되기 때문이다. 과식을 하면 활성산소가 많이 생기는데, 활성산소는 세포핵의 DNA나 RNA를 비롯하여 인체의 여러 곳에 나쁜 영향을 준다. 또 칼로리가 남게 되면 혈당이 높아져서 장기적으로 무효소 당화가 진행되어 혈관을 두껍게 만든다.

영양소의 일일 권장량(RDA, Recommended Daily Allowances)이라는 말이 있다. 이것은 1941년에 괴혈병, 각기병 등의 영양결핍으로 인한 질병을 감소시킬 목적으로 일일 권장량(RDA)이 만들어졌다. 영양결핍을 방지하기 위한 최소의 양이었다. 이 정도의 양으로는 질병 없이 건강하게 생을 영위하는 데 불충분하다는 연구가 나왔다.

Cheraskin과 Ringsdorf는 적정권장량(Recommended Optimal Nutrient Intakes)의 기준을 만들었다. 아픈 사람과 건강한 사람의 차이는 식사를 통한 영양소의 섭취 정도, 영양제의 섭취에 따른 차이가 많은 상관관계가 있다는 것을 발견하였고, 이것을 기초로 하여 적정 권장량을 만들었다. 적정 권장량은 대체적으로 일일 권장량보다 영양소의 양이 많았으며 나이가 들수록 더 많은 양의 영양소를 먹도록 권장하고 있다.

우리나라의 음식은 탄수화물이 많은 양을 차지하고 있기 때문에, 밀가루나 백미보다는 현미와 같은 복합탄수화물을 섭취해서 당분에 의한 스트레스를 줄이는 것이 좋다. 특히 비만, 당뇨, 대사증후군이나, 술을 많이 자주 마시는 사람일수록 당분의 양을 줄여야 한다. 과일 속에 들어 있는 과당(fructose)과 가공식품에 주로 들어 있는 옥수수에서 정제한 과당(corn syrup)을 비롯한 정제된 탄수화물을 줄여야 한다.

장에는 우리에게 도움이 되는 유익한 균과 우리에게 해를 끼치는 균이 있다. 그중에서 곰팡이는 독소를 많이 내서 우리 몸 여러 곳의 기능을 떨어뜨리게 하며 이를 완전히 없애기는 힘들다고 한다. 장내 곰팡이는 세포가 거의 대부분 당으로 되어 있어 과당이나 정제된 당을 섭취하거나 술을 마시면 아주 많이 증식하게 되어 만성피로와 만성질환을 일으키는 원인이 된다.

복합탄수화물, 오메가-3, 6와 같은 필수지방산, 양질의 단백질이 풍부한 음식을 먹는 것이 좋다. 야채는 가능한 많이 섭취하는데, 야채의 색깔 속에는 우리 몸에 꼭 필요한 영양소가 많이 들어 있다.

붉은색 야채에는 anthocyanin, lycopene, 노란색에는 bioflavonoid, carotenoid, vitamin C, 녹색에는 calcium, indole, Leutin, Magnesium, 보라색에는 anthocyanin, phenolic, 흰색에는 allicin… 그 외에도 좋은 성분들이 많이 있다. 이들 영양소는 주로 항산화제, 중요한 비타민, 미네랄로 가능한 많이 섭취해야 한다. 야채는 많이 섭취해도 괜찮지만, 과일은 과일 속의 과당 때문에 적절히 섭취하는 것이 좋다.

영양제는 어떤 것을 먹는 것이 좋은가?라고 묻는 사람들이 많다. 영양제는 사람에 따라 다르게 처방되는 것이 원칙이다. 건강한 사람들에게는 Omega-3, 필수지방산, 유산균, 비타민 D_3(북위 35도 이상에 사는 사람들은 대부분 적정 농도보다 모자란다고 함. 서울 37도), 비타민 K_2 등이 도움이 될 것이다.

건강하게 오래 살기: 독소

Astill-Smith가 말하는 노화의 4가지 인자, 즉 정신건강, 운동, 영양, 독소 중 네 번째로 독소에 대한 것이다.

노화를 촉진시키는 가장 중요한 인자는 활성산소로 인체에 가해지는 가장 흔한 독소다.

활성산소란 무엇일까? 우리 몸이 활동하기 위해서는 에너지가 필요하다. 이 에너지는 자동차가 달리거나 기계를 돌릴 때와 마찬가지로 연료를 태워서 발생한다. 산소를 공급해서 포도당을 태워서 발생하는 에너지다. 세포 내의 미토콘드리아$^{(mitochondria)}$라고 하는 공장에서 포도당을 주연료로 하여 산소를 이용해서 산화(태우는 것과 같음)시켜 발생하는 에너지$^{(ATP)}$를 가지고 정신적, 육체적인 활동을 하게 된다. 활성산소는 이 에너지를 만들어내는 대사과정 중에 발생하는데, 쌍을 이루지 못한 전자를 가지고 있는 불안정한 산소를 말한다. 전자를 하나 더 얻어야 안정되므로 주위에서 전자를 빼앗아 오려고 하는 과정에서 주위의 세포를 공격하게 된다.

정상적인 활성산소는 세균, 바이러스, 곰팡이, 기생충 등을 없애는 작용을 하는 중요한 물질이지만, 정신적인 스트레스, 산업화로 인한 오염, 과열량 음식 섭취, 운동량 감소, 과음, 흡연, 수면장애 등으로 적정량 이상의 활성산소가 생기면 여러 가지 질병을 일으키며 노화를 진행시키는 중요한 인자가 된다.

운동을 할 때도 활성산소가 발생한다. 운동할 때 우리 몸에서 활성산소를 없애는 초과산화물불균등화효소$^{(SOD, supraoxide\ dismutase)}$, 코엔자임Q10과 같은 항산화물질도 같이 분비되기 때문에 규칙적이고 지속적인 운동은 활성산소를 억제하는 효과를 가져다주고 항산화제와 항노화호르몬을 많이 분비하게 한다. 그런데 갑자기, 어쩌다 한번 과도한 운동을 하고 나면 몸이 피곤하고 힘든 것을 경험한 적이 있을 것이다. 이때는 활성산소가 항산화물질보다 더 많이 발생한 것이다.

등산이나 골프를 치고 나서 식사를 하면서 생맥주 한 잔 정도는 괜찮을 것 같다. 그런데 폭탄주에다 2차, 3차 가게 되면 운동을 하고 난 후에 생기는 좋은 항산화, 항노화 물질보다 활성산소가 더 많이 발생하는 것은 분명하다. 또 장에 있는 곰팡이는 술과 당분을 아주 좋아한다. 장내 곰팡이는 독소를 많이 만들어낸다. 운동 후에는 가능한 음주를 하지 않는 것이 좋지만, 하더라도 갈증을 해결할 정도로 소량 마시는 것이 좋겠다.

활성산소를 억제하려면 어떻게 해야 할까? 활성산소를 많이 만드는 생활습관을 고치는 것이 먼저다. 활성산소를 억제하는 것을 항산화제라고 하는데, 그 종류로는 비타민 A, 카로티노이드(Carotenoids), 리포산(Alpha-lipoic acid), 비타민 C, 비타민 E, 코엔자임Q10, 바이오플라보노이드(Bioflabonoid), 셀레늄(Selenium) 등을 들 수 있다. 이런 항산화제를 적절하게 먹는 것도 항노화의 한 가지 방법이다. 항산화제가 많이 들어 있는 식품을 들라고 한다면, 다양한 색깔의 야채다. 야채의 색깔을 띠게 하는 곳에 항산화제를 포함한 인체에 좋은 물질들이 들어 있다고 보면 될 것이다.

노화의 4가지 인자인 정신건강, 운동, 영양, 독소에 대해 언급하였다. 평소에 긍정적이고 적극적인 사고를 가지며 개개인에게 맞는 적절한 운동을 규칙적으로 하고 야채, 생선, 발효음식, 풀 먹인 쇠고기(grass feeding meat) 등을 충분히 섭취하되 적게 먹으며 독소를 예방할 수 있는 좋은 생활습관을 유지하면 무병 장수할 수 있을 것이다. 🍀

치매를
예방하려면

미국에서 65세 이상의 노인 9명 가운데 한 명이 알츠하이머를 비롯한 치매에 걸린다고 하고, 심장병, 암 다음으로 많은 사망원인이 되고 있다. 우리나라에서도 심장뇌혈관질환, 암, 교통사고 다음으로 많은 사망원인이 될 것 같다. 우리가 나이를 먹는 것이나 가족력을 바꿀수는 없지만, 삶의 방식을 바꾸면 이런 비극적인 질병이 생길 수 있는 위험성을 현저하게 줄일 수 있다.

치매를 잘 일으킬 수 있는 위험인자와 관련이 있는 것은 식습관, 운동여부, 비만, 뇌활동, 담배 등이다. 최근의 연구를 보면 흡연은 알츠하이머병을 일으키는 중요한 인자라고 밝혀졌다. 2014년에 WHO에서 『흡연과 치매』라는 제목으로 과학적인 분석을 통한 보고서가 발간되었다. 흡연으로 인한 알츠하이머병을 포함한 모든 치매에 대한 보고서인데, 담배를 안 피우는 사람보다 담배를 피우는 사람은 치매에 걸릴 위험성이 45% 더 높다고 한다. 또 알츠하이머병의 14%는 담배 때문이라고 한다.

흡연은 혈관과 뇌세포를 손상시킨다

흡연으로 인해서 관상동맥질환(심장에 혈액을 공급하는 동맥이 막히는 질환), 뇌혈관질환, 중풍 등이 광범위하게 진행되면 치매로 이어진다.

- 혈중에 homocysteine이라는 아미노산이 많아지면 중풍이나 인지장애, 알츠하이머병, 기타 치매가 잘 생긴다.
- 심장과 뇌의 혈관벽이 두꺼워지면 뇌세포에 산소와 중요한 영양소가 충분히 공급되지 못하게 되고 beta-amyloid 찌꺼기가 뇌에 축적된다. 이 beta-amyloid가 알츠하이머병의 특징이다.
- 산화스트레스나 염증물질, 신경을 흥분시키는 음식첨가물 등은 직간접적으로 뇌세포의 기능을 약화시켜 치매나 알츠하이머병을 일으킨다.

예전에 담배를 피우던 사람이 담배를 끊으면 치매의 위험도와 사망률이 줄어든다. 젊은 나이에 끊을수록 위험도와 사망률을 더 줄일 수 있다고 한다.

주변에 담배 피우는 사람이 있다면 간접흡연으로 인한 위험도 직접흡연만큼 위험하다.

간접흡연도 심혈관질환과 중풍의 위험도를 증가시킨다고 한다. 특히 심혈관질환의 위험도는 직접흡연과 거의 같다고 한다. 치매나 알츠하이머병의 위험도도 증가되는데, 노출되는 횟수나 양에 좌우된다고 한다.

씹는 담배도 치매의 위험도는 비슷하다고 한다. 씹는 담배에는 니코틴을 포함해서 약 2,000가지가 넘는 화학물질이 첨가되어 있다고 WHO는 밝히고 있다. 이것도 일반 담배와 마찬가지로 심혈관과 뇌혈관을 두껍게 해서 뇌세포에 영양공급을 못하게 함으로써 치매가 생기게 하는 것이다.

담배를 피우는 사람이 있으면 주변에 같이 있는 동물들에게도 인간과 같이 위험성이 증가된다. 고양이의 경우에는 림프암의 발생이 2배나 증가된다고 한다.

알츠하이머병과 치매는 다른 형태의 당뇨라고 할 수 있다

식사습관과 치매는 제2형 당뇨처럼 연관관계가 있다. 당뇨가 생기면 알츠하이머병이나 치매가 생길 확률이 2배 증가된다. 당뇨가 없고 건강한 사람이라 해도 과도한 당분과 탄수화물을 먹게 되면 뇌의 기능을 떨어뜨린다. 장기간 많은 양의 당분을 섭취하게 되면 뇌에서 기억을 담당하는 해마가 줄어들 수 있다. 이 해마가 줄어드는 것이 알츠하이머병의 특징 중 하나다. 이렇게 식습관과 뇌기능 사이의 상관관계가 크기 때문에 알츠하이머병 혹은 치매를 제3형 당뇨라고 한다. 인슐린이 췌장뿐만 아니라 뇌에서도 만들어지고 뇌의 인슐인은 뇌세포가 살아가는 데 필수적인 것이다.

일반적으로 알고 있는 것과 달리 뇌세포는 포도당보다 케톤이라고 하는 물질을 연료로 사용할 때 더 잘 움직인다. 치매에 걸린 사람들은 뇌에서 포도당을 과도하게 연료로 사용한 경우라고 한다. 탄수화물을 과도하게 섭취하고 좋은 지방을 적게 섭취하는 지역에서 치매나 알츠하이머병이 더 잘 생긴다고 한다.

아스파르탐(Aspartame)은 알츠하이머병을 일으키는 원인이 된다

아스파르탐은 막걸리, 소주, 과자 등 많은 술, 식품과 음료수에 사용되고 있다. 아스파르탐은 적은 양으로 단맛을 내기 때문에 다양한 가공식품에 들어 있지만, 인체에 들어오면 대사과정에서 메탄올과 포름알데하이드를 만들어서 신경세포에 손상을 준다. 쥐와 원숭이에게 메탄올을 먹이면 알츠하이머병과 유사한 변화가 생긴다고 한다.

치매 예방을 위한 식사습관

1. 정제된 탄수화물이나 과당의 섭취를 가능한 피한다. 과당은 하루에 25g 이하로, 당뇨가 있으면 15g 이하로 줄여야 한다.

2. 글루텐과 카제인을 피해야 한다. 우유제품과 밀가루 음식을 피해야 한다. 글루텐과 카제인은 뇌혈관장벽을 쉽게 뚫고 들어가 뇌에서 염증반응과 면역반응을 일으킨다. 이런 것이 치매를 일으키게 된다.

3. 발효음식을 적절하게 규칙적으로 섭취하거나 좋은 유산균 영양제를 먹어서 장내 세균총에 유익균이 많게 한다.

4. 좋은 지방을 먹는다. 동물성 오메가-3(생선)를 먹는다. 올리브오일, 코코넛오일, 견과류, 아보카도 등에 좋은 지방이 많다. 오메가3 중에 EPA, DHA 등은 치매나 알츠하이머병에서 생기는 뇌세포 손상을 막아주고 병이 생긴다 해도 그 진행을 더디게 해준다.

5. 전반적인 칼로리 섭취를 줄인다. 간헐적 단식도 도움이 된다. 탄수화물을 줄이면 케톤이 만들어져 뇌세포가 활동하기 위한 연료로 쓰인다.

6. 마그네슘은 알츠하이머병과 같은 치매증상을 완화시킨다고 한다.

7. 엽산을 충분히 섭취한다. 엽산은 채소에 많이 들어 있다. 매일 충분한 채소를 섭취하는 것이 좋다.

치매를 방지하는 생활습관

식사습관 외에도 뇌건강을 위한 생활습관이 중요한다.

1. 규칙적으로 운동한다. 운동을 하면 알츠하이머병에서 생기는 amyloid가 없어지므로 이 병의 시작과 경과를 더디게 한다.

2. 비타민 D_3가 충분히 만들어질 수 있게 햇빛을 본다. 비타민 D_3가 적은 사람이 알츠하이머병에 잘 걸린다. 비타민 D_3는 뇌세포를 보호하는 물질들을 끌어들인다고 한다. 또 면역시스템에 작용해서 염증이 일어나지 않게도 한다.

3. 몸에서 수은을 제거해야 한다. 치아의 아말감은 중금속 중독의 중요한 원인 중 하나다.

4. 진통제, 항히스타민제, 수면제, 항우울제 등은 중요한 뇌신경전달물질인 아세틸콜린을 차단해서 치매를 유발시킬 수 있고, 콜레스테롤을 낮추는 스타틴(Statin) 계열의 약은 뇌의 항산화제인 CoQ10을 고갈시키기 때문에 주의해야 한다.

5. 뇌활동을 지속적으로 한다. 새로운 것을 배우거나, 외국어를 배우는 것, 악기를 다루는 것도 도움이 된다.

6. 스트레스를 줄이거나 해결하라.

노화방지

노화라고 하면 우리는 대체로 나이가 들면서 아프고, 쑤시고, 잘 잊어버리고, 외롭고, 결국은 죽게 되는 것이라고 여긴다. 노화는 피할 수 없는 것이기는 하다. 노화가 아프고 병들고 힘들다고 여기는 것과 고상하고 기품있게 늙어간다고 생각하는 것과는 큰 차이가 있다는 연구결과가 있다.

노화에 대해 부정적인 인식을 가지고 있으면 나이가 들어감에 따라 자신의 역량을 최대한 발휘하지 못하면서 삶의 질이 크게 나빠질 수 있다. 연구에 의하면 노화에 대해 긍정적인 생각을 가지도록 심리적인 치료나 도움을 받으면 관절의 운동범위가 커지고 근력이 강화된다고 『뉴욕타임스』지에서 최근 보도했다고 한다.

긍정적인 관점을 가진 노인들은 암기력 검사에서도 부정적인 집단보다 훨씬 나은 점수를 받았다. 글씨 쓰기도 잘 하고, 빨리 걸으며, 질병이나 손상에서 빨리 회복되었다. 그리고 평균 7.5년 정도 더 오래 살았다.

노화에 대해 이야기할 때 실제 나이는 단지 숫자에 불과하다고 하는 사실이 중요하다. 우리들의 생활습관이 어떤 나이든지 우리들의 건강에 중요한 영향을 미친다. 생활습관이라고 하면 건강에 좋은 음식, 효과적인 운동 거기에다 자신이 행복하다고 생각하는 것, 긍정적인 사고, 사회적인 활동을 열심히 하는 것, 새롭고 즐거운 경험을 계속하려는 노력, 나이 들어가는 것을 긍정적으로 생각하는 것 등이다.

100세 이상 장수하는 사람

100세 이상 장수하는 사람들은 자신들의 실제 나이보다 20년 정도 더 젊게 느끼고 있다고 한다. 자신들의 건강상태와는 별개로 긍정적이고 낙관적인 자세와 삶에 대한 열정이 강하다고 한다. 이런 것들이 유전적 요인이나, 식습관, 운동보다 더 중요한 역할을 한다.

이런 분들도 살면서 수많은 스트레스를 겪었겠지만, 대체로 그 스트레스를 잘 극복하는 능력이나 생활습관을 가졌을 것이다.

100세 이상 건강하게 살기 위해서는

긍정적인 자세로 삶에 대한 열정을 가진다.

좋은 음식을 먹는다.

적절한 운동을 한다.(걷기, 자전거, 정원 가꾸기, 수영 등)

술을 줄이고 금연한다.

자녀들에게 의지하지 않고 독립적인 생활을 한다.

가족 및 친구들과 잘 지낸다.

항상 새로운 것을 배우고 머리 쓰는 활동을 한다.

명상을 하거나 기도 또는 종교적인 활동을 통해서 스트레스를 해결하도록 한다.

우아하게 늙어가기 위해서는 잘 먹어야 한다

가능한 가공하지 않은, 유기농 음식을 먹어야 한다. 유기농 채소, 풀 먹인 소의 쇠고기, 견과류 등. 피해야 할 것은 가공식품 중에서도 당분이 많은 것, 특히 과당(fructose)이 많이 함유된 음식과 밀가루와 같은 gluten이 많은 곡류는 피하는 것이 좋다. 이런 것은 인슐린과 렙틴의 저항성을 높여서 비만, 심장질환, 관절염, 암, 치매, 뇌혈관질환 등 만성질환의 원인이 된다.

회충을 가지고 실험한 결과를 보면 탄수화물의 양을 줄이면 수명이 6배나 늘어났다고 한다. 그리고 수명을 다할 때까지 활발하게 활동하는 경향이 있다고 한다.

운동은 항노화에 아주 중요하다

음식, 긍정적인 자세 외에 항노화에 운동이 가장 중요한 항목일 것이다. 운동은 우울증에 아주 긍정적인 역할을 한다. 10시간 공복 후에 운동을 하면 항노화호르몬인 HGH(Human Growth Hormone, 성장호르몬)가 많이 분비된다.

운동의 효과

근육과 뇌의 시계를 거꾸로 가게 한다.

항노화호르몬이 많이 분비된다.

체형이 좋아진다.

인지능력이 향상된다.

성호르몬(testosterone)이 많이 분비된다.

우울증을 예방한다.

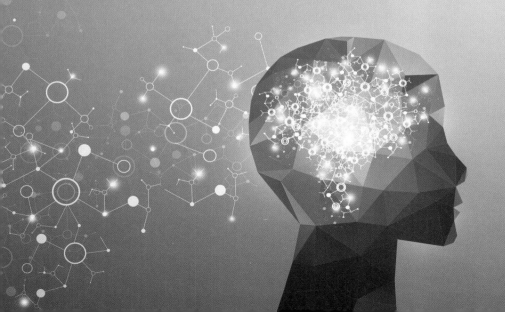

CHAPTER **08**

우리 몸의 자연치유력을
이용하는 6가지 방법

1. 정신적으로 편안한 상태를 유지한다
2. 좋은 음식을 먹고 나쁜 음식은 삼간다
3. 규칙적인 운동을 한다
4. 잠을 충분히 잔다
5. 자세를 바르게 한다
6. 단전호흡을 통해 기를 충전한다

우리 몸의 자연치유력을
이용하는 6가지 방법

'의사는 환자를 치료하는 것이 아니라 치료가 잘 되도록 도와주는 것이다.' 외과학 교과서의 첫 장에 나와 있는 말이다. 대부분의 사람들은 약이나 수술로 병을 낫게 하는 것이라고 생각하지만, 사실은 병을 낫게 하고 건강을 회복시키는 것은 우리 몸의 자연치유력이 가장 중요한 역할을 한다. 뼈가 부러지면 정형외과의사는 뼈를 잘 맞추어서 석고고정을 하는 치료를 한다. 근본적인 치료인 뼈에서 진이 나와서 부러진 곳을 붙게 하는 것은 우리 몸의 자연치유력이다. 자연치유력이 강하면 병에도 잘 안 걸리고 병에 걸리더라도 쉽게 낫는다.

자연치유력을 강화시키려면 어떻게 해야 할까?

1. 정신적으로 편안한 상태를 유지한다

스트레스가 오래 지속되면 뇌의 중심부에 있는 감정뇌의 기능이 떨어져서 자율신경이나 호르몬대사의 활동이 떨어지므로 내장의 기능, 면역,

에너지대사, 해독능력 등 인체의 모든 기능이 떨어진다. 무한경쟁시대에 살고 있는 우리들은 어떤 형태로든 정신적인 스트레스를 받고 있다. 따라서 가능하면 스트레스를 적절하게 해소하는 것이 무엇보다 중요하다. 항상 이해하고, 용서하고 사랑하는 마음을 가지면 어떨지?

2. 좋은 음식을 먹고 나쁜 음식은 삼간다

AK의학을 만드신 Dr. Goodheart께서는 "신이 만든 것은 어떤 것이든지 먹어도 되고, 인간이 만든 것은 항상 조심해야 한다."고 하셨다. 소시지보다는 스테이크를, 게맛살보다는 게를, 오렌지주스보다는 오렌지를 먹는 것이 좋다. 백설탕, 조미료, 인스턴트 커피, 트랜스지방, 포화지방산, 산패된 식용유로 튀긴 것, 콜라, 술, 담배, 초콜릿, 과자, 패스트푸드 등을 먹지 않는다. 신선한 야채, 발효음식, 생선을 많이 먹는 것이 좋다.

3. 규칙적인 운동을 한다

운동을 하루에 1시간 이상 일주일에 5회 이상 하는 것이 좋다. 운동은 심폐기능을 좋게 하고 근력을 길러주며 관절의 유연성을 키워준다. 더구나 뇌의 기능을 좋게 하고 항노화호르몬을 분비하게 하기 때문에 반드시 운동을 생활화해야 한다.

4. 잠을 충분히 잔다

우리 몸과 뇌는 잠을 통해서 휴식을 취하고 재충전한다. 우리 몸에는 인체시계가 있다. 뇌의 중심부에 있는 솔방울샘(pineal gland)라는 내분비샘이다. 여기서 멜라토닌 같은 물질을 분비해서 해가 지면 자고 해가 뜨면 일어나게 한다. 이곳은 스트레스에 반응하는 감정뇌의 영향을 받는다. 스트레스를 받거나 신경을 쓰면 잠이 안 오는 것이 이곳과 관련 있다. 따라서 스트레스를 적절하게 해소하는 것이 수면에 중요하다. 밤 11시 이전에 그리고 늘 일정한 시간에 잠자리에 들도록 노력해야 한다. 6시간에서 8시간 정도 충분한 수면을 취해야 한다. 수면시간은 사람마다 다른데 충분히 피로가 풀리고 깨어나서 상쾌할 정도로 자는 것이 좋다. 수면장애가 있으면 내분비선의 이상, 소화기의 이상, 만성피로, 면역약화, 기억력 감퇴 등 여러 가지 문제가 생긴다.

잠을 자는 동안에 뇌세포의 크기가 약간 줄어들어서 그 틈으로 림프순환이 되면서 독소가 배출된다고 한다. 뇌에서 생긴 독소나 노폐물을 적절히 배출시키는 것은 건강에 아주 중요하다.

5. 자세를 바르게 한다

허리를 곧게 하고 가슴을 펴고 턱을 약간 당겨서 머리를 바로 세우는 좋은 자세를 항상 유지하는 것이 좋다. 바른 척추를 통해서 뇌와 말단기관 사이 신경의 흐름을 좋게 하고 횡격막의 기능을 좋게 해서 충분한 호흡이 이루어진다. 척추나 관절의 기능 이상을 예방한다.

6. 단전호흡을 통해 기를 충전한다

건강하고 활기찬 삶을 위해서는 평소 호흡을 잘 살필 필요가 있다. 건강한 사람은 1분에 12~14회 숨을 쉰다. 건강이 나쁜 사람일수록 숨을 얕고 빠르게 쉰다. 심장과 폐에 특별한 이상이 없는 사람이 1분에 20회 이상 숨을 쉰다면 단전호흡을 하는 것이 좋다. 정신적인 스트레스가 심하면 감정뇌의 기능이 떨어지면서 호흡중추에 영향을 주어서 호흡이 빨라진다. 🍀

저자소개

이승원

부산대학교 의과대학을 졸업하고 정형외과전문의가 된 후 통영에서 3년간 개원을 하였다. 환자들이 호소하는 증상의 근본문제에 대한 해답을 찾을 수 없는 경우가 많아 카이로프랙틱 도수치료를 배우기 시작했다. 미국으로 가서 Parker College of Chiropractic을 졸업하고 카이로프랙틱 신경학전문의(Diplomate of American Chiropractic Neurology Board)를 취득하였다. 1997년부터 4년간 Carrick Institute 강사로 서울과 도쿄에서 카이로프랙틱 신경학 강의를 하였다. 질병의 근본원인을 찾는 것에 관심을 가지고 전인적 치료법인 AK(Applied Kinesiology, 응용근신경학)라는 치료학문을 미국, 유럽, 호주를 오가면서 배웠다. 2002년 응용근신경학전문의(Diplomate of International Board of Applied Kinesiology)를 취득하고 윤승일 원장과 같이 대한응용근신경학회를 창립하였고 2016년까지 회장을 역임하였다. 의사, 한의사를 대상으로 매월 강의를 하였고 약 2,000여 명이 100시간 과정을 수료하였다. 2015년 6월 6~7일에는 대한응용근신경학회장으로 코엑스컨벤션센터에서 세계응용근신경학회를 주최하였고 18개국에서 250명의 의사가 참석하였다. 2011년부터 매년 세계응용근신경학회에서 좌우뇌불균형의 진단, 어지럼증치료, 턱관절과 관련된 척추변형치료, 연축성사경증의 치료 등 전인적이고 통섭적인 관점에서 환자를 진단하고 치료하는 경험을 발표하였다.

2015년부터 대한도수의학회 주최 도수치료 강의를 하고 있으며 학술부회장을 맡고 있다. 1997년부터 강남구 삼성동에서 AK정형외과의원을 20년 동안 운영하였다가 후배에게 양도 후 2017년부터 고향인 부산 해운대에서 AK정형외과의원을 개원하여 운영하고 있다. 부산대학교 의과대학에서 2009년부터 카이로프랙틱을 중심으로 한 도수치료를 강의하고 있으며 대한응용근신경학회 명예회장이다. 저서로는 우리몸은 거짓말하지 않는다(김영사), 응용근신경학(역서, 대성의학사) 등이 있다.

저자와의
합의하에
인지첩부
생략

의사가 말해주지 않는
건강하게 장수하면서 행복하기

2019년 1월 30일 초판 1쇄 발행
2019년 4월 20일 초판 2쇄 발행

지은이 이승원
펴낸이 진욱상
펴낸곳 (주)백산출판사
교 정 성인숙
본문디자인 오정은
표지디자인 오정은

등 록 2017년 5월 29일 제406-2017-000058호
주 소 경기도 파주시 회동길 370(백산빌딩 3층)
전 화 02-914-1621(代)
팩 스 031-955-9911
이메일 edit@ibaeksan.kr
홈페이지 www.ibaeksan.kr

ISBN 979-11-89740-14-6 03510
값 19,000원